늙어감의 기술

늙어감의 기술

과학이 알려주는 나이 드는 것의 비밀

마크 E. 윌리엄스 지음

김성훈 옮김

ᄃ현암사

늙어감의 기술

초판 1쇄 발행 2017년 12월 30일
초판 7쇄 발행 2021년 3월 20일

지은이 | 마크 E. 윌리엄스
옮긴이 | 김성훈
펴낸이 | 조미현

편집주간 | 김현림
책임편집 | 김호주
교정교열 | 주소림
디자인 | 정은영

펴낸곳 | (주)현암사
등록 | 1951년 12월 24일 · 제10-126호
주소 | 04029 서울시 마포구 동교로12안길 35
전화 | 02-365-5051 · 팩스 | 02-313-2729
전자우편 | editor@hyeonamsa.com
홈페이지 | www.hyeonamsa.com

ISBN 978-89-323-1879-0 03510

• 이 도서의 국립중앙도서관 출판예정도서목록(CIP)은 서지정보유통지원시스템 홈페이지
  (http://seoji.nl.go.kr)와 국가자료공동목록시스템(http://www.nl.go.kr/kolisnet)에서
  이용하실 수 있습니다.(CIP제어번호 CIP2017033675)
• 책값은 뒤표지에 있습니다. 잘못된 책은 바꾸어 드립니다.

아내 제인과 두 아들, 존과 제임스에게

차례

왕이 매우 심각한 목소리로 말했다. "출발점에서 출발하라.
그리고 계속 가다가 종점을 만나면 멈춰라."
— 루이스 캐럴, 『이상한 나라의 앨리스』

인생은 한 번뿐이다. 하지만 제대로 산다면 그 한 번으로 족하다.
— 메이 웨스트

머리말

우리는 대부분 사람이란 그저 나이가 들면 다 늙는 것 아니냐고 생각
한다. 하지만 나이 든 사람들 중에도 어떤 사람은 자주 깜박깜박하는
반면 어떤 사람은 젊은이들 못지않게 기억력이 좋다. 어떤 사람은 갈
수록 힘을 잃고 약해지지만 어떤 사람은 나이가 들어서도 기운이 여
전히 넘친다. 비참한 삶을 근근이 이어가는 사람이 있는 한편 더할 나
위 없이 즐거운 삶을 누리는 사람도 있다. 인생에는 우리가 어찌해볼
수 없는 것들이 참 많다. 하지만 사실 노년의 삶의 질을 결정할 수 있
는 선택권의 폭은 생각보다 넓다.

 나는 사람의 노화에 대해 언론, 일터, 다양한 예술 분야에서 전하
는 내용과 당신이 두려움 속에 짐작하는 것보다 좀 더 정확하고 현실
적이며 유용한 정보를 알리기 위해 이 책을 썼다. 지금 우리는 '노인
차별ageism'이라는 현실을 마주하고 있다. 대부분 사람들은 나이 든 사

람들이 모두 똑같이 오늘내일하는 사람들이라 잘못 생각한다. 근거도 없는 이런 해로운 믿음은 개인과 사회, 경제, 보건의료에 큰 비극이 될 수 있다. 젊음을 유지하는 데 급급하다 보면 노년의 개인적, 사회적 중요성이 그 가치를 잃고, 나이가 드는 과정에서도 충분히 느낄 수 있는 다양한 즐거움을 박탈당하고 만다.

이 책은 노화가 특정 방식을 따라 이루어져야 한다고 주장하지도, 노화의 기준을 새롭게 제시하지도 않는다. 그보다는 당신이 노인 차별을 물리치고, 개인적인 성장의 기회를 발견하며, 낙관적이고 즐거운 마음으로 자신의 노화와 마주할 수 있게 도와줄 실용적이고 철학적인 통찰을 전하려 한다. 이 책은 노화와 함께 찾아오는 다양한 경험을 관찰함으로써 우리가 인간으로서 갖는 내재적 가치를 찬양하려 한다. 이것은 시간이 흘러도 결코 낡지 않는 가치다.

내가 이 책을 쓰기로 한 이유는 마땅히 누려야 할 노년의 즐거움을 제대로 누리지 못하는 사람을 너무 많이 봤기 때문이다. 나는 거의 40년 가까이 노인의학 분야에서 임상의로 활동해왔다. 노인의학은 나이 든 사람들을 돌보는 의학 분야다. 사실 나는 노인의학과가 등장한 1970년대 말 당시 이 분야의 첫 교육이라 할 수 있는 과정을 정식으로 밟은 미국 의사 중 한 명이다. 내 환자들의 나이는 평균 83세 정도로, 노화에 따르는 신체적, 정서적 변화를 헤쳐나가기 위해 도움과 안내를 구하러 온 사람들이다. 나는 운 좋게도 내게 큰 영감을 주는 노인들을 많이 알고 지냈다. 이분들은 삶의 도전에 정면으로 맞섰을 뿐만 아니라 죽기 전 마지막 날까지 일하고 즐기고 창조하며 미소를 잃지 않는 분들이다. 하지만 나는 노화에 대해 오해하고, 나이가 들어서도 믿기 어려울 정도로 좋은 기회가 주변에 널려 있음을 알지 못한 탓에 그저 늙었다는 이유만으로 자신의 가능성을 불필요하게 포기하고 사는 사람도 너무 많이 봐왔다. 이렇게 낭비되는 잠재력과 생산력이 충격적일 정도로 많다. 나는 더 많은 사람들이 사회의 편견을 극복하고, 눈을 감는 날까지 충만하고 생산적인 삶을 살 수 있도록 돕고 싶은 마음에 이 책을 구상했다.

본격적인 내용에 들어가기에 앞서 호기심이 많은 독자라면 저자에 대해 좀 더 알고 싶은 마음이 들지도 모르니 나 자신을 소개하려 한다. 나는 미국 남부 시골에 자리한 아주 작은 마을에서 자랐다. 그 마을은 길을 걷다 누군가를 만나면 자연스럽게 이야기를 나누고, 집집마다 사람들이 현관 앞에 나와 앉아 있으며, 저녁 식사 후에는 오솔길을 따라 멀리 산책할 수 있는 곳이었다. 나는 좋아하는 어린이 잡지에 실린 퍼즐을 뚫어질 듯 집중해서 풀고, 아서 코넌 도일의 〈셜록 홈스〉 시리즈를 닥치는 대로 읽는 아이였다. 그리고 어릴 때 마술의 매력에 빠진 후 지금까지 마술을 취미로 익히고 있다. 돌아보니 내 어린 시절의 열정을 관통하는 한 가지 흐름을 깨닫는다. 나는 미스터리를 비롯해 사물이 지닌 겉모습과 실제 모습의 차이에 매료되었던 것 같다.

후에 교양 과목을 배울 때 이런 겉모습과 실제 모습의 차이에 다시 빠져들었고, 이어서 의대에 진학했다. 젊은 의학도 시절에 나는 공부를 하면서 뭔가 아닌 것 같다는 불편함을 느꼈다. 1970년대 중반은 과학과 의학에서 중요한 발전이 이루어지고 이를 통해 인간의 고통을 줄일 수 있으리라는 기대가 커지던 시대였는데, 이런 지식을 적용해도 효과를 보지 못하는 환자들이 많았으며 특히 노인을 치료할 때는 효과가 더 떨어졌다. 나는 노인들이 사람으로 제대로 대접받지 못하는 경우를 너무 많이 봤다.

로버트 우드 존슨 재단 임상 장학생으로 2년을 보낸 후 나는 사회적 책임감을 느끼고 노인들의 의료 실태를 개선하겠다고 굳게 결심했다. 그리고 의존성의 역학을 이해하는 데 연구의 초점을 맞췄다. 어째서 비슷한 병에 걸리고도 어떤 사람은 요양원에 들어가는데 어떤 사람은 그러지 않을까? 독립적인 삶을 유지하기 위해 우리 모두가 익혀야 할 능력이 존재한다면 그것은 무엇일까?

나는 독립적인 삶을 살아가는 데 필요한 능력을 알아내기 위해 27가지 간단한 손동작 과제를 선별해 사람들에게 수행하게 하고, 그 작업에 걸린 시간을 측정하는 독창적인 검사법을 만들어냈다. 예를 들면 먹는 행위를 흉내 낼 수 있도록, 말린 강낭콩을 티스푼으로 한 그릇에서 다른 그릇으로 옮기는 과제가 그것이다. 이 밖에도 다양한 잠금장치와 걸쇠를 여는 과제 등이 있다. 내 20년 연구를 종합해보면, 이 기본적 과제를 수행하는 데 시간이 얼마나 걸리느냐가 장래 요양원 입소 여부와 긴밀하게 연관되어 있었다. 이 과제에 지나치게 시간을 쓰는 사람은 장기 요양 시설에 들어갈 위험이 높은 반면, 짧은 시간에 효율적으로 과제를 수행하는 사람은 질병 종류에 상관없이 그럴 위험이 낮았다.

이런 모험적인 연구를 시작한 후로 나는 노인의학을 전공하겠다고 마음을 먹었다(이 결정은 사랑하는 아내의 전폭적인 지지가 있었기에 가능했다. 아내에게 평생 고마운 마음이다). 그래서 나는 이 분야에서 최초로 정식 교육을 받은 미국 의사 중 한 명이 됐다. 그 당시만 해도 이것은 대단히 과감한 결정이었고, 나의 판단에 회의적이었던 교수나 동료, 친구들로부터 이런 잔소리를 한두 번 들은 것이 아니다. "자네

같은 사람이 노인의학을 전공해서 뭘 하려고?" 내 결정에 가장 회의적이었던 사람들 중 몇몇이 후에 노인의학으로 전공을 옮긴 것을 보면 인생이 참 재미있다.

그로부터 10년이 채 지나지 않아 나는 미국에서 가장 좋은 일자리를 제안받았다. 모교인 노스캐롤라이나 대학교에서 노인의학 프로그램을 개발하는 자리를 만든 것이다. 그리고 고마운 행운이 또 찾아왔다. 나의 새 연구실이 맥 립킨 시니어 박사의 연구실 근처에 자리하게 된 것이다. 임상의학의 거장인 그는 임상에서 은퇴한 뒤 노스캐롤라이나 대학교에서 꾸준히 학생들을 가르치고 글을 썼다. 우리는 가까운 친구가 되어 임상에 대한 관점을 공유하고, 참치 샌드위치를 함께 먹으며 많은 대화를 나누었다. 나중에는 립킨 박사가 나더러 자기 주치의가 돼달라고 부탁해 깜짝 놀라기도 했다. 우리의 관계는 갈수록 더욱 깊어졌고, 나는 이 현명하고 재치 있고 조리 있는 의사의 개인적 통찰과 지각을 공유하는 영광을 누렸다. 시간이 지나면서 나는 립킨 박사와 수백 명의 노인의학과 환자들, 그리고 나 자신 안에서 노화를 직접 목격해 그 과정을 상세하게 알게 됐다.

그 후로는 대단히 바쁘고 생산적인 시간을 보냈다. 개인적, 직업적으로 성장하는 사이에 나는 내 환자들로부터 아주 많은 것을 배웠다. 노인의 의료 상황을 개선하려는 나의 노력은 이제 단순히 학생들을 가르치고 임상을 활발히 하는 일을 뛰어넘어 더 큰 영역으로 확장되었고, 사람들이 나이 든다는 것을 포괄적으로 바라볼 수 있도록 다양한 매체로 접근해보자는 데까지 발전했다. 그중 이 책은 가장 핵심이며, 이 책의 내용은 다큐멘터리 비디오 시리즈로도 나올 예정이다.

이 책에서 소개하는 나이 듦의 비밀에는 수십 년에 걸쳐 다양한 출처에서 받아들인 정보 덕에 풍부해진 나의 개인적, 직업적 경험이 녹아 있다. 아무래도 환자를 보는 일이 주 업무인 의사이기 때문에 이 책에 소개한 자료 중 상당 부분은 임상 경험에서 온 것이라 할 수 있다. 이 책을 읽다 보면 내 개인적 성찰뿐만 아니라 다른 인문학 분야의 통찰들도 곳곳에서 발견하게 될 것이다. 정신을 육체와 분리할 수는 없는 법이라 노화를 연구해보니 생물학, 심리학, 역사, 문화, 영성이 복잡하게 뒤엉켜 있음을 알게 됐다.

이 책 한 권으로 노화에 대한 모든 것을 알 수 있다고 주장할 마음은 없다. 여기에 담긴 내용은 내 모든 편견, 맹점, 한계가 들어 있는 개인적 견해에 불과하다. 내 의견에 동의하지 않는 사람이 있다 해도 전혀 놀랍지 않다. 건강하게 늙고 싶다는 목표를 달성할 수 있는 방법은 여러 가지가 있고, 노화와 건강을 다루는 책들도 이미 많이 나와 있다. 어두운 방에 들어가 코끼리를 손으로 만져봤다는 사람들의 우화가 있다. 사람들은 저마다 코끼리의 일부분을 만진 후에 자기가 코끼리의 실체를 파악했노라고 확신한 채 방에서 나왔다. 한 사람은 다리를 만지고 나서 코끼리는 커다란 기둥같이 생겼다고 결론 내렸다. 다른 사람은 귀를 만진 후에 코끼리가 커다란 나뭇잎처럼 생겼다고 확신했다. 이렇게 사람들은 자기가 만져본 부위에 따라 코끼리의 모양을 다 다르게 생각했다. 이들의 이야기를 들은 사람들은 이들이 모두 다른 설명을 하면서 자기 말이 옳다고 하도 고집을 부리는 통에 혼란에 빠지고 말았다. 따라서 우리에게는 이 서로 다른 관점들을 억지로 끼워 맞추려 하기보다는 코끼리에 조명을 직접 비춰보는 일이 필요하다. 부디 이 책이 인간의 노화라는 미스터리한 코끼리를 직접 바라볼 수 있게 비추는 작은 불빛이 되길 바란다.

이 책은 노화를 멈추게 하거나 시간을 거꾸로 되돌릴 방법을 알려주는 책이 아니다. 이 책은 영원한 젊음을 약속하지도, 노화 방지 전략을 요란히 선전하지도 않는다. 이 책은 우리의 정신, 육체, 감정이 시간이 흐르면서 어떻게 변화하는지를 다양한 관점에서 소개하고, 더 건강하고 행복한 삶을 살기 위해 각자가 취할 수 있는 구체적인 행동을 제시한다. 생물학적 변화를 설명하기 위해 우리 몸을 과학적 관점에서 살펴보면서 노화가 시간의 흐름 속에서 우리 몸과 뇌를 어떻게 (그리고 때로는 왜) 바꾸는지 풀어낸다. 더불어 그만큼이나 중요한 관점이 있다. 변화를 어떻게 해석하고, 어떻게 대처할 것이며, 어떤 적응 전략을 사용하는 것이 가장 확실한 성공 방법인지 알아보는 것이다. 이 책은 우리 모두가 마주할 수밖에 없는 필연적 변화 앞에서 행복하고 생산적이며 창조적인 삶을 유지할 수 있는 관점과 도구를 개발하도록 당신을 돕고 싶은 진심 어린 열망에서 쓰였다.

인류 역사상 처음으로 대부분이 80세를 훌쩍 넘는 나이까지 살 수 있으리라 기대하는 시대가 됐다. 출생 시 평균 생존 연수를 의미하는 기대수명이 지난 100년 동안 두 배 가까이 늘어날 정도로 인간의 수명이 급속히 증가했기 때문에 노화와 노인에 대한 경험이나 그와 관련된 믿음들은 대부분 시대에 한참 뒤떨어져 있다. 우리는 말 그대로 과거 속에서 살고 있는 셈이다. 전부터 끈질기게 이어져온 수많은 편견이나 가정과 달리 현재 생물학적 노화는 구체적인 생활환경, 태도와 신념, 그리고 자신이 선택하는 생활방식과 깊은 관계가 있다는 것이 분명하게 밝혀져 있다. 한마디로 잘 늙기 위한 일에 투자하면 그만큼 보상을 받을 수 있다. 뿌린 만큼 거두는 법이다. 누구나 최고의 결과물을 수확할 자격이 있다.

이 책을 쓰는 일은 개인적으로도 크나큰 즐거움이었다. 부디 이 책이 당신에게 노화와 건강을 다시 생각하는 계기를 마련해주었으면 한다. 노화에 관해 완벽하게 이해하면 할수록 노화에 필연적으로 따라오는 일상의 과제에 대처할 준비도 더 잘할 수 있을 것이다. 우리의 두 눈은 같은 사물을 바라봐도 그 시점이 살짝 다르기 때문에 뇌는 그 차이를 이용해 사물의 심도를 파악한다. 마찬가지로 이 책도 노화에 대해 당신이 보는 것과 살짝 다른 관점을 제시하고 있으므로 이 책을 읽고 당신과 나의 관점이 어우러져 당신이 노화와 삶의 마지막 순간을 더 심도 있게 이해할 수 있게 되기를 바란다. 여기 로버트 브라우닝Robert Browning의 시 「랍비 벤 에즈라Rabbi Ben Ezra」의 첫 연을 소개하며 본격적으로 책을 시작하고자 한다.

> 나와 함께 늙자꾸나!
> 가장 좋은 날은 아직 우리 앞에 놓여 있고
> 인생의 시작 또한 그 마지막을 위한 것이었으니
> 우리에게 주어진 시간은 신의 뜻이고
> 신은 이렇게 말씀하신다.
> "모든 것을 내가 계획하였나니
> 젊음은 그 절반을 보여줄 뿐
> 나를 믿으라. 전체를 바라보라. 그리고 두려워 마라."

가끔은 자신의 불빛이 꺼졌다가 다른 사람의 불꽃으로 다시
켜지는 경우가 있다. 우리 모두 자신의 내면에 불을 피워준
사람들에게 감사의 마음을 깊이 가져야 한다.
— 알베르트 슈바이처

피글렛은 우리의 아주 작은 심장 안에 꽤 많은 감사의 마음을
담을 수 있음을 알았다.
— A. A. 밀른, 『곰돌이 푸』

감사의 말

이 책은 저자가 한 명으로 나와 있지만 실은 여러 사람의 노력이 담긴
산물이다. 이들에게 아무리 고마움을 전해도 부족하지 않다. 이 책에
담긴 내 관점은 노인 및 그 가족들과 교류하고, 의과대학생, 레지던트,
동료들과 노화와 노인의학의 원리를 공유하며, 책과 과학 논문들을 읽
고 또 읽고, 다양한 청중 앞에서 구두 혹은 글로 그 내용을 발표하며,
친구 혹은 가족과 나 자신의 노화에 관한 생각을 나누면서 형성됐다.

지금은 세상을 떠난 이드리에스 샤Idries Shah에게 특별히 감사를 드
린다. 그의 책은 우리의 내면과 외부 세계를 일깨워주었다. 시몬 드 보
부아르Simone de Beauvoir와 그녀의 기념비적인 책『노년La Vieillesse』에도 감
사의 마음을 전해야겠다. 내가 작성한 다양한 버전의 원고를 다시 읽
으면서 그녀의 사상과 학문이 내 관점과 태도에 얼마나 큰 영향을 미
쳤는지 깨달았다. 그녀의 독창적인 주제와 관찰 내용 중 많은 부분이

이 책에 녹아들어 있다.

또 고향에 계신 익명의 신사분을 특별히 언급하고 싶다. 내 십대 시절에 그분은 내게 정신을 차리고 목표를 너무 낮게 잡지 말고, 내가 가진 모든 잠재력을 최대한으로 사용하려 항상 노력해야 한다고 충고해주셨다. 그 충고는 자신감 없던 소년이었던 나에게 대단히 깊고 긍정적인 영향을 미쳤다. 그 일은 내가 기억하는 의식적인 충격 중 가장 처음 겪은 것이다.

나의 빛나는 스승이자 내가 경험 없는 의대 3학년이었을 때 나의 첫 내과 주치의였던 노틴 해들러Nortin Hadler 박사님께도 특별히 감사드린다. 내가 노인의학을 전공으로 선택하게 된 데는 그분의 영향이 컸다. 그의 안내가 없었다면 내가 걸어온 인생길이 크게 달라졌을 것이다.

노인의학과 펠로 지도교수이자 친구였던 고故 프랭클린 윌리엄스Franklin Williams에게도 감사하다. 그는 재능 있고 경험 많은 노인의학과 의사가 어떤 방식으로 일하는지 직접 보여주기 위해 많은 시간과 관심을 내게 할애해주었다. 그의 인간적인 가치관과 연민 어린 마음은 내가 노인과 노화를 대하는 방식에 크나큰 영향을 주었다. 내가 그와 함께한 첫 번째 임상 경험은 노인의학 클리닉에서 노숙자 노인들을 만난 것이었다. 윌리엄스 박사는 면담을 시작하기 전 노인에게 배가 고프냐고 먼저 물어보았다. 노인이 며칠째 아무것도 먹지 못했다고 대답하자 윌리엄스 박사는 곧바로 진료실을 나가 따뜻한 식사를 사 왔고 노인은 그가 사 온 음식을 허겁지겁 먹어치웠다. 그렇게 노인이 식사를 마친 후에야 임상 평가가 이어졌다. 윌리엄스 박사의 도움과 지원 속에 나는 1983년 오스트리아 잘츠부르크에서 3주짜리 세미

나에 참석할 수 있었다. 노화, 건강, 생산성을 주제로 하는 세미나였다. 32개국에서 모인 세계적인 노화 연구 선구자들과 함께하는 그 세미나를 주도한 사람은 미국 국립보건원 산하 노화연구소의 창립 이사인 로버트 버틀러Robert Butler, 노인학의 선구자인 제임스 비렌James Birren, 세계보건기구의 노인학 고문이자 스웨덴 노인의학의 선구자인 알바르 스반보리Alvar Svanborg, 전미여성기구의 공동창립자 베티 프리던Betty Friedan 등이었다. 이 세미나는 수많은 통찰로 가득한 시간이었으며 내 삶을 바꿔준 또 하나의 경험이었다.

노스캐롤라이나 대학교 노화 프로그램에서 함께 일하는 동료인 낸시 코널리Nancy Connelly에게도 고마움을 전한다. 1980년대 말경 다큐멘터리 시리즈에 들어갈 죽음에 관한 내용을 구성할 때 큰 도움을 받았다.

이 책의 초고를 읽고 여러 가지 제안으로 힘을 북돋아준 제인 윌리엄스Jane Williams, 윈디 포시Windy Forch, 캐럴린 엔젤하드Carolyn Engelhard, 커 화이트Kerr White, 에드워드 와이즈먼Edward Weissman에게도 감사를 전한다. 93세의 독자이며 안목 있는 편집으로 나를 도와준 메리 퍼트리샤 마셜Mary Patricia Marshall 부인에게도 깊이 감사드린다. 그리고 넘치는 통찰력으로 원고를 정리해준 트리시 왓슨Trish Watson에게도 감사의 마음을 전한다. 그녀가 원고에 신경을 많이 써준 덕분에 글의 기술적 정확도와 문학적 연결성이 전반적으로 좋아졌다.

앤 프랜시스 존슨Anne Frances Johnson도 특별히 언급할 자격이 있다. 그녀의 탁월한 편집, 도발적인 문제 제기, 사려 깊은 제안이 책을 만드는 데 큰 도움이 됐다. 그녀의 통찰력 넘치는 시각 덕분에 개념의 흐름이 군더더기 없이 명확해질 수 있었다. 마지막으로 아내 제인Jane과

아들 존John, 제임스James의 열정적인 지지가 없었다면 이 책은 나올 수 없었을 것이다. 그들의 사랑과 뒷받침이 내 인생과 직업의 핵심을 이루고 있다.

건강하게 나이 드는 여정의 필수 요소

말, 마차, 마부, 주인이 등장하는 오래된 수피 우화가 있다. 이들이 함께 여행을 떠났는데, 이 여행은 한가한 나들이가 아니라 각자가 자신의 운명을 완수하기 위한 여정이었다. 이상적인 상황이었다면 마부는 경험이 많은 노련한 사람이고 말은 힘세고 잘 훈련받았으며 마차는 제대로 관리되어 있어 주인이 마차를 타고 자신의 목표를 향해 조금씩 앞으로 나아갔을 것이다. 하지만 실제로는 마부가 자신의 임무를 망각하고 술집에서 술에 취해 널브러져 있는 경우가 너무 많았다. 자기가 주인을 모시는 종이라는 생각을 받아들이지 못한 마부는 자신의 시간과 돈, 에너지를 낭비하고 말과 마차를 방치했다. 그 결과 말은 굶기를 밥 먹듯 해 말라빠진 몸으로 훈련도 제대로 받지 못했고, 마차는 관리가 안 돼 다 망가지고 말았다. 결국 마차가 타고 여행을 다닐 만한 상태가 아님을 알게 된 주인은 멈춘 자리에서 옴짝달싹하지 못하는 처지가 되고 말았다.

이 우화는 우리가 삶의 여정을 잘 마무리하기 위해서는 몸, 마음, 감정을 건강하게 유지하고, 그 사이의 균형을 잃지 않는 것이 중요하다는 사실을 풍자적으로 보여준다. 마차는 본능, 감각요소, 운동요소를 지닌 우리의 '몸'을 상징한다. 말은 에너지, 느낌, 두려움, 욕망 등을 지닌 '감정'을 나타낸다. 그리고 마부는 관찰하고 생각하고 비교하고 집중하는 능력을 갖춘 우리의 '지력'을 상징한다. 주인은 내가 누구인지 말해주는 본질인 '영혼'이다. 이 모든 것이 균형을 이루면서 순조롭게 작동해야 비로소 우리는 자신의 운명을 발견하고 추구할 수 있다.

자신의 임무를 망각하고 술에 취해 있는 마부의 상태는 착각, 몽상, 환상, 방종, 불만을 통해 스스로를 기만하는 우리 모습을 보여준다. 자신의 지력을 감각의 입력, 과거의 고통, 기존의 상태, 일상적 사건에 대한 기계적 반응으로만 채워 넣는 경우에는 자기가 자기 자신과 운명을 통제하고 있다는 달콤한 착각에 빠진다. 실상은 술집에 발목이 잡혀 오도 가도 못 하는 상태인데도 말이다. 이런 상태에서는 술집 바깥에 관리해줘야 할 몸과 감정이 기다리고 있다는 것을 깨닫지 못한다. 그 결과 우리의 몸, 마음, 감정은 서로 조화로운 관계를 맺지 못하며 이때 우리는 시간, 에너지, 잠재력을 낭비하게 된다.

이 악순환의 고리를 끊고 나오려면 제일 먼저 현실을 인정해야 한다. 마부는 술에서 깬 자신의 상태를 있는 그대로 들여다봐야 한다. 제1부에서는 이 단계를 밟는다. 어떤 삶의 조건을 거치더라도 자신이 늙고 있다는 사실과 직접 마주하면 정신이 번쩍 들면서 이 세상에 살날이 무한정 남아 있는 것이 아니니 지금 당장 술집에서 나와 자신의 운명을 완수할 여정을 시작해야 한다는 갑작스러운 깨달음이 찾아온다. 습관이 주는 편안함의 유혹을 뿌리치고 몸을 다시 만드는 것과 감정을 관리하기 시작하는 것은 지력이 맡아야 할 몫이다.

말(감정)이나 마차(몸)에서 시작해 균형을 되찾으려 한다면 효과를 보지 못할 것이다. 우리의 몸과 감정은 자극에 반응하므로 혼자서는 의미 있는 활동을 완수하지 못하기 때문이다. 자신이 처한 상태의 실상을 직면한 마부는 자극을 줘 몸을 만들고, 마차를 수리하고 유지하는 법을 배우며, 정서적 자아를 보살피고 훈련시켜 말이 다시 활력을 찾게 해야 한다는 것을 깨닫는다. 그리고 스스로 좀 더 배우고 기술을 익히며 인간적이고 겸손한 마부가 될 수 있도록 무언가를 해야 한다는 것을 깨닫는다. 2, 3, 4부에서는 자신을 검토하고 육체적, 정신적, 정서적 건강을 적절하게 유지하는 과정을 다룬다.

일단 기초적인 일들을 처리하고 나면 마부는 각각의 요소들을 새로 연결해야 한다. 말에는 마구를 채워 마차와 조심스럽게 연결하고, 굴레와 고삐도 말의 몸에 맞게 잘 맞춰놓아야 한다. 이렇게 모든 것이 제대로 준비되면 마부는 고삐를 쥐고 마차 위에 올라탈 수 있다. 그리고 짧은 길을 연습 삼아 달려본 후에 주인의 명령을 기다린다. 주인은 그제야 나타나 마차에 오를 것이다. 마부는 인내심 있고 조심성 있게 주인의 지시를 잘 따라야 한다. 그래야 비로소 여정을 이어나갈 수 있다. 이 부분이 제5부에 담긴 핵심이다.

이 우화는 노화가 상징하는 인생의 기로를 적절하게 반영하고 있다. 우리 중 상당수는 삶의 매 단계에서 자신의 잠재력을 충분히 발휘하지 못한 채 살고 있지만, 제대로 준비하고 돌보고 유지하기만 한다면 노화를 상당 부분 통제할 수 있다. 인생에 안락함과 즐거움은 최대한 키우고 고통과 괴로움은 최소화하기 위한 기계적 몸부림 이상의 근본적인 무언가가 있다는 사실을 깨닫고 나면 어떤 각성이 시작된다. 자신의 개인적 상황을 객관적으로 관찰할 수 있게 되면 그 상황을 고쳐나갈 수 있다. 노화에 대해 좀 더 긍정적이고 현실적인 접근 방법을 확립하고 유지하기 위해서는 참을성과 의지력이 필수적이다. 한 불교인은 이렇게 말했다. "옳은 방향을 잡고 나면 그 뒤로는 계속 걸어가기만 하면 된다."

우리가 올바른 방향을 잡았는지, 앞으로 나아가고 있는지 어떻게 알 수 있을까? 한 가지 방법은 실패로 인한 자기 연민에 빠지지 않는 것이다. 로버트 케네디는 1966년 '긍정의 날' 연설에서 이렇게 말했다. "두려워하지 않고 큰 실패를 경험해본 자만이 위대한 업적을 성취할 수 있습니다." 성의 없는 행동이나 노력이 아니라 진심에서 우러나온 노력과 행동이 필요하다. 건강하게 나이 들기 위한 비밀 중에 지속적인 노력 없이 이뤄지는 것은 하나도 없다. 여기에는 지름길이 없다. 연습도 제대로 하지 않고 링을 향해 성의 없이 공을 던지는 농구선수는 점수를 올리기 힘들다. 정원사가 시즌이 끝날 무렵 집주인에게 넉넉한 상여금을 받으려면 시즌 내내 열심히 흙을 고르고 잡초를 뽑고 물을 주는 과정을 게을리하지 않고 성실히 이어가야 한다.

이 일은 당신이 해야 할 일이고, 오직 당신만이 할 수 있는 일이다. 문화인류학자인 마거릿 미드Margaret Mead의 것으로 알려진 말이 있다. "당신이 다른 모든 사람들과 마찬가지로 절대적으로 독특한 사람임을 항상 기억하십시오." 이 말처럼 우리는 한 사람 한 사람이 모두 독특한 존재이고, 내가 경험한 바로는 누구나 나이가 들수록 점점 더 독특한 사람이 되어간다. 만약 자신의 운명을 완수하고자 한다면 그것은 다른 누군가가 아니라 바로 자신의 경험과 참을성으로 이루어져야 할 것이다. 주어진 시간 안에서 가장 깊숙한 삶의 감각을 끌어냄으로써 우리는 인간성이라는 꽃송이를 가장 잘 가꾸어줄 수 있는 것이 무엇인지 발견하고 거기에 헌신할 수 있다.

지력, 몸, 감정을 두고 초반에 하는 일과 그것들 사이의 적절한 균형을 회복하는 일은 완전히 다르다. 자신의 내부를 연결하는 것은 말, 마차, 마부, 주인을 연결하는 것과 비슷하다. 말을 마차와 연결해주는 마구는 아주 단단하고 직접적인 연결이다. 마차가 항상 말의 뒤를 쫓아가듯 우리의 몸도 감정에 항상 반응한다. 감정이 생겨났는데 그에 상응하는 몸의 느낌이나 반응이 없는 일이 있었는지 한번 생각해보자. 그런 감정은 없다. 또한 마부는 고삐로 말과 소통하는데, 이것은 마구보다 미묘한 소통방식이다. 고삐를 이용해 말을 앞으로 가게 하고 멈추게 하고 방향을 전환하게 만들려면 훈련이 필요하다. 말은 마부의 생각을 이해할 수 없지만 고삐로 내리는 지시에 반응할 수는 있다. 마지막으로 마부는 깨어 있는 상태에서, 보이지 않는 주인이 내는 목소리에 주의를 기울여야 하고, 주인의 지시를 완벽하고 충실하게 따라야 한다. 운명을 완수하기 위한 여정을 하다 보면 예기치 않게 길을 돌아가야 하는 경우가 생긴다. 이때 마부는 이렇게 말해서는 안 된다. "이제 여정이 시작됐으니 내가 다 알아서 할 수 있을 거야. 우리가 어디로 가는지 알 것 같으니까." 마부는 주인을 섬기면서 자신의 책임을 다하는 동안에는 겸손하고 정중하며 성실해야 한다.

습관이 강력한 패턴으로 자리 잡으면 우리는 중독이라는 편안한 상태에 붙잡히는 경향이 있다. 그러므로 자신이 어떤 습관을 갖고 있는지, 습관이 우리의 의식에 얼마나 막강한 힘을 휘두르는지 인식할 필요가 있다. 그리고 그것이 자신의 행동과 반응에 미치는 영향을 줄이는 방법도 배워야 한다. 한 가지 아이러니는 이런 각성을 통해 잃는 것 중 가치 있는 것은 없다는 점이다. 잃는 것은 자기기만, 두려움, 고통뿐이다.

자신이 바깥세상에 어떻게 반응하고, 또 그 세상과 어떻게 상호작용하는지 깨닫기 시작하면서 스스로에 대한 비판 없는 관찰을 시작할 수 있다. 이런 과정을 통해 지력이 술집에서 취해 뻗어 있게 만드는 습관을 인식하고, 그 습관을 고쳐 자신의 지력, 몸, 감정을 새롭게 존중하는 마음을 키울 수 있다. 이제 마부는 마부석에 앉아 새로운 차원의 경험을 하고 있는지도 모른다. 번뜩이는 직관과 함께 다른 사람들, 주변 세상과 하나로 연결된 듯한 심오한 느낌을 받는 것이다. 자기가 무엇을 해야 하고, 어떻게 해야 가장 잘할 수 있는지 알면 더 큰 자신감을 얻을 수 있다. 그러고 나면 상황이 더욱 균형 잡히고 생산적으로 느껴지고 더 많은 에너지와 활력이 샘솟는다. 이 책은 이런 과정을 이끌고 나가는 데 도움이 될 방법들을 알려줄 것이다.

경우에 따라서는 마부가 주인의 명령을 기다리며 천천히 출발해야 할 때도 있다. 마부가 주인에게 자리에 빨리 와 앉으라고 재촉할 수는 없는 법이다. 밤하늘에서 예상치 못했던 별똥별을 볼 때나 바닷가에서 예쁜 조개껍데기를 우연히 발견할 때와 마찬가지로 주인이 도착하는 순간 역시 그것을 미리 알리는 경고의 사격 소리나 나팔 소리는 울리지 않을 것이다. 우리는 그저 언제, 어떻게, 어디에 주목하고 있어야 하는지 알고 참을성 있게 귀를 기울여야 한다. 자신의 모습을 성실하게 관찰하고 말, 마차, 마부를 잘 관리하고 있으면 직관이 더욱 무르익고 마침내는 마차 안에 주인이 타고 있음을 알아차리는 순간이

올 것이다. 주인은 올바른 길을 안내할 기회를 기다리며 참을성 있게 마차에 오르려 시도하고 있었다. 다만 마부가 그 사실을 이제야 깨달았을 뿐이다.

자, 이제 그 여정을 시작할 때가 됐다.

두려워할 이유가 없다. 두려움은 문을 닫아 건 나무 빗장처럼
당신을 가로막고 있는 상상의 산물에 불과하다. 그 빗장을
불태워버려라.
— 루미

그날의 수확이 아니라 그날 심은 씨앗으로 하루하루를 평가하라.
— 로버트 루이스 스티븐슨

제1부

현실을 인정하자

사람들 대부분은 나이 드는 것을 '남의 일'로 생각하며 인생의 상당 부분을 보낸다. 모두들 어느 한 시점에서는 아이였던 적이 있기 때문에 아이로 살아간다는 것이 어떤지는 어느 정도 기억하고 있다. 그리고 어른이 돼 중년을 거치는 동안 관심사를 발견하고, 직장을 구하고, 맡아야 할 역할을 찾고, 가족을 꾸리기도 한다. 그 과정에서 가족, 직장, 지역사회에서 맡은 역할로 자신의 정체성을 만들어간다. 하지만 살아가면서 늘 노인들을 만나고, 사랑하는 사람이 늙어가는 모습을 보면서도 사람들은 늙는다는 것이 자기와 상관없는 일이라는 생각만큼은 고집스럽게 이어간다.

알고 보면 노년이라는 것은 먼 나라 이야기도, 남의 이야기도 아니며, 현재 내 모습 속에 통합되어 있는 나의 일부분이다. 오늘 내가 들어가 살고 있는 이 육신은 나이가 들어서도 들어가 살아야 할 미래의 육신이기도 하다. 그리고 나이에 상관없이 우리는 지금과 마찬가지로 가치 있고 능력 있고 소중한 사람이다. 제1부의 핵심은 자신 또한 언젠가는 늙는다는 진실을 외면하지 않고 마주하며, 진실이 자신에게 의미하는 바가 무엇인지 생각해보는 것이다. 책의 앞머리에서 소개한 말, 마차, 마부, 주인의 비유에서 마부가 해야 할 일의 첫 단계는 술집에서 빠져나와 자신의 상태, 그리고 말과 마차의 상태를 비판적으로 검토해보는 것이라 했다. 이런 검토를 통해 당신 말년의 삶이 꼭 지금보다 더 악화돼 당신이 두려움 속에서 살아야 하는 것은 아님을 부디 이해하고 안도할 수 있기를 바란다. 여러 면에서 노년은 죽음의 서막이 아니라 삶의 정점이 될 수 있다.

나이 먹는 것은 은밀하고 개인적인 과정이지만 그렇다고 아무것도 없이 허공에서 뚝 떨어져 일어나는 일도 아니다. 한 사회의 인구통계학적 경향과 더불어 그 사회 구성원들이 노인을 어떻게 인식하고 어떻게 대하는지가 노화의 경험에 크게 영향을 미친다. 오늘날 미국은 다른 국가들과 마찬가지로 사회혁명을 거치고 있다. 새로운 이데올로기가 아니라 변화하는 인구 패턴 때문에 생긴 혁명이다. 미국처럼 운이 좋은 나라에서 태어난 아기들은 인류 역사상 처음으로 80세를 넘볼 수 있는 기대수명을 갖는다. 이런 인구통계학적 혁명은 그에 대비할 자원을 어떻게 확보할 것이냐는 문제를 야기하지만 한편으로는 많은 사회적 변화와 함께 노인들을 위한 새로운 기회도 만들어낸다. 우리 문화에 뿌리 깊게 자리 잡고 있는 고정관념들은 새로운 세대의 노인들과 그들이 잠재적으로 사회에 기여하는 부분을 정확하게 담아내지 못하고 있다. 앞으로 이어질 몇 장에서는 오늘날과 과거에 우리 사회가 노화를 어떻게 이해하고 인식했으며 노인의 역할은 어떻게 생각했는지 비판적으로 검토해 노화에 대한 좀 더 현실적인 그림을 그려보려 한다.

노화에서 가장 핵심적인 갈등은 오늘날의 당신과 미래의 당신 사이에서 일어나는 문제다. 나는 어떤 사람이 될까? 모습은 어떻게 변할까? 육체적으로, 정신적으로 어떤 능력을 지니게 될까? 내가 추구할 목표와 프로젝트는 무엇이 될까? 위기에는 어떻게 대처할까? 그리고 삶의 마지막 순간에는? 역사가 시작된 이후로 사람들은 이런 질문을 끝없이 던져왔고, 생산적이고 창의적이며 만족스러운 모습으로 말년에 우아하게 다가갈 방법이 무엇인지 찾아다녔다. 우리가 앞서서 내린 선택들은 이런 질문의 대답에 영향을 미친다. 이른 나이에 요절하는 것을 피했다면 당신은 자신에 대해 만족스러운 이미지를 만들어 내든 그러지 못하든 결국 노인의 삶을 살아야 할 처지에 놓일 것이다. 자신의 노년에 어떤 태도를 취할지는 당신의 선택이다. 그리고 그 태도가 당신의 성공을 좌우하는 결정적 요인이다. 지금 밟아야 할 첫 단계는 자신의 현실을 인식하고 나이가 들었을 때 예상할 수 있는 변화를 이해하는 것이다. 그럼으로써 말년의 삶이 품고 있는 풍부한 잠재력을 제대로 검토해볼 수 있다.

현실을 인정하자

1

아무런 이론도 없이 무작정 실천하기만 좋아하는 사람은
방향타와 나침반도 없이 배를 타고 바다에 나간 채
어디에 그물을 던져야 하는지 모르는 어부와 같다.
— 레오나르도 다빈치

우리를 기다리고 있는 삶을 살기 위해서는 자기가 계획한 삶을
기꺼이 내려놓을 수 있어야 한다.
— E. M. 포스터

당신도 늙을 것이다

인류 역사상 처음으로 장수에 대한 기대가 현실화됐다. 오늘날 미국,
유럽, 환태평양국가 대부분의 지역에서 태어나는 아기들은 80세 넘
게 살 확률이 50퍼센트 이상이다. 장수 국가로 알려진 모나코는 출생
시 기대수명이 89세가 넘는다! 이미 80세에 도달한 사람이라면 90세
까지 살 확률이 50퍼센트다. 이 놀라운 통계들이 어떤 맥락을 갖고 있
는지 살펴보자. 청동기시대(기원전 약 3000년경)에는 출생 시 평균 기
대 수명이 만 18세였다. 로마제국시대에 이 기대치가 약 35세 정도로
높아졌다. 20세기 초반 미국인들의 기대수명은 47세에 불과했다. 이
것은 인류가 평균 기대수명을 35세에서 47세로 12년 끌어올리는 데
2,000년이라는 세월이 걸렸음을 의미한다. 그런데 지난 100년 동안에
는 출생 시 기대수명이 만 47세에서 만 80세로 거의 두 배 가까이 높
아졌다.

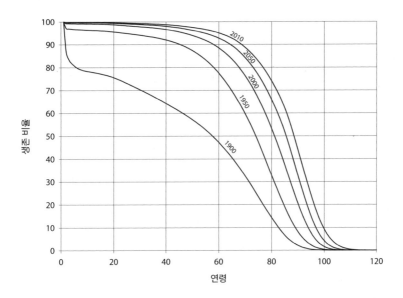

그림 1　1900년, 1950년, 2000년, 2050년, 2100년 미국의 추정 생존 곡선.
이 곡선은 과거부터 오늘날까지 인간의 수명이 어떻게 증가해왔는지 보여준다.
이런 경향이 미래에도 계속 이어질 것으로 예상된다.

　수명 연장은 개인, 가족, 지역공동체, 사회 등 다양한 수준에서 대
단히 극적인 의미를 함축하고 있다. 1900년과 2012년 사이에 미국인
중 만 65세 이상의 노인들이 차지하는 비율은 4퍼센트(310만 명)에서
13퍼센트(4,310만 명)로 세 배 이상 증가했다. 인구조사 통계에 따르
면 2040년 즈음에는 노인 인구가 거의 두 배로 늘어나 8,000만 명에
가까울 것이라 한다. 더군다나 이것은 한가한 공상이 아니다. 2040년
에 노인이 될 사람들 모두 지금 여기 살아 있는 사람들이다!

　　　　　　　　　　　　　　　　　　　　　　　현실을 인정하자

특정한 개인이 얼마나 오래 살지 미리 알기는 불가능하지만 인구집단 수준의 연구를 통해 많은 부분을 알아낼 수 있다. 생애과정 역학Life course epidemiology은 인간의 수명에 영향을 미치는 요인을 연구하는 학문이다. 이 분야의 최근 연구에서 전체 사망 중 약 70퍼센트를 차지하는 주요 원인이 사람의 환경과 직접적으로 연관되어 있음이 분명하게 밝혀졌다. 여기서 환경이란 깨끗한 공기와 물, 건강에 좋은 식품의 안정적인 공급, 일과를 마치고 편안하고 안전하게 쉴 수 있는 장소 등이다. 이런 관찰 내용은 문화에 상관없이 일관되게 적용할 수 있는 듯하다. 사망 원인의 나머지 30퍼센트는 주로 유전자, 심장질환 같은 특정 질병을 야기하는 행동, 즉 건강을 해치는 행동과 관련이 있다.

그렇다면 장수에 기여하는 환경요인은 무엇이고, 조기 사망에 기여하는 환경요인은 무엇일까? 한 가지 핵심적인 특성은 사회경제적 지위로, 좀 더 구체적으로 말하자면 한 사회에서 가장 부유한 사람과 가장 가난한 사람 사이의 소득 격차다. 이것을 '로빈 후드 지수'라 부르기도 한다. 엄밀히 정의하자면 로빈 후드 지수는 경제적 평등을 이루기 위해 부자에게서 가난한 사람으로 이동해야 할 돈의 비율을 말한다. 하지만 가장 부자와 가장 가난한 사람 사이의 소득 격차만 중요한 것은 아니다. 자신이 속한 공동체에서 자신이 타인과 비교해 상대적으로 얼마나 부유한지 혹은 얼마나 가난한지도 중요하다. 이런 효과는 직업 선택권, 소유 재산, 무능한 느낌, 다양한 개인적·사회적 요인과 관련된 '사회적 지위'에 대한 느낌에서 비롯될 수도 있다. 교육도 사회경제적 지위를 결정하는 데 분명한 역할을 하기 때문에 수명에 영향을 미친다. 또 다른 주요 요인은 직업 만족도다. 당신의 상사가 독재자 같은 사람이라 직장에서 스트레스를 크게 받는다면 돈을 아무리 많이 벌어도 수명에 좋지 않은 영향을 미칠 수밖에 없다. 그 예로 몇몇 연구에서 실직 경험이나 고용 안정이 흔들렸던 경험이 조기 사망과 관련이 있다는 사실을 밝혔는데, 이때 사망 원인은 심장질환이 많았다고 한다.

사랑하는 배우자와 살면 수명이 늘어난다. 반려동물을 돌보는 것도 건강에 이로운 영향을 준다. 반면 흡연 같은 활동은 피부, 심장, 폐, 혈관, 뼈 등의 노화를 촉진하고 암을 유발해 조기 사망을 불러올 수 있다. 수많은 환경요인들도 삶의 질에 영향을 미치기는 하지만 그렇다고 수명에 반드시 영향을 주지는 않는다. 예를 들어 과도한 소음은 귀에 영향을 미치고, 자외선은 눈과 피부의 노화를 불러온다. 이어지는 장에서는 수명을 연장하고 삶의 질을 높이기 위해 우리가 주위 환경을 어떻게 돌봐야 하는지, 그 방법들에 대해 알아본다.

위험을 줄인다는 것의 진짜 의미는 무엇일까

역학연구는 수명과 환경요인 사이의 광범위한 상관관계를 드러내는 데서 그치지 않고 특정 사망 원인을 그와 관련된 위험요인과 연관 짓는 데도 도움을 준다. 이런 연구를 전문용어로는 '근인近因, proximate cause 역학'이라 한다. 심장질환이라고도 하는 심혈관질환을 예로 들어보자. 전 세계 사망 원인 1위인 심혈관질환에 관해 많은 나라에서 광범위한 연구가 이뤄졌다. 심혈관질환의 위험요인으로 널리 알려진 것

현실을 인정하자

을 살펴보면 여러 원인 중 특히 나이, 고혈압, 당뇨, 높은 콜레스테롤 수치, 흡연, 가족력 등을 꼽을 수 있다. 주목할 만한 소식은 이런 위험요소, 최소한 자신이 통제할 수 있는 요소들을 수정하면 심장질환으로 인한 사망 가능성을 비록 작은 폭일지언정 줄일 수 있을지도 모른다는 사실이다. 하지만 더 놀라운 부분은 이렇게 위험요소를 수정해도 사망률은 거의 혹은 전혀 달라지지 않는다는 점이다. 바꿔 말하면 우리의 노력이 가능성 있는 사망 원인을 바꾸어놓을지는 몰라도 수명을 유의미하게 연장할 수는 없다는 것이다. 당신에게 무엇이 더 중요한지 생각해보자. 사망진단서에 당신의 주요 사망 원인으로 어떤 질병의 이름이 올라갈지가 중요한가, 아니면 살아 있는 동안 의미 있는 삶을 영위할 수 있는 능력이 더 중요한가?

위험요소 수정 행동 중에는 바꿔봤자 별 효과도 없으면서 괜히 야단법석인 것이 많다. 산더미처럼 쌓여 있는 과학적 증거들을 유심히 살펴보면 그 효과가 보통 사망 숫자 절대감소치로 0.5에서 2퍼센트 정도에 불과하다. 바꿔 말하면 50명에서 200명 정도를 약 10년이란 오랜 시간 치료해야 겨우 한 건의 조기 사망을 예방할 수 있다는 얘기다. 현실적으로 말하자면, 다른 면에서는 정상이고 혈압만 높은 개인에게 고혈압을 공격적으로 치료하는 등의 개입을 하면 뇌졸중이나 심장마비 같은 나쁜 결과가 일어날 가능성을 5퍼센트에서 3퍼센트로 낮출 수 있다. 10년 동안의 치료로 2퍼센트 감소 효과를 보는 것이다.

언론매체에서 읽고 들은 내용들 때문에 위험요소 수정을 둘러싸고 혼란에 빠지기 쉽다. 정말로 중요한 것은 기본 위험, 그리고 개입으로 낮아진 위험 간의 차이를 나타내는 '절대적 위험감소'다. 하지만 임상연구와 언론에서는 위험이 낮아진 상대적 비율을 의미하는 '상대적 위험감소'에 대해서만 침을 튀겨가며 선전한다. 고혈압 치료를 예로 든 앞의 경우에서는 위험이 5퍼센트에서 3퍼센트로 줄어들었기 때문에 상대적 위험감소는 40퍼센트가 나온다. 다음 두 문장 중 어느 쪽이 더 설득력 있게 들리는가? "당신이 뇌졸중이나 심장마비에 걸릴 위험을 40퍼센트 줄여줍니다"와 "당신이 뇌졸중이나 심장마비에 걸릴 절대적 위험을 2퍼센트(50명 당 1명꼴) 줄여줍니다"라는 문장이다. 사실 이 두 문장은 수학적으로 동일한 내용을 담고 있다.*

영원히 살 수 없는 것은 예나 지금이나 마찬가지

최근 들어 수명이 늘어나기는 했지만 사망률은 1인당 1명꼴로 완벽하게 안정적인 값을 유지하고 있다(이 값은 수천 년 동안 놀라울 정도로 일정한 값으로 유지되고 있다. 즉 결국에는 누구나 죽는다는 말이다). 장수할 가능성은 높아졌지만 그 누구도 무한한 삶을 누릴 수는 없다. 필연적으로 죽을 수밖에 없는 운명이라는 사실은 얼마나 오래 사느냐보다는 어떻게 사느냐가 더 중요함을 암시한다. 좋은 소식이 있다. 노화의 질, 그리고 어쩌면 그 속도에도 영향을 크게 미칠 수 있는 과학적 증거가 풍부하게 쌓여 있다는 점이다.

현대 예방보건관리의 목표는 조기 사망을 줄임으로써 수명을 늘리는 것이다. 앞길이 구만리 같은 젊은 인구집단에서는 분명 합리적

---

* 은행에서도 이런 홍보를 많이 한다. 예금 이자를 1퍼센트에서 1.5퍼센트로 올리면서 이자를 50퍼센트나 더 준다고 홍보하는 것이다. 소비자는 이런 말장난에 현혹되기 쉽다.

인 목표로 보인다. 하지만 나이가 많아질수록 '조기 사망'을 정의하기가 점점 더 어려워지고 결국에는 이것이 아무런 의미도 갖지 못한다. 어차피 사망률은 여전히 1인당 1명이기 때문이다. 나는 인생의 어느 단계에 도달하면 노화 예방의 목표를 수명을 극대화하는 것에서 기능을 유지하고 의존성을 최소화하는 것으로 바꾸는 것이 옳다고 생각한다. 더 오래, 더 나은 삶을 살게 됨에 따라 우리는 시력, 청력, 운동기능, 기억력 같은 부분에서 독립성을 위협하는 요소들에 더 집중해야 한다. 나는 노인의학과 의사로 활동하면서 만나는 노인 환자들에게 내 목표는 이런 요소들 하나하나를 최대한 오랫동안 건강하고 만족스러운 상태로 유지하도록 돕는 것이라고 말해준다. 지금까지 여기에 반대하는 환자는 없었다.

이 시대에 노년은 무엇을 의미하는가

한때는 극소수만 누린 특권이었던 노년의 삶이 요즘에는 대부분의 사람들에게 삶의 운명으로 자리 잡게 됐다. 이것은 인간의 달 착륙, 통신 기술의 발전, 원자의 해체, DNA의 해독에 버금갈 정도로 20세기의 중요한 업적이다. 하지만 이를 기념하는 행사는 왜 열리지 않는가? 전례 없는 기대수명 달성이라는 인류의 역사적인 업적을 제대로 평가해주는 사람은 없는 것 같다.

인구통계학적 변화가 너무 급속하게 일어나는 바람에 대부분의 사람들은 노화와 노인에 대해 부정적인 태도를 취하던 과거에서 놓여나지 못하고 있다. 마찬가지로 사회 프로그램에도 시대에 뒤처진 밑음이 아직까지 새겨져 있는 경우가 많다. 젊음을 우선시하는 문화권에서는 우리 대부분이 나이 든 사람들을 여전히 신체적으로 노쇠한 존재, 어쩔 수 없이 빠른 속도로 기능을 잃어가고 있는 존재로 바라본다. 그리고 정신적으로는 새로운 것을 학습하거나 적응하는 능력이 거의 없으며, 툭하면 잊어버리고 아이처럼 구는 존재로 바라본다. 노인들은 사회적으로나 경제적으로나 짐으로 여겨질 때가 많다. 이런 고정관념이 뿌리 깊이 남아 있는 상황에서 과연 노인들의 능력을 지속시켜 그들의 삶과 사회 전체를 풍요롭게 만들자는 격려와 응원의 목소리를 어디서 기대할 수 있을까?

숫자상의 나이는 개인의 능력을 말해주는 지표의 의미를 사실상 잃어버렸다. 오늘날 미국의 노인들은 일반적으로 노쇠함과 거리가 멀다. 노인들 중 심각한 장애를 경험하는 사람은 25퍼센트 미만이고, 요양원에 들어가 있는 사람도 5퍼센트가 안 된다. 학습하고 성장할 수 있는 새로운 기회를 누리는 사람들은 지적인 생활도 활발하다. 적절한 일자리가 주어지기만 한다면 이들은 기존의 은퇴 연령을 넘어서도 열정적이고 능숙하게 일을 해낸다. 이들 중에서는 나이가 들어 삶의 모든 단계를 겪어본 사람만이 지닐 수 있는 성숙한 감정과 지혜를 갖춘 사람이 많다.

물론 노인들 중에는 특별한 보건의료나 다른 지원이 필요한 사람이 많다. 하지만 기존의 낡은 고정관념을 버리지 않고서는, 오늘날의 노인 인구집단과 그 인구집단이 나머지 사회와 이루는 관계에 대한 대중의 폭넓은 이해가 뒷받침되지 않고서는 노인들을 위한 지원이 효율적으로 이루어질 수 없다. 인정이 있는 사회는 삶의 모든 단계, 모든 사람에 내재되어 있는 특별한 특성들을 존중할 줄 안다. 우리는 이

현실을 인정하자

제 나이가 든다는 것에 더 가까이 다가가 직접 살펴볼 필요가 있다. 그리고 사회 내에서 말년의 의미를 새롭게 정의할 필요가 있다. 이런 새로운 정의를 위해서는 노화에 대한 생물학적, 사회과학적 연구뿐만 아니라 역사적 관점과 다양한 문화적 관점도 활용해야 한다. 자신의 노화와 직접 마주하고 자신이 만들어가고 싶은 미래에 대해 생각하는 순간 이런 논의를 각자 시작할 수 있을 것이다.

2

미신을 믿다 보면 그것이 진실이 되어버리곤 한다.
—조지 오웰

데이터를 확보하기 전에 이론부터 세우는 것은
매우 치명적인 실수다.
—아서 코넌 도일

노화에 관한 8가지 편견

잘 알려진 어느 우화에는 유명한 선사禪師를 만나기 위해 순례를 떠난 대학교수가 등장한다. 선사가 조용히 차를 대접하는 동안 교수는 선禪에 대해 쉴 새 없이 이야기했다. 그런데 교수의 찻잔이 가득 차올랐는데도 선사는 계속해서 차를 따르는 것이 아닌가. 교수는 넘치는 찻잔을 지켜보다가 더 이상 참을 수 없어 말을 뱉었다. "찻잔이 다 차지 않았습니까! 더 따라봤자 차가 잔에 들어가지도 않습니다."

그러자 선사가 이렇게 대답했다.

"당신도 이 찻잔과 같습니다. 당신이 잔을 먼저 비우지 않는데 제가 어떻게 당신에게 선을 보여줄 수 있겠습니까?"

이와 마찬가지로 우리도 우리 머릿속에 들어 있는 노화에 관한 편견과 잘못된 정보들을 먼저 비워야 한다. 그래야 우리가 처한 현실을 제대로 이해할 수 있다. 나이 드는 과정을 받아들이고 그에 대해 더

현실을 인정하자

정확한 계획을 세울 수 있도록 노화를 둘러싼 잘못된 편견들에 무엇이 있는지 먼저 살펴보자.

편견 1 노인들은 기본적으로 다 그 사람이 그 사람이야, 하루하루 망가져가는 사람들이지

이런 편견은 노화를 '남의 일'이라 생각하는 시각 때문에 생기며, 텔레비전 광고 등에 등장하는 희화화된 노인의 모습으로 강화된다. 사실우리는 나이가 들수록 더 독특해지고 차별화되기 때문에 남들과 다른 모습으로 점점 변한다. 똑같은 방식으로 늙는 사람은 아무도 없을뿐더러 사람마다 노화의 속도도 다 제각각이다. 동창회에 나가본 사람이라면 그 긴 세월 동안 거의 늙지 않은 것처럼 보이는 동창이 있는 반면 유독 나이 들어 보이는 동창도 있었던 경험이 있을 것이다. 어떤 노인은 눈에 총기가 넘치는데 근육은 힘없이 축 늘어져 있기도 하고 어떤 노인은 뼈마디는 삐걱거리지만 정신활동은 활발할 수 있다.

노화에 동반되는 신체적 변화는 한 가지 지배적인 요소가 아니라 서로 연관된 몇 가지 생물학적 상황에 좌우된다. 노화는 각자의 독특한 유전적 자질, 대체로 우리의 통제를 벗어나 있는 환경요인, 그리고 개인이 내린 선택으로 생겨나는 요인들 간의 상호작용으로 나타난다. 이런 선택이 신체 변화의 진행을 가속화할 수도 있고 지체시킬 수도 있다. 예를 들어 흡연은 폐, 심장, 혈관의 노화 속도를 높일 뿐만 아니라 암 발생 위험도 크게 높인다. 반면 운동을 정기적으로 하면 신체의 복구 능력이 자극받아 노화 과정을 늦출 수 있다.

전체적으로 보면 요즘 사람들은 수명이 길 뿐만 아니라 더 건강한 상태로 늙어가고 있다. 미국과 스웨덴 및 기타 국가들의 종적연구*를 보면 만 65세 이상 노인들의 건강 상태가 지속적으로 향상되어왔음을 알 수 있다. 연구 결과에 따르면 1990년의 75세 노인은 1960년대의 65세 노인과 생물학적으로 대등한 상태라 한다. 이런 결과는 노화가 생물학적으로 놀라울 정도로 다양하고 이질적으로 일어난다는 것을 말해준다.

편견 2 살을 빼면 수명이 길어질 거야

자기 체중에 만족하는 사람은 거의 없다. 사람들은 기적 같은 효과가 있다는 최신 다이어트법이 나오지 않았는지 눈에 불을 켠다. 인터넷 뉴스나 마트에 진열된 잡지에는 무수히 많은 체중 감량 기사들이 쏟아져 나온다. 이런 기사들은 6주 만에 살을 빼게 해주고 빨래판 같은 복근을 만들어주고 처진 엉덩이를 탱탱하게 올려준다는 제안으로 우리를 솔깃하게 한다. 이런 메시지들은 건강에 이롭다는 주장으로 포장되어 있다. 그러나 체중 감량에 대한 강박이 어디에서 시작됐는지 그 뿌리를 파고들어 가보면 우리 사회가 아름답고 매력적이라 여기는 것이 무엇인가에 대한 인식으로부터 비롯된 것임을 알 수 있다. 건강과 장수라는 측면에서 보면 4.5킬로그램이나 9킬로그램 정도 체중이

*　같은 집단 또는 개인을 연구 대상으로 삼고, 그 대상의 특성을 일정 기간 반복적으로 관찰하고 조사하는 연구 방법.

체중kg 키cm	56.8	59.1	61.4	63.6	65.9	68.2	70.4	72.7	75	77.3	79.5	81.8	84.1	86.4	88.6	90.9	93.2	95.4	97.7	100	102.3
147.3	26	27	28	29	30	31	32	34	35	36	37	38	39	40	41	42	43	44	45	46	47
149.9	25	26	27	28	29	30	31	32	33	34	35	36	37	38	39	40	41	43	44	45	46
152.4	24	25	26	27	28	29	30	31	32	33	34	35	36	37	38	39	40	41	42	43	44
154.9	24	25	26	27	27	28	29	30	31	32	33	34	35	36	37	38	39	40	41	42	43
157.5	23	24	25	26	27	27	28	29	30	31	32	33	34	35	36	37	38	38	39	40	41
160	22	23	24	25	26	27	28	28	29	30	31	32	33	34	35	36	36	37	38	39	40
162.6	22	22	23	24	25	26	27	28	28	29	30	31	32	33	34	34	35	36	37	38	39
165.1	21	22	23	23	24	25	26	27	28	28	29	30	31	32	33	33	34	35	36	37	38
167.6	20	21	22	23	23	24	25	26	27	27	28	29	30	31	32	32	33	34	35	36	36
170.2	20	20	21	22	23	24	24	25	26	27	27	28	29	30	31	31	32	33	34	35	35
172.7	19	20	21	21	22	23	24	25	26	27	27	28	29	30	30	31	32	33	34	34	34
175.3	18	19	20	21	21	22	23	24	24	25	26	27	27	28	29	30	30	31	32	33	33
177.8	18	19	19	20	21	22	22	23	24	24	25	26	27	27	28	29	29	30	31	32	32
180.3	17	18	19	20	20	21	22	22	23	24	24	25	26	27	27	28	29	29	30	31	31
182.9	17	18	18	19	20	20	21	22	22	23	24	24	25	26	27	27	28	29	29	30	31
185.4	17	17	18	19	19	20	20	21	22	22	23	24	24	25	26	26	27	28	28	29	30
188	16	17	17	18	19	19	20	21	21	22	23	23	24	24	25	26	26	27	28	28	29
190.5	16	16	17	18	18	19	19	20	21	21	22	23	23	24	25	26	26	27	28	28	28
193	15	16	16	17	18	18	19	20	21	22	23	23	24	24	25	26	26	27	27		27

그림 2 키와 체중을 이용한 체질량지수 계산표

더 나가는 것이 오히려 건강을 지키는 역할을 한다. 프래밍험 심장 연구와 90+ 연구, 미국 질병통제예방센터 산하 국립보건통계센터에서 후원한 전국 건강영양조사 III 등의 몇몇 종적연구도 이런 내용을 뒷받침해주고 있다.

체중을 과학적으로 평가한 것이 체질량지수Body Mass Index, BMI라는 값이다. BMI는 킬로그램 체중을 미터 키의 제곱으로 나눈 간단한 측정치로 19세기 초반에 아돌프 케틀레Adolphe Quetelet가 인구집단별로 체중을 비교하는 통계 측정치로 사용하려 고안했다. 18.5 이하의 BMI를 저체중, 30 이상을 비만으로 정의하며, 40 이상은 병적 비만에 해당한다.

BMI와 사망률 사이의 관계는 본질적으로 완만한 U자 모양으로

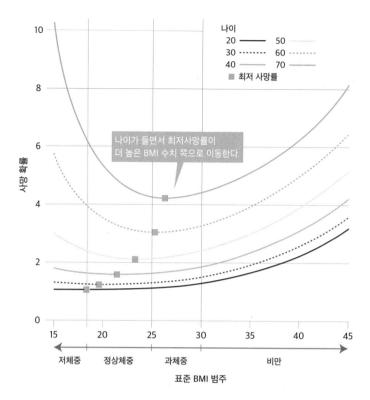

그림 3 체질량지수와 나이를 이용한 표준화 사망률.

나온다. 이 관계를 그림 3에 그래프로 나타냈다. 양극단의 체중인 사람은 곡선이 거의 편평하게 이어지는 중간 부분에 속한 사람보다 사망률이 훨씬 높다. BMI가 40 이상인 병적비만은 조기 사망으로 이어지는 수명 제한 질환이다. 오늘날 어린이들 사이에서 비만이 유행병처럼 번지고 있어 우려가 크다. 활동 부족으로 생기는 아동 비만은 일부 만성질환을 일으킬 가능성을 높이기 때문이다. 만성질환은 수명을 단축시킬 뿐 아니라 삶의 질도 저하시킨다. 체중 곡선에서 낮은 쪽 극

현실을 인정하자

단에서 나타나는 높은 사망률은 거식증 등의 섭식 장애나 악성종양 (진단된 것이든 진단되지 않은 것이든) 같은 심각한 질병 때문으로 설명할 수 있다.

곡선의 중간 부분에 흥미로운 내용이 보인다. 전 세계에서 이루어지는 수많은 연구에서 일관되게 나타나는 부분이다. 정상보다 마른 사람이 살짝 비만인 사람보다 오히려 사망률이 더 높다는 점이다. 잠재적 질병, 흡연, 기타 요소들을 통제하고 계산해도 마찬가지 결과가 나왔다. 살짝(10에서 15퍼센트 정도) 과체중인 사람들은 고관절 골절을 자주 일으키는 골다공증이 나타날 확률이 더 낮았다. 또 폐암에 걸릴 확률도 낮았다. 2005년에 미국 질병통제예방센터의 연구자들은 심각할 정도로 비만인 경우를 제외하면 체중이 관상동맥질환의 위험 인자가 아닐지도 모른다고 결론 내렸다. 이런 데이터는 비만과 심장 질환 사이의 상관관계를 발견하지 못한 여러 대규모 역학조사 결과와도 일맥상통한다.

게다가 체중을 줄이는 행동이 사실은 수명을 줄일 수도 있다. 만 50세에서 70세 사이의 미국인을 대상으로 진행한 한 연구에서는 지난 2년 동안 체중이 줄어든 사람이 체중이 줄지 않은 사람보다 사망 확률이 높았다. 이런 경향은 정상체중, 과체중, 비만인 사람 사이에서 일관되게 나타났다. 또 다른 연구에서는 인생의 어느 시점에서든 체중이 15퍼센트 이상 떨어졌던 사람은 똑같은 BMI 범주에 해당하면서 체중이 줄지 않았던, 혹은 최대 체중에서 5퍼센트 이상 빠진 적이 없는 사람에 비해 사망 위험이 높은 것으로 나왔다. 이 사망률 증가는 주로 심장질환 때문이었고, 이런 사실은 결국 대단히 실질적인 의미에서 다이어트가 건강에 해로울 수 있다는 것을 뜻한다. 노인의학과 의사인 나는 내 환자 중 누가 체중이 줄기 시작하면 걱정이 앞선다. 그래서 그런 추세를 되돌려놓으려고 노력하면서 한편으로는 체중 감소 말고는 다른 증상이 겉으로 드러나지 않는 질병이 숨어 있지 않나 찾아본다.

나는 "다이어트 걱정 같은 건 하지 마세요"를 모토로 삼고 있지만 그 예외에 해당하는 사람이 있다. U자 곡선에서 오른쪽 가파른 경사에 해당하는 BMI 수치 35 이상의 사람들이다. 이 사람들은 체중을 조금 감량하는 것이 이로울 수 있다. 그리고 당뇨, 고혈압, 고관절과 무릎관절에 통증이 심한 골관절염이 있는 사람에게도 체중 감량을 권한다. 이런 질환이 있는 경우에는 체중의 5~10퍼센트 정도를 감량하면 질병 관리에 필요한 의약품 수를 크게 줄일 수 있고, 골관절염이 있는 사람도 관절의 기능을 향상시키고 통증을 줄일 수 있다.

역사적으로 전례 없이 긴 수명을 누리는 시기에 비만이 유행병처럼 번지고 있으니 역설적으로 보인다. 여기서 한 가지 흥미로운 질문이 생긴다. 이상적인 체중이 얼마인지는 대체 누가 결정하는 것일까? 이것은 과학에 바탕을 둔 것인가, 사회적 욕망에 바탕을 둔 것인가? 17세기 바로크 양식의 플랑드르파 화가 루벤스가 그린 풍만한 여성의 모습은 현대의 기준으로 보면 병적비만의 경계선에 걸쳐 있다. 우리가 매디슨 애비뉴나 할리우드에서 볼 수 있는 화려한 모델들의 마른 근육질 몸매와 갈색으로 보기 좋게 그을린 피부라는 정형화된 모습에 스스로를 맞춰야 할 필요가 대체 무엇일까? 나는 'U자 곡선'의 양쪽 경사에서 떨어져 있기만 하면 문제없다고 본다.

현실을 인정하자

런던 필하모닉 오케스트라와 로열 필하모닉 오케스트라를 창립한 명지휘자 토머스 비첨은 맨체스터의 어느 호텔 로비에서 위엄 있어 보이는 여성을 만났다. 그는 이 여성을 어디서 보았는지 기억하지 못했지만 그녀에게 유명한 오빠가 있다는 사실은 떠올랐다. 그는 민망한 상황을 무마해보려고 그 여성에게 오빠는 어떻게 지내고 있는지, 아직 퇴직하지 않고 계속 일하고 있는지 물어보았다. 그러자 그 여성이 이렇게 대답했다. "오빠는 잘 지내고 있고, 여전히 왕을 하고 있죠." 그녀는 조지 6세의 동생인 메리 공주였던 것이다.

사람들은 저마다 기억력에 대한 걱정을 안고 있으며 나이가 들수록 이런 걱정이 심각해진다. 우리는 나이 든 사람은 기억력이 점점 떨어지고 어린애처럼 유치해진다는 고전적인 고정관념을 그대로 받아들인다. 설상가상 현대 사회는 나이 든 사람들의 실수를 점점 더 용납하지 않는 분위기가 되어가는 듯하다. 이러한 사회적 편견이 머리에 박힌 사람들은 자동차 열쇠 둔 곳을 어쩌다 잊기라도 하면 자신을 의심하기 시작한다. "이거 벌써 치매가 시작된 거 아냐?" 내가 보기에 사람은 자기가 두려워하는 것에 이끌리는 것이 우주의 법칙인 듯하다. 그래서 이런 부분에 정신이 팔려 있다가 다른 것을 잊는다. "그런데 내가 여기에 뭘 가지러 왔더라?" 이렇게 악순환이 시작될 수 있다.

뭔가를 살짝 잊어버리는 것은 대부분 완전히 정상이고 별로 중요하지도 않다. 만 80세 노인 중 완전히 정상적인 인지 기능을 지닌 사람이 절반을 훌쩍 넘는다. 그렇다고 알츠하이머병 같은 치매 유발 질병의 파괴적인 영향을 경시하려는 것은 아니다. 요점은 그런 질병은 기억력과 다른 인지 영역에 영향을 미치는 질병이지 정상적인 노화 과정이 아니라는 점이다. 더군다나 조금이라도 젊을 때 정신적 활동을 활발하게 하면 이런 질병을 미연에 방지할 수도 있다.

'수녀 연구'로 알려진 놀라운 과학 연구를 살펴보자. 이 연구는 노트르담 교육 수녀회에 소속되어 있는 만 75세에서 107세 사이의 가톨릭 수녀 678명을 대상으로 15년간 수행한 종적 연구다. 여기에 참여한 수녀들은 노년기 동안 매년 인지 평가, 신체 평가, 기능 평가를 받았고, 사후에는 자신들의 뇌를 부검하는 데 동의했다. 수녀들은 저마다 20대에 서원할 때 자서전을 써둔 상태였다. 이 자서전 덕분에 연구자들은 수녀들의 언어 사용과 문체에 대한 정보를 훗날의 인지적 결과와 비교해볼 수 있었다. 흥미롭게도 자서전 문장 속에 많은 개념들을 채워 넣은 수녀는 문장을 아주 간단하게 구성한 수녀보다 나중에 알츠하이머병에 걸릴 확률이 훨씬 낮았다. 이 연구가 특히나 독특했던 점은 영양, 생활환경, 의료 접근성 등 수많은 전형적인 생활방식 요인이 모든 수녀들에게 거의 동등했다는 점이다. 이 연구가 함축하는 의미 중 하나는 젊은 시절의 학습, 창의성, 정신적 활동이 말년에 치매성 질환에 걸릴 확률을 낮출 가능성이 있다는 점이다.

편견 4 나이가 들면 당연히 학습 능력이나 창의성이 떨어지지
(늙은 개에게 새로운 재주를 가르칠 수는 없는 법이지)

이 해로운 편견은 나이가 들면 인지 능력이 필연적으로 떨어질 수밖에 없다는 기존의 선입견과 관련 있다. 103세의 내 아버지는 전직 외무부 직원으로 요즘도 국제 외교에 관한 책을 집필하고 계신다. 지난 5년 동안 아버지는 매일 아침에 두 시간씩 휴대용 스미스 코로나 수동 타자기로 원고를 쓰셨다. 노화가 아버지의 학습 능력과 창의성에 부정적인 영향을 미쳤을까? 설사 그랬다고 해도 내 눈에는 보이지 않는다. 나이가 더 들었다는 점과 작가로서 참을성이 강해졌다는 것을 빼면 아버지는 솔직히 전과 똑같은 모습이다.

노화와 함께 학습 능력과 창의성이 필연적으로 떨어진다는 가정은 부정확하고 비관적일 뿐만 아니라 잠재적인 위험성도 안고 있다. 창의적이고 활발한 프로젝트는 건강하게 나이 들고 활력 있게 장수하는 데 필수적이다. 창의성은 우리의 상상력이 실제로 작동하는 부분이다. 창의성의 요소로는 행동, 참여, 재능활동 등이 있다. 이 중 정상적인 노화에 제약을 받는 것은 없다. 물론 창의성의 요소들은 일생을 사는 동안 변화한다. 하지만 이런 변화는 더욱 풍요로워지는 과정이지 침식되어가는 과정이 아니다. 아리스토텔레스Aristoteles의 『니코마코스 윤리학Ethika Nikomacheia』의 한 구절을 보자. "학습은 번영할 때는 장신구에 불과하지만 역경 속에서는 피난처가 되어주고 노년에는 대비책이 되어준다."

노년기의 심리적 건강은 평생의 학습과 관련 깊다. 레오나르도 다 빈치Leonardo da Vinci는 이렇게 적었다. "젊은 시절의 배움은 노년의 폐해를 막아준다. 노년에 지혜라는 음식이 필요하다는 사실을 아는 사람이라면 늙어서 그 양분이 부족하지 않도록 젊어서부터 그에 맞는 행동을 할 것이다." 학습 능력이 평생 동안 이어지는 일은 흥미, 활동, 동기, 건강에 강력하게 영향을 받는다. 젊은 시절 자신이 흥미를 느끼는 부분을 가꾸고 나이 드는 동안 생산적인 활동을 지속한다면 말년에 가서도 더욱 풍요롭고 창조적인 표현을 할 수 있다.

편견 5   노화는 불가항력이니 어찌해볼 도리가 없어

상당수 사람들이 노화는 유전자 속에 새겨져 있으며 우리의 수명은 결국 자기 부모나 조부모를 얼마나 잘 만났느냐에 달려 있다고 생각한다. 언뜻 보기에는 그럴듯한 생각이다. 일란성 쌍둥이가 이란성 쌍둥이에 비해 수명이 비슷한 경우가 많은 것, 장수하는 가문을 찾아보기 어렵지 않다는 사실 등이 이런 생각을 뒷받침한다. 사실 연구자들 중에는 눈에 띄게 장수하는 가족을 연구하는 것을 업으로 삼는 사람들도 있다.

하지만 여기서 유의해야 할 문제는 유전자가 개인의 활동, 생활방식, 환경과 상호작용한다는 점, 유전적 소인이 있다는 것이 곧 유전자가 우리의 수명을 결정한다는 의미는 아니라는 점이다. 예를 들어 내가 아무리 장수하는 가문의 혈통이라고 해도 번개가 번쩍이는 날에 골프장에 나가 철제 골프채를 휘두르는 것은 미친 짓이다. 연구 결과를 더 자세히 살펴보면 유전자는 우리가 장수할 가능성을 결정하기보다는 수명을 단축시키는 특정 질병의 발생 가능성을 결정하는 데 더 중요하게 작용함을 알 수 있다.

1만 3,000명 이상의 스웨덴 쌍둥이를 대상으로 이루어진 한 연구는 인간의 수명 중 유전자와 관련된 부분은 30퍼센트 정도에 불과하다는 설득력 있는 결과를 내놓았다. 사실 쌍둥이 사이의 전형적인 수명 차이는 15년 정도다. 그렇다면 노화 현상의 70퍼센트는 우리의 통

현실을 인정하자

제 아래 놓여 있다는 말이 된다. 더군다나 이 연구에서 관찰된 인지적 변화 중 유전과 관련이 있는 것은 절반 정도에 불과했다. 앞에서 나왔던 '수녀 연구'에서는 친자매 두 명이 있었는데 둘 다 아흔 살이 넘도록 살았다. 이 중 정신활동이 활발했던 자매는 인지 장애가 없었던 반면 정신활동이 덜 활발했던 여동생은 치매가 생겼다. 이 연구를 비롯해 노화와 인지 기능에 관한 다른 중요한 연구들이 전하고 있는 메시지는 정신적 활동이 유전적 소인보다 더 중요하게 작용할 때도 있다는 것이다.

우리는 유전자 자체가 아니라 그 유전자가 어떻게 발현되는지에 더 신경 써야 한다. 그리고 유전자의 발현은 대체로 평생 동안 접하는 환경과 활동으로 결정된다. 어찌 보면 당신의 유전적 자질은 당신이 효율적으로 생식할 수 있는 산 정상으로 당신을 안전하게 태워다주는 스키 리프트와 비슷하다. 그 후로 그 언덕을 어떻게 내려올지는 전적으로 당신의 선택에 달렸다.

그 여정은 흥미진진하지만 위험하고, 짧게 막을 내릴 수도, 적절한 속도로 여유롭게 이루어질 수도 있다. 정말로 중요한 것은 생활방식의 선택이다. 당신은 자신의 유전 암호가 알아서 기계적으로 발현되도록 방치할 수도 있으며, 아니면 생활방식의 선택을 통해 자신의 책임하에 유전적 소프트웨어를 일부 바꾸어놓을 수도 있다. 이것은 좋은 소식이다. 노년의 삶의 질이 대체적으로 자신의 통제 아래에 있다는 의미이기 때문이다.

이 편견은 불공평할 뿐 아니라 여러 면에서 부당한 주장이다. 이런 문제가 생기게 된 데는 우리가 생산성 개념을 공장 제조라인이라는 낡은 관점으로 지나치게 협소하게 바라보고 있다는 점도 한몫한다. 이런 관점에서 보면 누구나 제조라인에 매달려 있는 상태에서는 사회에 기여를 하고 있지만 그 라인에서 내려오는 순간 사회의 자원을 빼먹는 존재가 되고 만다. 산업화 사회에서는 사람의 가치가 당장의 생산성과 이윤으로만 측정될 때가 많다.

이런 사고방식은 뒷받침해줄 근거조차 없는 대단히 협소한 생각이다. 자원봉사나 아이를 키우는 일, 몸이 아픈 가족을 돌보는 일, 가사 일 등의 무급노동을 생각해보자. 이런 활동들이 과연 비생산적이고 사회에 경제적으로 짐을 지우는 일인가? 사회적 비용을 줄여줄 뿐 아니라 나아가 사회의 복지에도 기여하는 활동이 아닐까? 나이가 들면 유급 활동에서 은퇴할 가능성이 더 높아진다. 그렇다면 그 후로는 누구든 사회에 기여하지 못한 채 부담만 주는 존재로 전락하고 마는 것일까? 노인(혹은 전통적인 의미로 취직 상태에 있지 않은 사람)들의 활동에 관해서는 국가적으로 통계를 내지 않기 때문에 사회에서 측정해서 보고하는 수치들 속에는 이들이 인류의 생산성에 기여하는 중요한 부분이 반영되어 있지 않다. 그래서 좀 더 폭넓고 포괄적인 생산성 측정 방식을 개발하는 일이 시급하다.

노인을 짐 같은 존재로 바라볼 때 따라오는 또 하나의 문제점은 우리 또한 언젠가는 노인이 된다는 사실이다. 노인들은 권리를 박탈당한 일부 소수집단이 아니다. 바로 우리의 미래 모습이다. 노화와 노인을 부정적 관점으로 바라보는 사람들은 자신의 운명도 그렇다고 스스로 결정해버린 것이나 마찬가지다. 월트 켈리Walt Kelly의 만화 속 등장인물 포고는 1971년 '지구의 날'에 이렇게 말했다. "우리의 적을 만났어. 그 적은 바로 우리 자신이야."

또 다른 편견과 잘못된 인식을 바탕으로 사람들은 노화가 장애와 의존성을 키운다는 그릇된 가정을 한다. 그 결과 수명 증가가 보건의료 비용과 사회 지원 비용을 불균형적으로 높이리라는 주장을 내세운다. 하지만 이런 가정을 뒷받침하는 증거는 대체 어디 있는가? 일본 같은 나라는 미국보다 더 빠른 속도로 노령화가 진행되고 있지만 인구 노령화로 인한 파산으로 치닫고 있지 않다. 보건의료 비용은 인구통계보다는 보건의료 공급체계의 메커니즘에 훨씬 크게 좌우된다.

노인들은 보건의료 비용을 잡아먹는 존재들이 아니다. 물론 노인들이 젊은이들에 비해 약 처방도 많이 받고 의사도 더 자주 찾아가고 입원도 더 많이 한다. 하지만 그렇다고 해서 보건의료 비용이 대부분 노인 인구층에 쓰이고 있다고 볼 수는 없다. 보건의료 역사를 통틀어 보면 의료에서 항상 지출이 가장 큰 항목은 나이와 상관없이 사람이 마지막으로 앓는 질병이었다.

여기서 핵심은 인간이 말년에 무능력하게 의존하는 상태가 길어지는 이유가 노화 때문이 아니라는 점이다. 그보다는 사회체계가 노인들이 개인적으로 사회에 기여하고 자신을 표출할 기회를 적절하게 제공하지 못해온 측면이 더 크다.

나이가 든다고 성적인 활동이 반드시 줄어드는 것은 아니다. 나이가 들어 성적 활동이 줄어든다면 그 이유는 성행위 능력의 문제보다는 상상력과 기대감의 하락 때문인 경우가 많다. 나이가 많아지면 성적으로 흥분하고 자극을 받는 데 시간이 더 걸리는 것이 사실이긴 하다. 남성은 나이가 들면 발기부전을 겪는 경우가 많긴 하지만 널리 알려진 통념만큼 심하지는 않다. 여성은 노화가 성적 능력이나 쾌감에 크게 부정적인 역할을 한다는 증거가 없다.

　최근 미국의 성인 대상 설문조사에서 나온 결과가 이러한 사실을 분명하게 보여준다. 이 설문조사에서는 만 18세에서 만 31세 사이의 남성 중 4분의 1 정도, 여성은 3분의 1 정도가 자신의 성생활에 대단히 만족한다고 보고했다. 그런데 65세 이상에서는 이 만족도가 거의 50퍼센트에 가까운 수치로 급증한다. 더군다나 이 집단 중 50퍼센트는 성생활을 지속적으로 즐기고 있었고, 약 40퍼센트 정도는 성생활을 더 자주 즐기기를 원했다. 성생활을 지속 중인 남성 중 4분의 3, 그리고 여성 중 약 70퍼센트가 현재의 성생활이 40대 때만큼 혹은 그 이상 만족스럽다고 말했다. 이 결과는 어쩌면 나이가 들면서 사람들이 성에 대한 기대를 재조정하고 성에 대한 심리적 억압도 줄어들어 긴장이 풀리고 자신감이 높아지기 때문인지도 모르겠다.

　성 활동은 수명과도 긍정적인 관계가 있다. 과학 연구에서 살펴보면 결혼한 남성은 결혼을 한 번도 하지 않은 남성보다 대략 8년 정도 더 살고, 결혼한 여성은 결혼해본 적 없는 여성보다 3년 정도 더 오래 산다. 이런 차이는 심혈관질환과 암의 발생률 감소와 관련된 듯 보인다. 또 다른 연구에서는 일주일에 두 번 이상 오르가슴을 경험하는 남성은 한 달에 한 번 미만으로 오르가슴을 경험하는 남성보다 후속 관찰 기간 동안에 사망할 확률이 약 50퍼센트 정도로 훨씬 낮았다. 여성 역시 성적 만족이 수명과 긍정적인 관계가 있었다. 이 모든 증거가 암시하는 바는 성적 활동과 성적 만족이 나이가 든다고 해서 꼭 떨어지는 것은 아니며, 나이가 들수록 성생활을 즐기는 것이 건강과 수명에 이로운 영향을 미친다는 사실이다. 어쩌면 이것의 진짜 비밀은 사랑이 넘치는 안정적인 인간관계를 유지하는 것인지도 모른다.

편견 8 나이 든다는 것은 요양시설에 들어가 사람들한테 폐를 끼치며 살아야 한다는 의미야

현실은 이렇게 비관적이지 않다. 재활시설에 잠깐 들어갔다 나오는 것을 포함해 인생의 어느 시점이든 요양원 신세를 지는 사람은 25퍼센트를 넘지 않는다. 2012년에 미국의 노년층에서 요양원에 살고 있는 사람은 3.5퍼센트에 불과했다. 노화와 관련된 다른 편견들과 마찬가지로 반쪽짜리 진실과 오해가 진실을 흐리게 만든다. 현실을 들여다보면 오늘날의 노인들은 대단히 다양한 환경에서 살아가고 있다. 많은 노인들이 자기 집에서 독립적으로 생활한다. 일부는 가끔 혹은 상시적으로 간호사나 다른 지원 제공자로부터 도움을 받는다. 일부는 자원을 나눠 쓰거나 우정을 나누기 위해 다른 노인들과 함께 공동생활가정에 들어가 살기도 한다. 또 일부는 다 큰 자식이나 다른 젊은 친척들과 함께 산다. 지원형 거주시설 또한 빠른 속도로 각광받고 있다. 이런 시설은 치매에 걸린 사람들을 위한 프로그램 등 특화된 보살핌을 제공하는 장치를 다양하게 갖추고 있기 때문이다.

우리가 노인들이 살아가는 모습을 단순한 형태로 가정하는 이유는 노인 집단을 다양한 사람들의 집단이라 생각하지 않고 그 사람이 그 사람이라고 하나로 뭉뚱그려 치부하기 때문이다(편견 1). 따라서 노인들이 큰 범주 아래로 어떤 소집단으로 다시 나뉘는지 신중하게 정의해 특별한 관심을 기울일 필요가 있다. 예를 들어 노인층의 큰 부분을 구성하고 있는 여성 노인은 남성 노인과 필요로 하는 것도, 경험도 다를 수 있다. 만 90세 이상의 초고령층은 현재 가장 빠른 속도로 커지고 있는 소집단이고, 이 층 또한 독특한 필요와 경험을 가지고 있다. 다른 사람한테 의존해야 하거나 장애가 있는 사람들은 중요한 소집단에 해당하지만 다수 집단이라 할 수는 없다. 또한 노년의 삶을 제대로 조사해본 사람이라면 부유한 노인과 가난한 노인들 사이에 가로놓인 커다란 격차를 인정할 수밖에 없다. 사회적, 문학적, 역사적 편견 때문에 이런 격차가 드러나지 않는 경향이 있지만, 이런 격차는 개인이 선택할 수 있는 삶과 삶의 질에 엄청난 영향을 미칠 수 있기 때문이다.

우리 모두는 나이가 들면서 어떤 식으로든 신체적 능력이 저하될 가능성이 높다는 사실과 직면해야 한다. 하지만 이런 변화가 얼마나 일어나고 어떤 영향을 미칠지는 우리가 그 변화에 어떻게 대응하느냐에 크게 좌우된다. 몸에 일어나는 변화 그 자체보다는 그런 변화를 맞아 보이는 태도가 더 중요할 때가 많다. 여자가 남자보다 훨씬 오래 사는 것은 이렇게 일어나는 변화가 남자와 여자에게 미치는 영향이 분명 다르다는 사실을 보여준다. 하지만 사실 남성에게는 늙는다

현실을 인정하자

는 것이 신체적으로 그렇게 가혹한 일이 아닐 수도 있다. 전통적 관념에서 백발의 머리카락과 주름살이 이상적인 남성성과 반드시 충돌하는 것은 아니기 때문이다. 노화와 관련해 여성은 생물학적으로 이점이 있고 남성은 사회적으로 이점이 있는 셈이다.

일반적으로는 노화보다는 질병이 사람의 기능을 제한하는 경우가 더 많다. 노화는 성장의 한 과정이지 운명이라 생각하고 체념해야 할 관념, 요인, 변화 등의 집합이 아니다. 누군가가 신체적 변화에도 불구하고 개인적 성장을 계속 경험하고 있다면, 과연 그 사람이 쇠퇴하고 있다고 말할 수 있을까? 이것은 당신의 관점에 달려 있다. 수면에 돌을 던졌을 때 생기는 잔물결을 생각해보자. 파장이 동심원을 그리며 넓게 퍼져나가면서 물결의 폭은 점점 줄어든다. 당신은 두 가지 방식으로 스스로를 이 잔물결에 비유할 수 있다. 하나는 시간의 흐름에 따라 줄어들어 가는 폭에 비유하는 것이고, 또 하나는 시간의 흐름에 따라 점점 더 넓어지는 동심원에 비유하는 것이다. 당신의 선택은 어느 쪽인가.

3

역사의 매력과 그 수수께끼 같은 교훈은 한 시대가 다음 시대로
넘어가는 동안 아무것도 변하지 않았는데도, 모든 것이 완전히
달라졌다는 사실에 있다.
— 올더스 헉슬리

다윗 왕이 나이가 많아 늙으니 이불을 덮어도 따듯하지
아니한지라. 그의 시종들이 왕께 아뢰되 우리 주 왕을 위하여
젊은 처녀를 하나 구하여 그로 왕을 받들어 모시게 하고 왕의
품에 누워 우리 주 왕으로 따듯하시게 하리이다.
— 『열왕기상』 1장 1~2절

역사 속 노화에 대한 관점

노화와 노인 복지에 대한 관심은 역사 기록 여기저기에서 분명하게
드러난다. 출생 시 평균 기대수명이 극적일 정도로 짧았던 과거에도
장수하는 사람은 항상 있었다. 오늘날에는 그런 사람이 더 흔해졌을
뿐이다. 역사 속 다양한 문화권과 시대에 걸쳐 드러나는 노화에 대한
관점을 검토해보면 노화의 원인을 알아내고 건강하게 장수할 수 있
는 기술을 찾아내려는 노력이 거의 보편적으로 이루어졌다는 사실을
알 수 있다.

1장에서 언급했듯이 사회적 시선은 수명과 삶의 질에 지대한 영향
을 미친다. 개인이나 사회가 노인들을 어떻게 대하는지는 의학 지식,
가용 기술, 종교 교리, 건강에 대한 신념, 사회경제적 힘 등과 불가분
의 관계로 얽혀 있다. 과거에는 노년에 도달한 개인의 사회적 지위는
힘, 기술, 지식 등 노인이 속한 집단에서 그 개인이 지닌 가치, 그리고

가용 자원과 종교적 신념 등에 좌우됐다. 예를 들어 아프리카 남서부에 사는 수렵·채집 부족인 코이코이족 사회에는 모든 씨족의 족장들로 구성된 부족 협의회가 있다. 이 연장자들은 씨족의 대표로 일하며 씨족들을 단합시키고 씨족들 사이의 갈등을 해결하는 중요한 역할을 맡는다.

일반적으로 자원이 풍족한 사회는 노인들을 잘 대접하는 편이지만 일부 문화권에서는 어려운 시기가 오면 노인들을 방치하거나 심지어 희생시키기도 했다. 또 어떤 사회에서는 사후세계가 존재하며 세상을 하직한 영혼이 살아 있는 사람들의 일에 개입할 수 있다는 믿음이 폭넓게 퍼져 있어 노인들이 크게 존경받고 법적으로도 강력하게 보호받았다. 서로 다른 문화권과 시대에서 노화를 어떻게 바라보는지 간략하게 살펴보면, 사람들이 역사적으로 노화의 실체에 대처해온 방식이라는 더 큰 맥락 안에서 노화에 대한 현재의 관점 및 노화를 둘러싼 현대의 편견들을 파악할 수 있을 것이다.

고대 이집트

피라미드시대(기원전 약 3000년경)부터 이집트 사회는 가족생활이 고도로 발달되어 있었고, 사후세계에 대한 종교적 신념도 널리 퍼져 있었다. 아들들은 나이 든 부모, 특히 아버지를 모시고 부모의 무덤을 돌볼 의무가 있었다. 110세까지 장수하는 것은 균형 잡히고 도덕적인 삶에 대한 보상이라 여겼다. 노화는 질병과 관련이 있었기 때문에 건강을 둘러싼 신념은 땀을 흘리고 구토를 하고 장을 청소하는 의식으

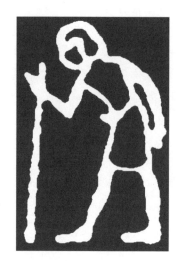

그림 4 '노년' 혹은 '늙는 것'을 의미하는 이집트의 상형문자

로 몸을 깨끗이 하는 데 초점이 맞춰졌다. 이 시대에는 "땀을 잘 흘리십니까?"라고 인사하는 것이 관례였다.

기원전 2800년에서 2700년 사이에 만들어진 에드윈 스미스 파피루스는 현존하는 가장 오래된 의학 문헌으로, 여기에는 가장 오래된 노화 해결책이 쓰여 있다. 제목은 '노인을 20세 젊은이로 바꿔놓는 책'이다. 이 책에는 특별한 연고를 만드는 비결과 그 사용법이 담겨 있다. "이 약은 머리에서 주름을 없애준다. 이것을 피부에 문질러 바르면 피부를 아름답게 하고, 잡티, 흉터, 노화의 흔적 등 피부에서 미관을 해치는 온갖 결점을 제거해준다." 종이 여백에는 이 상형문자들을 그린 필경사가 비공식적으로 적어놓은 다음과 같은 내용이 쓰여 있다. "여러 번에 걸쳐 수없이 효과가 입증되었음."

그림 4는 지팡이를 짚고 있는 허리 굽은 사람의 이미지다. 이 이미지는 '노년' 혹은 '늙는 것'을 의미하는 이집트 상형문자로 노인을 예술 형태로 묘사한 그림 중 가장 오래된 것이다. 이 파피루스는 역사 기록이 시작된 이래로 사람들이 활력과 힘을 잃기 싫어서 노화를 피하거나 최소화하려고 노력해왔음을 너무도 분명하게 보여준다. 늙는 것에 대한 양가적인 태도는 역사 전반에서 분명하게 드러난다. 우리는 늙는 것을 두려워한다. 죽는 것보다는 그래도 늙는 것이 더 나은

　　　　　　　　현실을 인정하자

대안인데도 어떤 사람은 죽음보다 노화 그 자체를 훨씬 더 위협적인 것으로 받아들인다.

또 다른 고대 이집트의 의학 문헌인 에버스 파피루스(기원전 1550년경)에는 노화의 발현을 설명하려는 시도 가운데 지금까지 알려진 최초의 것이 등장한다. 이 파피루스는 잦은 소변이나 소변이 막히는 것 같은 비뇨기과적인 어려움과 심장의 통증, 두근거림, 귀먹음, 눈병, 악성종양 등을 기술하고 있다. 이집트인은 '노망에 의한 쇠약'이 '고름이 나오는 심장' 때문에 야기된다고 보았다. 알려지지 않은 어떤 과정이 심장에 영향을 미쳐 노화를 야기한다는 이 이론은 다른 고대 문화에도 반영되어 있다.

고대 인도

기원전 2500년에서 1500년경 사이에 존재한 아리아 이전 문화는 공공 위생시설, 우물, 하수관을 갖추었을 정도로 발달했다. 기원전 1500년경에 일어난 아리아인의 침공 때문에 이런 공공보건 기반시설은 쇠퇴했지만 당시 생겨난 아유르베다 의술은 오늘날까지도 이어지고 있다. '생명의 과학'을 의미하는 아유르베다는 식생활, 운동, 명상, 약을 통한 정신적, 신체적 위생을 강조한다.

고대 인도의 사상 중 상당 부분은 『수슈루타 삼히타 *Sushruta Samhita*』(서기 400년)에 요약되어 있다. 이 책은 한 외과의사이자 아유르베다 의술 교사가 쓴 의학 교과서로 수술, 회춘, 수명 연장뿐만 아니라 영혼을 죽음에 대비시키는 목표에 대해서도 다루고 있다. 이 책에서 드러나는 세계관에 따르면 질병과 노화는 부조화의 결과다. 질병의 진단은 점과 관찰을 통해 이루어졌다. 여기서는 질병을 외상, 신체적 질병(내적 불균형), 정신적 질병(과도한 감정), 자연적 질병(노화와 신체적 박탈)이라는 네 가지 유형으로 나눈다.

고대 중국

고대 중국의 노인들은 일반적으로 사람들에게 매우 존중받았다. 기원전 2900년경부터 중국에서는 건강이 '도道'를 바탕으로 이루어졌다. 도는 음과 양으로 표현되는 자연의 이중성 사이의 균형에 초점을 맞춘다. 도를 따른다는 것은 중용, 평정, 올바른 행실 속에 사는 것을 의미했다. 고대 중국에서 사람들은 특별한 운동과 식생활, 계절에 순응하는 삶을 통해 흙, 공기, 불, 물, 금속 사이의 균형을 유지해 질병을 예방하는 데 초점을 맞췄다.

기원전 200년경에 쓰인 『황제내경黃帝內經』은 질병을 불균형으로, 건강과 장수는 '도'에서 요구하는 균형으로 묘사했다. 균형을 회복하기 위해 흔히 이루어지던 치료법 중 일부는 현대까지도 이어지고 있다. 침술, 한약, 식사 조절 등이 그것이다. 귀가 잘 들리지 않는 등의 일부 노화 과정은 질병으로 여겨졌다. 고대 중국인들의 이상향은 감각 장애나 정신 장애 없이 장수를 누리다가 죽는 것이었다.

고대 그리스

고대 그리스인들은 대체로 노화를 혐오했다. 노화를 소중한 젊음과 활력으로부터 멀어지는 것이라 여겼기 때문이다. 하지만 나이 든 전사, 고령의 철학자, 정치인들은 보통 좋은 대접을 받았다. 역설적이게도 스파르타인들은 육체적 이상을 가장 소중히 여기는 동시에 원로 시민들의 지혜 또한 가장 존중했다. 기원전 7세기에 이들은 게루시아Gerousia를 만들었다. 게루시아는 도시국가를 통치하고 공동체 업무를 관리하기 위해 28명의 남자와 2명의 왕으로 구성된 장로회였는데, 구성원들의 나이는 모두 60세 이상이었다.

6세기에 피타고라스는 4원소(흙, 불, 공기, 물)와 그에 상응하는 특성(건, 열, 냉, 습)과 계절(가을, 여름, 봄, 겨울)이 혈액, 점액, 황담즙, 흑담즙이라는 네 가지 체액의 토대를 형성한다는 개념을 대중화시켰다. 이 이론의 핵심은 건강한 상태에서는 네 가지 체액이 균형을 이루지만 균형이 깨지면 기질의 변화나 질병이 생긴다는 것이다. 나중에 아리스토텔레스의 후계자인 테오프라스투스Theophrastus는 성격을 체액과 연관 지었다. 혈액이 과도한 사람은 열정적이고 점액이 풍부한 사람은 냉담하며 황담즙이 과한 사람은 화를 잘 내고 흑담즙이 과한 사람은 우울하다는 것이었다.

기원전 4세기경에 히포크라테스는 개개인이 한정된 양의 열, 즉 생명력을 선천적으로 갖고 태어난다고 주장하는 노화 이론을 내놓았다. 사람들은 각자 자기만의 속도로 이 힘을 사용하는데, 사용한 열을 다시 채워 넣을 수는 있지만 기존의 수준만큼 완전히 채울 수는 없다고 했다. 따라서 살아갈수록 이 비축량이 점점 줄어들고 이렇게 열을 상실하는 과정에서 노화가 발현된다는 것이다. 타고난 열을 상실하는 것을 초자연적인 영향력으로 인한 결과나 정지시킬 수 있는 과정이 아니라 자연적이고 정상적인 일이라 보았다. 히포크라테스는 자연을 거스르기보다는 거기에 순응해야 한다고 생각했고, 따라서 장수하려면 일상의 활동을 유지하며 절제해야 한다고 충고했다.

약 한 세기 후에 아리스토텔레스는 『젊음과 노년, 삶과 죽음 그리고 호흡에 대하여 *On Youth and Old Age, on Life and Death, and on Respiration*』라는 책에서 특유의 장황하고 지루한 글로 노화와 죽음에 대한 이론을 설명했다. 그의 이론은 열을 생명의 본질적 특성으로 바라본 히포크라테스의 관점을 바탕으로 한다. 아리스토텔레스는 살아 있는 모든 것은 영혼을 가지고 있고 이 영혼은 심장에 자리 잡고 있으며 본래의 열 없이는 존재할 수 없다고 주장했다. 영혼은 태어나면서 열과 결합하고, 영혼이 몸 안에서 살아남으려면 이 열이 필요하며, 생명이란 이 열이 영혼과 맺고 있는 관계를 유지하는 것이라 했다. 아리스토텔레스는 이 선천적인 열을 땔감이 있어야만 유지되는 불에 비유했다. 땔감이 떨어지거나 하면 불이 꺼질 수 있는 것처럼 선천적인 열도 꺼지거나 소진될 수 있다는 것이다. 열을 계속 만들어내려면 땔감이 필요하고 땔감이 다하면 노년이 그러한 것처럼 불꽃이 줄어든다. 젊음의 강력한 불꽃보다는 허약한 불꽃이 더 쉽게 꺼지는 법이다. 손대지 않고 그냥 놔두면 이 불꽃은 땔감이 소진되면서 꺼지고 사람은 늙어 죽는다는 것이다.

현실을 인정하자

고대 로마

고대 로마 사람들은 다른 지역 사람들이 노화와 죽음에 대해 다양한 생각을 품고 있다는 사실을 알고 있었다. 마르쿠스 툴리우스 키케로Marcus Tullius Cicero는『늙음에 관하여De Senectute』에서 다음과 같이 인정했다. "이 문제에 대해 생각하다 보니 노화가 우리를 비참하게 만드는 네 가지 원인을 발견할 수 있었다. 첫째, 노화는 우리에게서 재주를 빼앗아간다. 둘째, 노화는 우리 몸에서 힘을 빼앗아간다. 셋째, 노화는 우리에게서 온갖 형태의 즐거움을 거의 모조리 빼앗아간다. 넷째, 노화는 죽음으로부터 멀지 않다." 하지만 그는 노인들을 위대한 지혜의 원천이라 여겼으며 안정적인 노년은 안정적인 젊은 시절이 그 밑바탕이 된다고 믿었다.

　노화와 건강에 대한 고대의 개념이 형성되는 데 가장 크게 기여한 사람은 서기 200년경에 살았던 그리스의 의사 갈레노스Claudios Galenos다. 사실상 갈레노스는 피타고라스의 4체액설을 히포크라테스와 아리스토텔레스의 선천적인 열 개념을 비롯한 일신교 및 영혼이라는 개념과 조화시켜놓았다. 갈레노스의 관점에서 보면 육신은 영혼이 사용하는 기구다. 영혼은 열에 의해 몸속에서 유지되고 열은 체액으로부터 유래한다. 인간의 몸은 살아가면서 차츰 탈수가 일어나며 체액도 증발한다. 젊을 때와 중년기에는 이런 탈수 때문에 혈관이 일제히 넓어지면서 모든 부분이 강해져 최고의 힘에 도달한다. 하지만 시간이 흐르면서 기관이 점차 건조해지면 기능과 활력의 상실을 경험한다. 이런 건조 과정 때문에 몸이 마르고 주름이 늘어나며 팔다리가 약해져 움직임이 불안정해진다. 노화에 따라오는 이런 현상은 죽을 운명을 타고난 모든 생명체가 피할 수 없다. 마침내 건조가 모두 마무리되면 체액도 증발해버리고 몸을 유지해주는 열도 소진돼버린다.

기독교도, 유대인, 이슬람교 아랍인들은 갈레노스 이론의 철학적 토대를 받아들였다. 노화에 관한 거의 모든 기존 개념들을 집대성한 그의 통합 이론은 노화에 접근하는 방식을 비롯한 그의 전체적인 의학체계와 아울러 2천 년에 가까운 시간 동안 의학적 사고방식과 의료 관습에 권위적인 영향력을 행사했다.

중세 유럽

중세시대(서기 500~1500년)는 전통과 신조를 대단히 강조하고, 몸의 질병을 치료하는 데 영혼을 돌보고 유지하는 일이 그 무엇보다도 중요하다고 여긴 것이 특징이었다. 7세기에 이슬람교가 아라비아, 근동 지역, 아프리카, 스페인으로 퍼져나가는 과정에서 고전적인 그리스의 가르침들이 이슬람 문화에 동화되었고, 의학적 사고방식은 고대 그리스, 이슬람교, 유대교, 기독교의 영향을 고루 받았다. 갈레노스의 권위에 감히 의문을 제기하는 사람이 없었던 데다 실제로는 기독교 교회의 성장과 함께 이들의 영향력이 지적 사고방식과 독창적 연구를 틀어막으면서 이런 관점이 더욱 강화되었다. 이 시기에는 기독교적 관점에서 질병은 죄악, 귀신 들림에 대한 벌이라거나 사악한 마법의 결과물이라는 믿음이 사람들 사이에 퍼져 있었다. 그 결과 기도, 참회, 성인의 도움 같은 방법들이 치료법으로 인정받았다. 의학적 치료는 영혼을 돌보는 일에 비하면 부차적인 일로 여겨졌기 때문에 1130년

클레르몽 공의회에서는 수도승들의 의료 행위를 금지했다.

그와 같은 시기에 노년에 건강을 어떻게 유지할 것인가에 관한 관심이 자연스럽게 높아졌다. 노년에 관한 중세의 기본적인 관점은 나이가 들면 점액과 우울 물질이 과도하게 많아져 무기력과 우울증 증상이 흔하다는 것이었다. 그 당시 이런 체액 불균형에 대한 치료법은 대화 치료(특히 아첨하는 말), 밝은색 옷 입기, 게임하기, 음악 감상 등이었다. 저명한 갈레노스학파 의사이자 랍비이며 철학자였던 마이모니데스Maimonides는 나이 든 사람들은 뭐든 과한 것을 삼가고, 청결을 유지해야 하며, 와인을 마시고, 정기적으로 치료를 받으러 가야 한다고 여겼다. 영향력 있는 학자이자 수도사였던 로저 베이컨Roger Bacon은 『노화 치료와 젊음의 유지The Cure of Old Age, and Preservation of Youth』라는 책에서 에덴동산에서 추방당한 아담과 이브의 타락으로 인한 원죄 때문에 인간의 수명이 제한되었다는 이론을 주장했다. 그는 노화가 질병처럼 병적인 것이라 여겼고, 의학으로 지연시킬 수는 있지만 결코 치료할 수는 없다고 상정했다. 베이컨이 생각한 장수의 비결은 엄격하게 통제된 식생활, 적절한 휴식, 운동, 절제, 훌륭한 위생, 젊은 처녀의 숨 들이마시기 등이었다.

유럽 르네상스 초기

교회의 전통과 신조를 대단히 중시하던 중세의 스콜라철학과 결별하는 과정에서 유럽의 르네상스는 신보다는 인간의 문제에 초점을 맞추는 새로운 인본주의를 들고 나왔다. 르네상스 초기에는 대학들이 성장하면서 파리, 볼로냐, 옥스퍼드, 몽펠리에, 파두아 등에 의과대학이 만들어졌다. 기대수명도 점차 길어졌다. 이렇듯 드물었던 노인의 숫자가 점점 늘어나면서 노화에 대한 관심도 자연스럽게 커졌다.

가브리엘 제르비 Gabriele Zerbi는 『제론토코미아 Gerontocomia』를 쓴 이탈리아 의사다. 이 책은 노인의학을 전문적으로 다룬 최초의 책으로 노화를 늦추는 방법을 57개의 장에서 설명하고 있다. 제르비는 갈레노스와 이슬람교가 노화와 관련해 기여했던 부분들을 요약하고 300가지 질병을 나열해놓았다. 그는 노화에 대한 특별한 연구만이 그 병폐를 늦출 수 있다고 생각했다.

루이지 코르나로 Luigi Cornaro는 베네치아의 귀족으로 35세의 나이에 과도한 음주와 반항적인 생활로 자신의 건강이 나빠졌다는 것을 깨닫는다. 40세에 거의 죽을 뻔한 경험을 하고 난 후 그는 하루에 340그램의 음식과 400그램의 신선한 와인으로 구성된 칼로리 제한 식단을 시작했다. 그리고 83세가 되었을 때 『건강하게 장수하는 확실한 방법 The Sure and Certain Methods of Attaining a Long and Healthful Life』이라는 책을 썼다. 절제와 운동, 식사 제한을 강조하는 이 책은 이후 고전적인 참고문헌으로 자리 잡았고 개정판이 100여 차례 넘게 출판됐다(아마도 저자 자신이 인상적일 정도로 장수한 것이 판매에 큰 도움이 됐을 것이다). 벤저민 프랭클린 Benjamin Franklin은 이 책에 대해 해설을 몇 편 쓰기도 했다.

신비주의자였던 의사 파라켈수스 Paracelsus는 신체 부위마다 각각의 영혼을 갖고 있다는 독특한 철학을 옹호했다. 그는 목숨도 불처럼 연장이 가능하기는 하지만 그렇게 하는 것은 기독교 정신에 위배된다고 믿었다. 그는 노화를 금속에 생기는 녹(산화되는 화학적 과정)에 비유하고 영양 섭취, 지질학적 위치, 신비로운 물질의 섭취를 통해 이 진행

과정을 늦출 수 있다고 보았다.

과학의 시대

16세기에 과학이 등장하면서 어떠한 주장을 하려면 실험을 통해 입증하라는 요구가 높아졌다. 17세기와 18세기에 화학, 해부학, 생리학, 병리학이 발달하자 과학자들은 노화의 문제를 더욱 권위적인 입장에서 말할 수 있게 됐다.

맥박수를 활력 징후vital sign로 도입한 영국 리치필드 출신의 의사 존 플로이어John Floyer는 노인의학에 대해 영어로 쓴 최초의 서적인 『노년보건의학Medicina Gerocomica』을 펴냈다. 플로이어는 생활을 절제할 것과 사람의 기질에 따라 온욕이나 냉수욕을 할 것을 조언했다. 그의 고향에 유명한 온천탕과 냉수욕탕이 몇 곳 있었다는 것은 아마도 우연이었을 것이다. 그리고 한 세기가 넘는 시간이 지난 후에 프랑스의 위대한 의사 장 마르탱 샤르코Jean Martin Charcot는 플로이어의 책을 노인의학에 대한 최초의 현대적 교과서라 평가했다.

산업혁명은 인간의 생리학과 노화에 대해 새로운 기계론적 패러다임을 불러일으켰다. 마찬가지로 리치필드 출신이며 찰스 다윈의 할아버지인 이래즈머스 다윈Erasmus Darwin은 노화가 자극감수성irritability의 상실과 감각에 대한 조직의 반응 감소에 따른 결과로 일어난다는 이론을 제안했다. 미국 독립선언의 서명자이고 정신의학의 아버지로 여겨지는 벤저민 러시Benjamin Rush는 『노년의 몸과 마음의 상태에 대한 설명Account of the State of the Body and Mind in Old Age; with Observations of Its Diseases and

Their Remedies』이라는 책을 썼다. 러시는 사람을 죽음으로 이끄는 것은 노화가 아니라 질병이라 믿었고 노화 자체는 질병이 아니라 여겼다.

한편 독일의 장수 운동을 낳은 크리스토프 후펠란트Christoph Hufeland 의 생기론 소논문과 함께 낙관주의가 꽃을 피우기도 했다. 생명력은 계속해서 새로워질 수 있는 능력이 있으며, 외부 조건이나 노출을 통해 약해지거나 강해질 수 있다는 것이 그의 관점이었다. 따라서 활력을 높이고 기관에 기운을 불어넣고 음식 섭취를 늦추고 재생을 완벽하게 가다듬으면 수명을 연장할 수 있다고 믿었다. 하지만 수명을 무한히 연장할 수 있다고는 생각하지 않았다. 이 이론에서 그는 노화 그자체가 몸을 건조시켜 몸속의 체액이 줄어들게 해 몸을 상하게 만들고 혈관을 좁히고 몸속에 저속한 물질이 쌓이게 한다고 상정하고 있었기 때문이다.

19세기

이 시기에는 노화 연구가 합리적인 과학적 방법론의 혜택을 받았다. 부르크하르트 자일러Burkhard Seiler는 사후 해부를 토대로 연구한 노년의 해부학에 관한 책을 독일어로 출간했다. 독일의 카를 칸슈타트Carl Canstatt와 프랑스의 르네클로비스 프루스René-Clovis Prus는 노년의 질병을 체계적으로 기술한 서적을 동시에 출간했다. 장 마르탱 샤르코는 2,000명에서 3,000명 정도의 노인을 수용했던 살페트리에르 병원에서 근무했다. 샤르코는 노년에 대한 강의를 했고, 그 내용으로 1867년에 책을 출간했다. 그는 노화와 질병의 차이, 노화의 개별성, 종적인 추적관찰의 중요성을 강조했다.

　그러다가 1859년에는 찰스 다윈Charles Darwin이 자연선택에 관한 중요한 연구를 집대성한 『종의 기원On the Origin of Species』을 출간한다. 이 책에 담긴 개념과 뒤이어 나온 개념들은 노화가 신이 미리 정해놓은 피할 수 없는 과정이 아니라 자연선택의 부작용이며 어쩌면 조작이 가능할지도 모른다는 것을 암시했다.

19세기 말과 20세기 초

자연선택에 관한 다윈의 책이 발표되면서 사람들은 노화가 단일 원인으로 야기된다고 확신했고, 따라서 감질나는 이야기이긴 하지만 한가지 치료법으로 노화를 극복할 수 있을지도 모른다는 가능성을 생각했다. 현대적 연구의 미덕은 이론을 검증해 확인하거나 폐기할 수 있다는 점이다. 이 시기에 '노화의 비밀'이라 제안된 것 중에는 생식샘의 퇴화, 몸속에서 만들어지는 성분에 의한 중독(자가중독), 동맥의 경화, 대사의 저하 등이 있었다. 이런 것을 연구한 선구자 가운데 척수의 생리에 대해 많은 것을 알아낸 신경병리학자 샤를 에두아르 브라운 세카르Charles-Édouard Brown-Séquard도 있었다. 그는 노년에 기니피그와 양의 고환 추출물을 자가 주사하는 방법을 옹호했다(지속적인 결과는 보여주지 못했다). 엘리 메치니코프Elie Metchnikoff는 장내 세균총에 의한 자가중독이라는 개념을 도입해 파울 에를리히Paul Ehrlich와 함께 1908년에 노벨상을 수상했다.

　이그나츠 내처Ignatz Nascher는 노인의학의 아버지로 여겨지고 있다.

빈에서 태어난 미국인인 내처는 의대생일 때 노인의학에 흥미를 느꼈다. 노년을 뜻하는 'geras'와 의사와 관련된 것을 의미하는 'iatrikos'로부터 노인의학의 영문명인 'geriatrics'라는 용어를 만든 사람도 그다. 이로써 아동을 상대하는 소아과 pediatrics의 대척점에 있는 노인의학이 탄생했다. 그는 1909년에 노인의학이라는 의학 분과를 만들고, 1912년에는 뉴욕 노인의학협회를 창설했으며, 1914년에는 『노인의학 Geriatrics』이라는 교과서를 출간했다.

결론

역사적 검토를 통해 노화에 관한 사고방식의 큰 흐름 세 가지를 확인할 수 있었다. 고대에서 16세기까지는 히포크라테스, 키케로, 갈레노스, 코르나로가 몸소 관찰했던 통찰력 넘치는 내용들을 확인했고, 17세기부터 19세기까지는 노년의 질병에서 드러나는 독특한 측면에 대해 샤르코와 다른 많은 이들이 임상적으로 관찰한 내용들을 확인해보았다. 그리고 마지막으로는 노화가 표준변수로 자리 잡은 현대과학의 상황을 살펴보았다.

현실을 인정하자

4

나는 인생을 이해하지 못할수록 점점 더 인생을 사랑하게 됐다.
— 쥘 르나르

나이가 들어서 웃음이 멈추는 것이 아니라
웃음을 멈춰서 늙는 것이다.
— 조지 버나드 쇼

우리가 늙는 이유

아주 오래전, 그리고 그리 오래지 않은 과거의 역사를 탐험하는 과정에서 사람들이 노화의 원인을 파악하고 노화에 따라오는 질병을 치료할 방법을 찾아내려 노력해왔다는 사실을 알 수 있었다. 고대 이론 중에는 깜짝 놀랄 만한 선견지명도 있다. 반면 어떤 것들은 지금의 시각에서 보면 너무 엉뚱해 거의 코미디에 가까운 것도 있다. 노화에 관한 문제를 요즘 들어서는 어떻게 생각하고 있는지 자세히 파고들기 전에 한 가지 인정하고 넘어가야 할 부분이 있다. 오늘날의 세계관 역시 확실히 정해진 진리가 아니라 세상의 작동 방식에 관한 이해를 바탕으로 내놓은 최선의 추측에 불과한 것으로 봐야 한다는 점이다. 과학은 결코 마무리되는 법이 없기 때문에 노화에 대한 우리의 이해도 진화를 거듭할 것이다.

노년은 평생에 걸쳐 이루어지는 생물학적, 지적, 영적 변화 과정의 마지막 단계다. 여러모로 보아 노년은 인생의 정점이라 할 수 있다. 능력이 닿는 데까지 최선을 다해 노화의 이유를 이해하면 우리가 마주한 현실을 직시하고, 앞으로 남은 여정을 위해 몸, 정신, 영혼을 강화하는 일을 시작하는 데 도움이 될 것이다.

지난 한 세기 동안 과학자들은 노화의 메커니즘을 알아내려고 분자, 세포, 기관, 사회적 수준의 유기적 구조에 초점을 맞춰왔다. 관찰된 현상을 어느 한 이론만으로 설명할 수는 없으며, 각각의 이론들은 조금씩이나마 단서들을 품고 있다. 노화에 대한 사고방식은 크게 두 가지로 나눌 수 있다. 첫 번째 사고방식은 노화가 유전 암호 속에 미리 프로그램되어 있는 변화에서 주로 유래한다는 것이다. 두 번째 사고방식은 살아가는 동안의 행동에서 본질적으로 노화가 비롯된다는 것이다. 말하자면 삶을 살아가는 동안 우리 몸에서 일어나는 과정과 외부 환경이 유전자, 그리고 세포와 조직의 기능에 변화를 야기한다는 의미다. 아마도 유전적인 요인과 비유전적인 요인이 함께 결합된 설명이 진리일 가능성이 크다고 할 수 있다.

유전적 프로그래밍

유전적 메커니즘이 노화에 영향을 미친다는 데는 의심의 여지가 없다. 생물은 종에 따라 수명에 큰 차이가 있다. 심지어는 똑같은 종이라도 품종이 다르면 수명에 분명한 패턴이 나타난다. 이는 노화에 관여하는 유전자의 숫자가 상대적으로 적을지도 모른다는 것을 암시한다. 개를 예로 들면, 노리치 테리어 품종은 스코티시 디어하운드 품종

현실을 인정하자

에 비해 거의 두 배나 오래 산다.

몇몇 아주 희귀한 유전질환이 노화의 발현을 가속시키는 것으로 보인다는 사실도 유전자가 노화에 영향을 미친다는 개념을 뒷받침한다. 이런 유전질환 중 하나가 선천성 조로증이다. 선천성 조로증의 영어 명칭인 'progeria'는 때 이른 노화를 의미하는 그리스어에서 유래했다. 이 병에 걸린 사람은 태어날 때에는 정상으로 보이지만 급속도로 머리카락이 소실되면서 피부에 주름이 지고 심장질환이 생기며 시력도 나빠지고 골격도 약해져 쉽게 부러진다. 이 사람들은 청소년기 후반이 되면 나이 든 노인처럼 보인다. 선천성 조로증의 원인은 LMNA라는 유전자에 발생한 단일 돌연변이다. 이 돌연변이는 결국 비정상적인 단백질을 만들어내 세포분열을 제한하는 역할을 한다. 이 비정상적인 단백질을 프로게린이라고도 한다. 일부 노쇠 세포는 프로게린을 활성화시킬 수 있는 것으로 보아 이것이 정상적인 노화에서도 어떤 역할을 한다고 추측해볼 수 있다.

노화를 가속시키는 것으로 보이는 또 다른 유전질환으로 베르너 증후군이 있다. 이 증후군에 걸린 사람은 청소년 말기부터 머리카락이 백발로 변하고, 백내장, 피부 위축증, 조기 아테롬성 동맥경화, 탈모 등의 증상이 나타나며 급속히 노화하는 듯 보인다. 이런 환자들 대부분은 40대 후반이나 50대 초반까지 살며, 8번 염색체에 있는 WRN 유전자에 돌연변이가 있다. 전체적으로 보면 이 단일 유전자에 생긴 돌연변이로 DNA의 복구가 줄어드는 효과가 나타나는데, 더 자세한 내용은 뒤에서 설명하겠다.

대략적으로 사람은 성적인 성숙에 도달할 때까지 절정의 건강 상태에서 살도록 유전적으로 프로그램되어 있다. 그러다 생식 기간이 지나고 나면 건강이 점점 악화되다가 죽음을 맞이한다. 하지만 이것은 우리 몸 전체에 해당하는 이야기다. 개별 세포의 경우는 어떨까? 개별 세포 역시 수명이 있을까? 우리가 늙고 결국 죽도록 유전적으로 이미 결정되어 있다면 이런 과정이 세포 수준에서는 어떻게 작동하는 것일까?

20세기 초반 강인한 인상을 남겨 수십 년 동안의 과학적 사고방식을 지배했던 노벨상 수상자 알렉시스 카렐Alexis Carrel은 세포가 불멸이라 주장했다. 그는 배양한 닭 배아의 심장세포가 20년 넘게 살아남은 것을 그 증거로 제시했다. 이는 닭의 정상적인 수명보다 긴 기간이다. 이런 현상은 사람의 암세포에서도 여러 차례 관찰된 바 있다. 어떤 암세포는 수십 년 동안 살아남았으며 겉보기에 세포분열을 무한정 지속하는 것으로 알려져 있다.

하지만 모든 세포가 불멸이라는 주장은 1965년에 꼬리를 내렸다. 레너드 헤이플릭Leonard Hayflick이 정상 세포는 세포분열 능력이 약 50회 정도로 제한되어 있음을 입증한 것이다. 이 한계에 도달하면 세포는 죽거나 노쇠기에 접어들어 대사적 활성은 유지하지만 복제는 할 수 없게 된다. 세포들은 자기 DNA 가닥 끝에 붙어 있는 텔로미어telomere, 말단소체라는 반복적인 염기서열을 이용해 세포분열 횟수를 파악하는 것으로 보인다. 텔로미어는 신발 끈 끝에 달린 딱딱한 부분과 비슷하게 생겼는데, DNA 가닥의 끝을 알려주는 것 말고 다른 유전적 기능은 없는 듯하다. 문장 끝에 마침표가 오십 개 찍혀 있는 모습이라 상상하면 이해가 쉬울 것이다. DNA 가닥을 복사할 때마다 이중나선 구조를 형성하고 있는 두 가닥이 딱 맞춰 정렬되는 것이 아니라 그때마다 작은 자투리 부분이 제거되기 때문에 텔로미어의 길이가 짧아진다. 복제가 이루어질 때마다 텔로미어의 길이가 점점 짧아져 DNA 가닥은 결국 세포가 더 이상 분열할 수 없는 시점에 도달한다.

텔로미어가 자연적으로 짧아지는 이런 과정이 그렇게 단순하지만은 않아서 텔로미어의 길이를 인위적으로 늘이거나 짧게 만드는 방법도 존재한다. 그 예로 암세포의 경우는 대부분 텔로미어의 길이를 길게 유지해 암이 무한정 자랄 수 있게 하는 메커니즘을 갖고 있다. 그런 메커니즘 중 하나가 텔로머라아제telomerase, 말단소체복원효소다. 이것은 텔로미어의 길이를 늘이는 효소 복합체로 대략 90퍼센트 정도의 암에서 활성화된다. 텔로미어는 활성산소로 인한 산화 스트레스 때문에 짧아질 수도 있는데, 자세한 내용은 뒤에서 언급하려 한다. 사실 텔로미어의 길이를 결정하는 데에는 세포분열의 횟수보다 활성산소에 의한 손상이 더 강력한 인자로 작용하는지도 모른다. 스트레스도 역할을 할 가능성이 있다. 만성적인 스트레스를 느끼는 사람의 텔로미어는 그렇지 않은 사람에 비해 길이가 절반밖에 되지 않는다는 사실이 밝혀졌다. 염증과 비타민 D 결핍 역시 텔로미어의 길이를 줄일 수 있다.

지금은 텔로미어의 길이가 세포에게 얼마나 더 많이 분열할 수 있는지 알려준다는 사실이 밝혀졌으나 이 과정이 사람의 몸에서 일어나는 전체적인 기능에 어떤 영향을 미치는지는 여전히 분명하지 않다. 텔로미어의 길이가 관절염, 치매, 골다공증, 심장질환, 수명과 관련이 있다는 주장이 나와 있긴 하지만 지금까지 나와 있는 증거들은 이런 주장을 충분히 뒷받침하지 못한다.

더군다나 우리 몸에서 가장 왕성한 분열이 이루어지는 줄기세포 공장 두 곳, 즉 위장관의 내면을 두르고 있는 세포들과 골수 안에 들어 있는 세포들에서 고장이 일어난다는 증거가 없다. 그리고 38세에서 100세 사이에 있는 사람들의 혈액 성분을 조사해보면 텔로미어의 길이와 나이 간에 상관관계가 존재하지 않는다는 결과가 나온다. 바꿔 말하자면 텔로미어의 길이를 측정한다고 해서 그 사람의 실제 나이를 판단할 수는 없다는 얘기다. 더군다나 신경계, 시각계, 청각계, 근육, 뼈, 피부 등 노화에 가장 분명하게 영향을 받는 시스템 대부분은 평생 세포분열이 거의 일어나지 않는다.

따라서 이 모든 내용으로부터 이끌어낼 수 있는 결론은 노화와 수명을 결정하는 유전적 요인이 존재할 가능성이 크고, 텔로미어가 개별 세포의 수명에 영향을 미친다고 이해할 수 있는 정도다. 하지만 유전자와 텔로미어의 길이가 실제로 인간의 노화에 어떻게 영향을 미치는지는 아직 알 수 없는 단계다. 현재 밝혀진 내용을 바탕으로 보면 텔로미어의 길이를 조작해 노화에 영향을 주려는 시도가 과연 시간과 돈을 들일 가치가 있는 방법인지 확실치 않다는 것이다.

DNA 손상과 복구

DNA는 살아가는 내내 손상을 받고, 결국 이런 손상이 부정적으로 작용할 수 있다는 점을 고려하면 DNA가 노화에 어느 정도 간접적인 역할을 담당할 가능성이 상당히 높다. 자외선, 활성산소 등의 요소들은 DNA 조각을 변화시키고 이동시키며 삭제하는 등의 방식으로 DNA의 염기서열을 바꿔 손상을 가한다. 이에 더해 DNA를 복제하는 세포 장치들도 가끔씩 실수를 한다. 사람의 몸에서는 하루에 7,000만 번의 세포 복제가 일어나기 때문에 DNA 복제 과정에서 무작위적인 오류가 발생하는 것은 당연해 보인다.

DNA 손상이 계속 쌓이도록 방치된다면 유전적 장치들이 고장 나 단백질이나 다른 세포 구성 요소들이 비정상적인 형태로 만들어질 수 있고, 이 때문에 다시 조직과 기관이 약해지거나 기능 장애가 일어날 수 있다. 우리 세포 속 발전소라 할 수 있는 미토콘드리아 내부에 들어 있는 DNA는 다른 DNA에 비해 더 많이 노출되기 때문에 손상받기가 특히 쉽다. 미토콘드리아에 손상이 일어나면 에너지 생산이 감소하고 따라서 세포의 효율이나 수행 능력이 감소할 수 있다. 어쩌면 세포 에너지의 소실이 노화와 몇몇 만성질환의 근본적 특성인지도 모른다.

사람들은 DNA 손상을 찾아내 복구할 수 있는 여러 가지 방어 전략을 오랜 시간에 걸쳐 진화시켰다. 개인의 DNA 복구 속도는 세포마다 차이가 날 수 있고, 세포의 성장을 조절하는 등의 일부 유전자는 다른 유전자보다 더 빠른 속도로 복구된다. DNA 복구 능력은 노화와 관련 있는 것으로 보인다. 일례로 비교생물학자들은 DNA 복구 능력이 종의 수명과 직접적으로 연관이 있음을 밝혀냈다. 그래서 DNA 복구가 신속하고 효율적일수록 종의 수명도 길어진다. 한편 암의 가족력이 강하게 나타나는 일부 가족에게서는 DNA 복구에 문제를 일으키는 유전자의 돌연변이가 관찰되었다.

앞서 얘기했듯이 DNA 복구가 약해지는 것은 소위 가속 노화와 관련된 질병에서 보이는 특성이다. 예를 들어 베르너 증후군이라는 희귀 질병에서는 단일 유전자의 결함이 DNA 복제를 방해해서 텔로미어의 길이가 정상보다 크게 짧아진다. 이 질환에 걸린 사람은 이른 나이에 머리가 하얗게 변하면서 탈모, 피부 위축증, 백내장, 아테롬성 동맥경화, 암, 당뇨병을 비롯해 노화와 관련된 다른 변화들을 맞는다. 단일 유전자 결함이 노화와 유사한 변화를 이렇게 많이 만들어낸다는 사실을 보면 건강한 사람에게서 나타나는 노화의 일부 측면 역시 DNA 복구 메커니즘의 장애로 인한 것일지 모른다.

p53 유전자의 균형 찾기

p53이라는 DNA 복구 유전자는 우리 몸속에서 이루어지는 많은 과정에서 이루어지는 균형 찾기 행동의 사례를 보여준다. 이것은 세포주기를 조절하는 핵심 유전자로, 문제를 일으킬 수 있는 유전자 돌연변이(오류)를 찾아낸다. 오류가 감지되면 p53은 DNA 복구 절차를 시작하고, 세포주기를 늦추거나 멈춰 DNA 복구에 필요한 시간을 벌거나 혹은 손상이 너무 광범위한 경우에는 세포 사멸이라는 세포 사망 과정을 시작하게 한다. 이렇게 해서 p53은 세포 복제를 자신의 통제 아래에 두고 비정상적인 세포가 급증하는 것을 막는다. 일반적으로 p53은 비활성 상태에 있지만 행여 문제가 생길 때를 대비해 언제라도 반응에 나설 준비를 하고 있다. 이렇듯 p53은 DNA 보호에서 굉장히 중요한 역할을 하기 때문에 '유전체의 수호천사'라는 별명까지 얻었다.

물론 모든 것에는 이면이 있기 마련이다. p53 유전자가 과활성되어도 문제가 생길 수 있다. 이런 경우 세포의 성장과 복구가 줄어들고 세포 손상이 일어날 가능성이 더 커지며, 줄기세포는 억제되고 노화가 가속된다. 나이가 들수록 줄기세포는 산화 스트레스에 더 취약해지는데 이런 산화 스트레스는 p53을 세포 성장과 복구에 더 위협적인 존재로 만든다. 여기에 더해 p53 자체도 결함이 있는 경우에는 세포 복제를 효과적으로 통제하지 못하므로 추가적인 유전자 오류로 이어질 수도 있다. 그 결과 세포주기가 정상적인 통제를 벗어난 현상인 암세포가 만들어질 수 있다. 사람에게 발생하는 대부분의 암은 p53 유전자에 결함이 있다. 정상적인 노화 과정에서 탈출해 젊음이 넘치는 불멸을 달성한 세포가 바로 악성 암세포라는 것은 참으로 아이러니한 사실이다.

시르투인의 역할

시르투인은 세포 성장, 세포 사망, 그리고 스트레스에 대한 세포의 저항성을 조절해 노화에 영향을 미치는 것이 입증된 또 다른 유형의 단백질이다. 효모를 이용한 실험에서 시르투인 생산을 개시하게 만드는 유전자를 자극했더니 생명체의 노화가 직접적으로 늦춰지고 수명이 늘어났다. 시르투인은 거의 대부분의 고등생명체에게서 발견되는데 손상받은 DNA가 복제되지 않게 하고 돌연변이가 축적되지 않게 하는 역할을 담당한다. 시르투인은 포장 과정의 속도를 늦추는 방식으로 이런 일을 해낸다. 그렇게 하면 DNA가 복제되는 동안에 오류가 덜 생긴다. 열량 섭취 제한과 열충격단백질이 시르투인 유전자를 활성화시키는 것으로 보인다. 레드와인, 머스캣 포도, 블루베리, 땅콩 등에 들어 있는 화합물인 레스베라트롤도 시르투인 유전자를 활성화시킨다.

활성산소

우리는 지금 인간의 노화에 기여하는 많은 요소들을 이해하려 노력하고 있다. 이번에는 DNA와 유전체에서 눈을 돌려 우리가 살아가는 동안에 축적되는 다른 영향력들에 관해 알아보자. 자연적인 신체 변화과정과 외부 환경에 대한 노출을 모두 망라하는 이 요소들은 유전자와 유전자의 발현 방식을 비롯해 생물학적 기능의 여러 측면에 영향을 미칠 수 있다. 제일 먼저 활성산소에 대해 알아보자.

우리 몸속의 모든 세포는 산소가 있어야만 생존이 가능하다. 하지만 일부 형태의 산소는 우리 몸의 세포에 독으로 작용하고, 노화와 관련이 있다고 추측되는 세포 손상을 상당히 많이 일으키는 것으로 보인다. 우리 몸속 세포가 산소를 어떻게 다루느냐에 따라 산소가 생명을 유지하는 에너지로 기능할 수도 있고 생명을 위협하는 손상의 주범으로 작용할 수도 있다. 산소와의 상호작용 중 상당 부분은 미토콘드리아라고 하는 세포 속의 작은 구조물 안에서 일어난다. 미토콘드리아는 작은 발전소처럼 작동하며, 산소로 지방이나 당분을 태워 세포의 활동을 유지해주는 에너지를 생산한다. 이 과정 중 한 단계에서 미토콘드리아는 산소 원자 하나를 수소 원자 두 개와 결합시켜 물을 만들어낸다. 이 화학 반응은 일반적으로 잘 통제되고 있지만 가끔은 틀어지기도 한다. 그럴 때 일어나는 안타까운 부작용 중 하나가 활성산소라는 독성의 산소 오염물질이 만들어지는 것이다.

활성산소란 자신의 원자 하나나 그 이상에서 전자를 잃어버린 분자를 말한다. 전자는 쌍으로 존재할 때 훨씬 안정적이기 때문에 전자가 하나만 있는 산소 원자(활성산소)는 파렴치하게도 근처에 있는 아무것이나 붙잡아 전자를 훔쳐오려 한다. 이로 인해 또 다른 불안정한 분자가 만들어지고(원래의 활성산소로부터 피해를 입은 분자), 이 분자는 다시 산화라는 화학적 연쇄반응을 통해 다른 분자와 게걸스럽게

현실을 인정하자

합쳐진다. 어떤 상황에서는 이런 산화반응이 건강에 이롭게 작용하기도 한다. 예를 들면 몸속의 백혈구세포들은 활성산소를 방출해 병원성 세균을 죽이기도 한다. 하지만 제대로 억제되고 통제되지 않으면 이 활성산소들은 단백질, 세포막, DNA에 광범위하게 손상을 야기할 수 있다.

미토콘드리아는 활성산소가 생산되는 주요 장소이므로 산화 손상도 주로 이곳에서 일어난다. 미토콘드리아는 손상을 많이 입을수록 에너지 생산량이 떨어지고 활성산소는 더 많이 만들어내기 때문에 악순환이 일어난다. 그러다 결국에는 손상이 너무 광범위해져 세포들이 기능 장애를 일으키기 시작한다. 노화와 관련된 많은 변화를 이것으로 설명할 수 있다. 셸 오일 컴퍼니에서 연구원으로 일하던 시절 석유 기반의 활성산소에 대해 연구했던 의사 데넘 하먼Denham Harman은 1956년에 활성산소(산소유리기) 노화 이론을 최초로 주장했다. 현재는 활성산소와 활성산소에 의한 손상이 노화, 악성종양, 알츠하이머병, 파킨슨병, 조현병(정신분열증), 일부 근육질환, 백내장, 청각 상실, 심혈관질환에서 역할을 하는 것으로 의심받고 있다. 우리 몸에서 자연적으로 생성되는 것 말고도 우리는 태양, 오염물질 조작, 흡연, 기타 원천으로부터 나오는 환경 속의 활성산소도 접하고 있다.

다행히도 일련의 항산화 화학물질이 활성산소를 억제해 그 손상을 최소화해준다. 여기에 해당하는 것으로는 베타카로틴과 비타민 C, 비타민 E, 그리고 수퍼옥시드 디스무타아제superoxide dismutase, SOD, 카탈라아제, 글루타티온과산화효소 등의 세포효소 등이 포함된다. 다양한 포유류에서 최대수명은 항산화제인 SOD의 상대적 생산량과 직접적인 상관관계에 놓여 있다. SOD는 기본적으로 활성산소를 정상적인 산소와 물로 바꿔주는 역할을 한다. SOD를 생산하지 못하도록 품종 개량된 쥐는 수명이 줄고, 간암 같은 악성질환이나 조기 백내장과 근육 손실 같은 퇴행성질환에 걸릴 위험이 더 크다. 사람의 경우 SOD를 생산하는 유전자에 돌연변이가 생기면 근위축성 측삭경화증(흔히 '루게릭병'이라 한다)이 생길 수 있다. 초파리에 SOD 유전자의 추가 복사본을 삽입해주면 30퍼센트 정도 수명이 증가한다. 오래 사는 선충을 보면 천연 발생 SOD의 수치가 분명하게 높은 것으로 드러나며, 과학자들이 선충의 배지에 합성 항산화제를 추가해주었더니 선충의 수명이 훨씬 더 길어졌다. 반면 노화의 유전학이 활발한 지렁이 연구에서는 SOD의 수명 연장 효과가 나타나지 않았다. 그 어떤 방어기전도 항상 완벽하지는 못한 법이라 활성산소에 의한 손상이 일부는 필연적으로 일어날 수밖에 없고, 이것이 결국에는 노화와 죽음으로 이어진다. 사람의 경우 항산화 성분이 풍부하게 들어 있는 식단으로 먹거나 항산화 보충제를 복용하는 등 활성산소에 대응하려는 노력이 실제로 질병을 줄이고 수명을 연장할 수 있는지는 아직 불분명하다.

최종당화산물

최종당화산물advanced glycation end products, AGEs은 노화와 관련이 있는 또 하나의 비유전적 요인이다. 최종당화산물은 혈류 속 포도당과 다른 당 성분이 당화반응이라는 화학 과정을 통해 혈액단백질과 직접 결합할 때 생긴다. 밧줄들이 평행으로 나란히 놓여 있는 모습을 상상해보자. 이 밧줄은 우리 몸의 결합조직을 상징한다. 당분이 혈액단백질에 결합하면 이것이 밧줄과 밧줄을 잇는 노끈처럼 작용해 매듭과 주름들을 만들면서 밧줄을 그물처럼 만든다. 최종당화산물은 이런 교차결합의 결과물이다. 시간이 지나면서 최종당화산물이 축적되어 이것저것들을 얽어놓아 몸 여기저기에 손상이 가해질 수 있다. 당화반응과 산화는 서로 연관이 있는 것으로 보인다. 활성산소와 단백질 교차결합이 서로의 형성을 가속시킨다고 할 수 있기 때문이다.

최종당화산물은 우리 몸속의 거의 모든 유형의 세포와 분자에 영향을 미치고, 노화뿐만 아니라 아테롬성 동맥경화, 당뇨, 골관절염, 관상동맥질환, 말초신경병증 등 나이와 관련된 만성질환에서도 중요한 인자로 여겨진다. 교차결합된 단백질은 유연성을 잃고 더 단단하고 두터워진다. 노화에 따라오는 신체적 변화도 일부는 이런 과정으로 설명할 수 있을지 모른다. 예를 들면 결합조직 단백질인 콜라겐은 포도당과 결합한 이후에는 딱딱하게 경직되기 때문에 백내장 형성이나 동맥의 경화에 기여한다. 최종당화산물은 일부 치매, 일부 콩팥질환, 당뇨병에 함께 따라오는 혈관계 합병증과 신경학적 합병증에도 기여할 수 있다. 사실 최종당화산물과 관련된 당뇨병 합병증들은 노화와 대단히 긴밀한 관계가 있기 때문에 당뇨병을 가속 노화의 모형으로 보기도 한다.

혈당 수치가 높을수록 몸에서 만들어내는 최종당화산물의 수도 많아진다. 최종당화산물은 음식의 풍미를 개선하고 보기 좋게 만들기 위해 식품첨가제로 사용되고, 불에 구운 고기, 도넛, 간장, 케이크, 캐러멜 색깔의 청량음료 등 다양한 음식에 들어 있다. 대식세포라 불리는 일부 백혈구세포는 몸이 최종당화산물을 분해하도록 돕는 특별한 수용체를 가지고 있다. 이렇게 분해된 최종당화산물은 혈류로 분비되어 콩팥을 통해 오줌으로 배출된다. 하지만 최종당화산물의 분해산물은 생물학적 활성 능력도 가지고 있어서 추가적인 손상을 가할 수도 있다. 특히나 콩팥에 손상을 준다. 최종당화산물 분해산물에 의해 콩팥이 손상을 입으면 오줌을 통한 최종당화산물의 제거가 줄어들기 때문에 악순환 구조가 생겨나 더 많은 콩팥 손상이 일어난다. 나이가 들면 대식세포 기능과 콩팥 기능이 둘 다 떨어져 이 과정이 더 악화될 수 있다. 현재 최종당화산물의 형성을 차단하거나 그 분해와 제거를 촉진해주는 몇 가지 화합물에 대한 연구가 진행 중이다.

열충격단백질

노화를 가속할 수 있는 요인의 축적에 더해 노화를 늦출 수 있는 요소들의 감소도 고려해보아야 한다. 열충격단백질의 자연스러운 감소가 그런 사례에 해당한다. 살아 있는 모든 생명체는 열충격단백질을 갖고 있다. 이 단백질은 세포가 탈수, 굶주림, 저산소증, 감염, 염증, 독소, 운동, 심리적 스트레스 등 다양한 스트레스 환경에 노출됐을 때 만들어진다. 열충격단백질이라는 이름은 초파리를 치사량에 가까운 열에 노출시켰을 때 그에 대한 반응으로 이 단백질이 만들어지는 것을 관찰하고 붙인 명칭이다. 이 단백질이 만들어진 후에 초파리는 더 심한 열 노출도 견딜 수 있었다.

　열충격단백질은 몇 가지 기능을 가지고 있다. 이 기능들은 세포의 자가 복구 능력을 개선하는 데 초점이 맞춰져 있다. 예를 들면 이 단백질은 새로 만들어진 단백질이 적절한 3차원 형태로 접히고 비틀려

세포 안에서 자신의 올바른 위치를 찾아갈 수 있게 도와주는 샤페론 단백질로 기능한다. 또 낡거나 손상받은 단백질을 해체해 재활용하는 살림꾼 역할도 한다. 열충격단백질은 악성 암세포에서도 많이 발현되는데, 따라서 암세포의 생존에도 필수적인 것으로 보인다. 정상적인 세포에서는 열충격단백질 반응의 활력이 나이와 관련이 있는 듯하다. 그래서 젊은 세포보다는 나이 든 세포에서 열충격단백질의 생산이 현저하게 줄어든다. 열충격단백질은 근육 수축, 스트레스호르몬 조절, 면역반응, 악성종양의 발달에도 중요한 역할을 한다. 이는 열충격단백질이 노화를 둘러싼 변화와 연관이 있음을 더욱 분명하게 뒷받침해주는 사실이다.

호르몬

호르몬은 삶의 여러 단계에서 대단히 중요한 역할을 하지만 호르몬 인자가 인간의 노화를 정확히 어떻게 조절하는지는 아직 알려져 있지 않다. '호르몬hormone'이라는 용어는 '추진력impetus'을 의미하는 그리스어에서 유래했다. 호르몬은 다양한 조직과 기관의 기능을 조절하는 강력한 화학 메신저이고 생식, 성장, 복구, 대사, 면역반응에 관여한다. 호르몬은 또한 신체의 일주기 리듬과 내부자극과 외부자극에 대한 반응도 조절한다.

우리는 호르몬이 우리의 정신과 몸에 미치는 강력한 영향을 익히 경험해보았다. 아동기를 지나 청소년기에 들어설 때, 훗날 노년에 가까워질 때(예를 들면 여성의 폐경기) 우리는 자기 몸에서 일어나는 변화를 직접 목격하고 느낄 수 있다. 성장호르몬, 에스트로겐, 테스토스테론, 멜라토닌 같은 몇몇 호르몬은 나이가 들면서 분비가 줄어들지만 이런 분비 감소가 노화와 어떻게 관련되는지는 아직 분명하지 않다.

호르몬은 성장과 복구도 촉진한다. 호르몬 성장인자는 선충의 수명에서 특정 역할을 하는 것으로 보인다. 과학자들은 실험에서 인슐린 유사 성장인자로 알려진 호르몬을 만들어내는 경로에 돌연변이를 일으켜 선충의 수명을 연장할 수 있었다. 하지만 역시 이런 호르몬이 인간의 노화와 장수에 어떤 역할을 하는지는 아직 잘 알려져 있지 않다.

호르몬 대체요법은 어떨까

일부 호르몬은 나이가 들면서 자연스레 감소한다. 이 주제에 대해 수십 년 동안 연구가 이루어졌지만 오늘날까지도 호르몬 대체요법의 효과는 불확실하다. 그래서 이것이 과연 노화와 관련된 변화에 대응하는 적절한 접근방식인지는 논란이 있다.

남성은 나이가 들면서 테스토스테론 수치가 떨어지기 때문에 호르몬 대체요법이라는 개념이 솔깃하게 들릴 수 있다. 테스토스테론 수치가 극단적으로 낮아진 남성의 경우 대체요법을 통해 정상적인 범위로 수치를 올려주면 이로운 결과를 얻을 수 있다. 그러나 정상적인 노인 남성에게 테스토스테론 수치를 올리는 것이 좋은 영향을 미친다는 설득력 있는 증거는 나와 있지 않은 상태고, 일부 연구는 이런 건강보조제가 심장질환, 뇌졸중, 혈전 등의 위험을 높여 오히려 유해할 수도 있다고 경고한다.

폐경기 여성을 위한 에스트로겐 대체요법 역시 불확실한 영역이다. 사람의 난소는 대략 만 55세 정도가 되면 난자 생산을 멈추도록

현실을 인정하자

유전적으로 프로그래밍되어 있다. 그리고 그 후에는 에스트로겐 수치가 극단적으로 떨어진다. 1970년대와 1980년대에 나온 초기 연구에서는 호르몬 대체요법이 여성에게 심장질환, 대장암, 골다공증, 기타 노화 관련 질병의 발생 위험을 줄여주는 것으로 나왔다. 하지만 2002년에 이루어진 최초의 주요 무작위 위약대조군 임상실험인 미국 국립보건원의 여성건강계획에서는 위약을 복용한 여성에 비해 에스트로겐과 프로게스테론을 복용한 여성에게서 뇌졸중, 치매, 심장질환, 혈전, 유방암이 증가한다는 결과가 나왔다. 반면 에스트로겐 대체요법은 골절 위험을 줄여주는 것으로 보이고, 폐경기 동안의 단기 에스트로겐 대체요법도 안면홍조와 지방 재분포를 줄여주는 것으로 나타난다.

이런 혼란스러운 연구 결과 때문에 논란이 야기되고 있는데 여기에는 서로 다른 여러 가지 에스트로겐이 존재한다는 점도 한몫한다. 임신한 암컷 말의 소변에서 추출하는 마에스트로겐은 초기 호르몬 대체요법 연구에서 흔히 사용되었는데 이것은 사람의 난소에서 만들어지는 에스트로겐과는 다른 생물학적 속성을 가지고 있다. 예를 들어 마에스트로겐은 사람의 에스트로겐에 비해 혈액의 응고 성향을 크게 증가시키는 기능이 있다. 에스트로겐을 경구 복용하면 에스트로겐이 혈류로 들어가기 전 간에 의해 처리되는데, 이 경우 패치를 통해 피부로 투여해 간을 우회하는 방법보다 심각한 혈전이 발생할 위험이 세 배나 높아진다. 지금까지 축적된 증거만으로는 사람에게 에스트로겐 대체요법의 장기적 이득이 위험보다 큰지 분명하지 않다.

일부 호르몬 대체요법은 실질적인 증거보다 과대 선전을 기반으로 이루어지고 있기 때문에 조심하는 것이 좋다. 1990년에 내분비학자 대니얼 루드먼Daniel Rudman은《뉴잉글랜드 의학저널New England Journal of Medicine》에 재조합사람성장호르몬recombinant human growth hormone, rHGH 주사를 맞은 열두 명의 남성에 대한 연구 결과를 보고했다. 대조군에 속한 아홉 명의 남성에 비해 rHGH 집단은 골밀도가 더 높고 체지방이 감소하고 지방제외체중이 증가해 있었다. 언론에서는 이런 연구 결과를 항노화 효과라 해석했고, 웨이트 트레이닝을 하는 사람들에게 rHGH를 공급하기 위해, 그리고 이것을 노화 방지 해독제로 공급하기 위해 수십 억 달러 규모의 산업이 등장했다. 하지만 더 최근의 연구 결과에서는 나이 든 사람에게서 나타나는 rHGH의 주요 효과가 근육의 힘과 유산소 능력을 실제로 강화시켜주는 것이 아니라 근육의 수분 함량을 높이는 것에 불과할지도 모른다는 주장이 나왔다.

일부 운동선수들은 경기력 향상 약물 규제를 피해 rHGH를 시도해보기도 했지만 rHGH가 운동능력을 개선해준다는 의미 있는 증거는 나와 있지 않다. 동물실험에서는 성장호르몬 결핍이 장수와 관련이 있는 반면 성장호르몬 과다는 수명을 단축시키는 경향이 있는 것으로 나왔다. 이것은 건강보조제라면 사족을 못 쓰는 사람들이 바랐던 효과가 분명 아니다. 성장호르몬이 결핍되지 않은 사람이 rHGH 보충제를 복용하면 당뇨, 말초부종, 고혈압, 심부전, 관절통, 손목터널증후군 등의 증상이 촉진될 수 있다.

노화를 진화적 관점에서 어떻게 이해할 것인가

이번 장에서 지금까지 노화의 세포 메커니즘을 살펴본 까닭은 우리가

현실을 인정하자

유전적 요인, 그리고 시간의 흐름에 따라 DNA, 세포, 몸에 일어나는 변화로 인해 늙기 때문이다. 하지만 노화가 일어나는 '이유'를 좀 더 넓은 관점에서 조사해보면 결국에는 생물학에 등장하는, 수많은 '왜'라는 질문을 다루는 지점에 도달하게 된다. 바로 진화다.

노화의 진화적 역할에 대한 최초의 추측은 1860년대 앨프리드 러셀 월리스Alfred Russel Wallace와 찰스 다윈이 쓴 자연선택에 관한 논문에 나타났다. 이 두 사람은 노화가 얼룩말의 줄무늬처럼 종마다 고유의 특성을 지녀서 각각의 생물종은 자기 고유의 수명 한계가 있다고 보았다. 지금은 노화가 다른 생물학적 과정들과 똑같은 방식으로 유전자에 프로그램되어 있는 것이 아님을 알고 있지만 유전적인 힘과 다른 진화적인 힘이 작용하고 있는 것만큼은 분명하다.

진화 압력의 소실

1952년 피터 메더워Peter Medawar는 노화의 진화에 대해 다룬 『생물학의 미해결 문제An Unsolved Problem of Biology』라는 책을 발표했다. 이 책에서 그는 동물이 나이가 듦에 따라 진화 압력이 그 힘을 잃어버린다는 통찰을 내놓았다. 그의 개념에 담긴 함축적 의미는 젊은 개체(아직 번식을 하지 않은 개체)의 적합성을 개선해주는 적응이 있다면, 설령 그 적응이 번식 적령기를 지난 개체에게 오히려 해로운 영향을 미치거나 심지어 죽음을 야기한다고 해도 자연선택은 그 적응을 선호한다는 것이다. 순수하게 진화적 입장에서만 얘기하면 한 개체군에서 나이가 많은 구성원이 죽는 것은 종의 생존이라는 면에서는 불리할 것이 거의 없다. 따라서 진화 압력은 부정적인 영향이 번식 이후로 미뤄지는 유전자의 발달을 촉진하고, 그래서 결국 자연선택의 영향력이 나이가 들수록 줄어든다는 것이다.

진화 압력의 힘은 생태적 지위가 무엇을 요구하느냐에 달려 있다. 예를 들어 포식자로부터의 강한 생존 압력에 직면한 동물들은 토끼나 쥐처럼 한배에 새끼를 많이 낳아 빠른 속도로 번식하는 진화 전략을 선호한다. 반대로 서식지, 몸집, 속도, 나는 능력 등과 같은 요인 덕분에 포식을 당하는 경우가 줄어들어 진화 압력이 완화된 상황에서는 낳는 새끼의 숫자가 줄어들어 나이 든 개체가 해당 종에서 제공하는 가치(어린 개체를 돌보는 일 등)가 높아질 수 있다.

일회용 신체

1977년에 영국의 생물학자 톰 커크우드Tom Kirkwood는 '일회용 신체 이론'을 제안했다. 이 이론은 유전적으로 프로그램된 노화나 수명을 강조하는 대신 삶을 이어나가기 위해서는 상당한 양의 에너지와 자원이 필요하다는 사실에 초점을 맞춘다. 세포와 유기체는 자원이 유한하기 때문에 에너지를 몸을 유지하는 데 사용할 것인지, 번식에 사용할 것인지 선택의 문제에 빠진다. 만약 포식, 감염, 사고, 굶주림 등으로 성체의 사망률이 높은 경우라면 몸을 오래 쓰려고 DNA 복구, 항산화 방어기전, 단백질 전환에 소중한 자원을 소모하는 것은 쓸데없는 짓이다. 그 결과 생명체는 몸을 유지하는 데 투자하는 에너지의 양이 번식할 만큼 충분히 오래이긴 해도 무한히 살 만큼은 되지 않도록 진화했다.

에너지와 자원에 초점을 맞춘 일회용 신체 이론은 종마다 수명이 서로 다른 이유를 설명하는 데 도움을 준다. 강력한 포식압 등으로 외적 요인에 의한 사망률이 높은 종의 경우 세포 유지에는 에너지를 덜 쓰고 신속한 번식에 더 많은 에너지를 투자하는 것이 논리적으로 타당할 것이다. 이 이론에 따르면 이런 종에 속하는 개체들은 늙어서 죽는 경우에도 수명이 더 짧다. 몸을 유지하는 데 에너지를 최소로 투자했기 때문이다. 비교생물학의 실험실 연구 자료와 현장 연구 자료도 이 이론을 뒷받침한다. 외부적 요인에 의한 사망률을 줄이도록 적응된 동물은 일반적으로 수명이 더 길다. 심지어는 똑같은 종의 서로 다른 개체군 안에서도 이런 차이가 관찰된다. 세포생물학자인 스티븐 오스터드 Steven Austad는 외부적 요인에 의한 사망률이 낮은 한 섬에 살고 있는 버지니아주머니쥐가 포식으로 사망할 위험이 높은 본토에 살고 있는 버지니아주머니쥐보다 노화 속도가 더 느리다는 것을 발견했다. 기생충 감염, 질병, 가용한 먹이의 감소 등 다른 환경요인 때문에 이런 차이가 만들어졌다는 증거는 없었다.

일회용 신체 이론은 동물실험에서 칼로리를 제한했더니 수명이 늘어났다는 관찰과도 부합한다. 칼로리 제한이 정상적으로는 성장과 번식에 할당되던 에너지를 복구와 유지로 전향시킨다는 것은 이치에 맞는 말이다. 야생에서는 굶주림이 위협요인으로 끊임없이 작용하기 때문에 그에 대한 적응 반응이 일어난다. 먹이가 부족한 시기에는 번식이 줄어든다. 새로 태어난 자손의 생존이 위협받기 때문이다. 그래서 그 대신 먹이가 더 풍부해져 번식 효율이 높아지는 시기가 올 때까지 살아남기 위해 몸을 유지하는 데 에너지를 투자한다.

개체군 역학

최근에는 진화생물학자 조슈아 미텔도르프 Joshua Mitteldorf가 개체군 역학을 기반으로 하는 노화의 인구통계학 이론을 보탰다. 그는 개체 수준에서 이루어지는 자연선택 때문에 개체군의 성장 속도가 생태계 회복 속도의 세 배에 가까워질 때까지 출생률이 가차 없이 올라간다고 상정했다. 그리고 그 시점에 도달하면 카오스적인 개체군 역학이 필연적으로 나타날 수밖에 없고, 개체 선택으로는 이런 총체적 문제를 해결할 수 없다고 했다. 그렇게 되면 뒤이어 개체 선택을 압도하고 성장을 강제로 제한해 시스템이 안정적인 상태로 돌아올 때까지 개체군 소멸이 필요한 만큼 자주 일어난다. 노화가 일종의 적응으로 등장하게 되었다는 주장은 이런 틀과 잘 맞아떨어진다. 노화는 한 종이 자신의 사망률을 조절해 여차하면 종의 멸종으로 이어질 수도 있는 격렬한 요동을 억누르는 메커니즘 중 하나로 자리 잡는다. 노화는 번식 제한 및 포식 제한과 함께 개체군의 성장을 더 안정적인 속도로 유지하는 데 도움을 준다.

현실을 인정하자

자신의 몸에 깃들어 있는 아름다움과 강인함을 보지 못하고
나이를 먹는 것은 수치스러운 일이다.
— 소크라테스

우리 할머니는 예순 살 때 하루에 8킬로미터씩 걷기 시작했죠.
이제는 아흔일곱 살이 되셨는데 지금 대체 어디에 가 계신지
모르겠다니까요.
— 엘런 드제너러스

제2부

몸에 자극을 주자

우리의 몸은 노년이 자리를 틀 미래의 보금자리다. 이 보금자리는 어떤 모습이 될까? 보금자리의 기능을 얼마나 잘할 수 있을까? 그리고 무엇을 할 수 있을까? 이런 질문에 정확한 해답은 존재하지 않지만 우리 모두가 직면하는 한 가지 진실은 시간의 흐름 속에 우리는 필연적으로 변화한다는 점이다. 노화가 신체적으로 발현되는 방식은 사람에 따라 제각각이지만 키, 체성분 조성, 피부, 머리카락, 근육 등등이 나이 들면서 차츰 변하는 것은 같다. 말, 마차, 마부, 주인의 비유 중에서 몸을 자극하는 것은 곧 마차를 유지, 관리하는 일에 해당한다.

　인간에게 움직임이란 곧 생명이다. 우리 몸은 움직이도록 만들어졌기 때문에 적절하게 자극을 주지 않으면 에너지 원천이 다른 곳에 쓰여 몸이 노쇠해지고 활성산소로 인한 손상이 많아지며 만성질환에 더 쉽게 걸린다. 규칙적으로 적당하게 운동을 해주면 우리는 생화학적 수준에서 노화의 속도를 바꿀 수 있다. 또한 규칙적인 운동은 기분을 좋게 하고 에너지와 활력을 끌어올리며 자신감도 높여준다. 그리고 만성 스트레스와 스트레스에 대한 생화학적 반응을 줄여 만성질환에 걸릴 가능성을 최대한 낮추고 지연시켜준다.

　여기서는 신체 활동이 핵심이다. 운동하지 않으면 몸은 그 기능을 상실한다. 그저 건강하고 맵시 있는 몸을 만드는 것이 문제가 아니다. 그렇게 만들어놓은 몸을 유지할 수 있어야 한다. 운동을 시작하기에 너무 늦은 나이란 존재하지 않는다. 80대 노인들도 운동을 해서 건강이 향상되었다는 연구 결과가 있다. 완전히 말년에 도달한 경우를 제외하면 나이가 들었다고 해서 신체 능력이 꼭 심각하게 떨어지는 것은 아니다.

노년의 건강과 활력은 평생 동안, 즉 나이가 드는 동안 먹은 음식에도 큰 영향을 받는다. 장수와 연관된 식생활은 대단히 많고, 무엇을 먹어야 하느냐는 질문에 단 하나의 해답이 존재하지는 않는다. 하지만 몇 가지 핵심적인 식생활 지침을 따르면 영양이 부실해지는 일 없이 음식을 섭취하며 즐거움과 만족을 누릴 수 있을 것이다. 적당한 운동과 몸에 좋고 균형 잡힌 식단을 병행하는 것은 노화를 통제해 즐겁고 힘이 넘치는 노년을 누리는 핵심적인 방법이다.

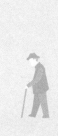

5

우리 몸은 어떻게 늙나

질병이 없는 상태에서 이루어지는 정상적인 노화는 놀랄 정도로 부드
러운 과정이다. 생리학적으로 보면 노화란 본질적으로 기관계가 갖고
있던 비축분과 우리 몸에 내장되어 있는 자가 복구 능력이 점진적이
면서도 꾸준하게 침식되는 것을 의미한다. 많은 경우 이런 침식의 결
과는 극도로 격심한 운동을 하거나 심각한 스트레스를 받을 때에만
분명하게 드러나며, 사람들 대부분은 노년에 들어서도 정상적인 일상
활동을 문제없이 수행할 수 있다.

그 누구도 영원히 살 수는 없다. 따라서 삶의 마지막 순간에 가서
모든 것이 한꺼번에 망가지기 전까지는 몸이 정상적으로 돌아가게 유
지하는 것을 목표로 삼아야 한다. 결국 우리 몸은 어떤 임계점에 도달
한다. 보통 아주 고령의 나이에 이 임계점에 도달하는데, 그때가 되면
사소한 문제도 극복할 수 없어 비교적 짧은 시간 안에 죽음을 맞는다.

예를 들어 요로감염은 대학생에게는 그저 살짝 귀찮은 증세에 불과할 때가 많지만 85세 노인에게는 몸이 심각하게 나빠지는 조짐일 수 있다. 어쨌거나 노화가 진행되더라도 건강한 사람은 보통 삶의 마지막 단계에 가서야 몸이 약해지거나 심각한 질병에 걸린다. 이런 이상적인 노화 과정의 예외적인 경우는 보통 당뇨병, 심혈관질환, 암 같은 질병으로 생기는 결과다.

이 장에서는 나이가 들었을 때 예상할 수 있는 주요한 신체적 변화를 검토할 것이다. 이런 변화들 중 일부는 당신을 향한 타인의 인식, 그리고 자기 자신을 향한 인식에 영향을 미칠 수 있지만 다른 면에서는 삶의 질에 거의 아무런 영향을 주지 않는다. 불편함을 야기하는 변화가 있긴 해도 당신이 준비되어 있고 거기에 적응할 의지만 있다면 보편적으로 감당할 만한 수준이다. 반면 삶의 질에 더욱 큰 영향을 미칠 수 있는 변화도 있다. 이런 부분을 바탕으로 다음 장에서는 몸을 꾸준히 자극하는 것이 어떻게, 그리고 왜 삶이 끝나는 날까지 활력과 독립성을 유지하는 데 도움을 주는지 알아볼 것이다.

키의 변화

나이가 들면 누구나 키가 줄어들지만 키가 줄어들기 시작하는 나이나 줄어드는 속도는 사람마다 천차만별이다. 평균적으로 보면 대부분의 사람은 80세에 이르면 젊은 때에 비해 약 5센티미터 정도 키가 줄어 있다. 이런 키 감소는 자세의 변화, 척추 성장의 변화, 척추의 전방 만곡, 척추뼈 사이 추간원판의 압박 등이 일부 원인으로 상체에서 주로

몸에 자극을 주자

일어난다. 골반과 무릎의 만곡, 팔다리 관절 공간의 감소, 편평해진 족궁 등 다리와 발의 변화도 키가 줄어드는 원인으로 작용한다.

체성분 조성의 변화

노화는 체성분 조성과 조직의 구성 요소에 중요한 변화를 야기한다. 체중이 똑같다고 가정했을 때 만 25세에서 만 75세 사이에는 지방의 체성분 비율이 평균 14퍼센트에서 30퍼센트로 늘어난다. 이 50년 동안 체중이 증가했다면 그렇게 늘어난 성분은 대부분 지방이다. 그와 동시에 몸의 총 수분이 감소하고(주로 세포 바깥에 있는 세포외 수분) 근육도 상당량 소실되며 뼈와 내장량도 살짝 감소한다. 현저한 손실을 보이는 기관도 있다. 예를 들면 간과 콩팥은 만 30세에서 만 90세 사이에 대략 3분의 1 정도의 무게가 줄어든다. 반면 전립선은 만 20세에서 만 90세가 되는 사이에 무게가 두 배로 증가한다.

이런 변화는 호르몬의 변화에 영향을 받는 것으로 보인다. 이것은 영양 섭취 계획이나 약물 사용에 중요한 의미를 가질 수 있다. 예를 들어 디아제팜(발륨) 같은 지용성 약물은 젊은 사람보다 노인의 몸에 더 오랫동안 남는다. 노인은 지방의 체성분 비율이 높기 때문이다. 반대로 수용성 화합물은 더 적은 양의 수분 속에 녹아서 분포되기 때문에 약물의 농도가 증가한다. 그래서 복용량을 줄이지 않으면 이런 약물이 독성을 띨 수도 있다.

피부의 변화

주름을 비롯한 피부의 변화는 노화하면 제일 먼저 떠오르는 신체 변화다. 하지만 놀랍게도 피부의 바깥층인 각질층은 나이가 들어도 거의 변하지 않는다. 가장 중요한 변화는 그보다 아래에서 일어난다. 피부와 결합조직의 기본이 되는 화학적 구성요소인 콜라겐은 나이가 들면서 점점 줄어든다. 콜라겐의 구조도 변한다. 젊은 피부에서는 콜라겐 섬유가 노끈을 구성하고 있는 작은 섬유들처럼 가지런하게 배열되어 있다. 하지만 나이가 들수록 이런 섬유들이 거칠어지고 방향도 제멋대로 변하기 때문에 결국에는 콜라겐의 배열이 엉클어진 스파게티 면발과 비슷해진다. 피부가 탄력을 잃고 주름이 지는 이유는 이런 변화 때문이다.

덧붙여 설명하면 나이가 들면서 안쪽 피부층인 진피와 그것을 덮고 있는 표피 사이의 조직이 감소한다. 이 때문에 피부(특히나 팔)가 표면을 따라 움직일 때 전단력*이 증가한다. 이런 전단력이 작은 혈관을 터트려 피부에 포도주 색깔의 반점이 만들어진다. 그리고 더 깊은 곳에 있는 기저세포와 색소를 생산하는 멜라닌세포, 그리고 골수에서 만들어져 나와 면역계를 돕는 작용을 하는 랑게르한스세포도 감소한다. 햇빛에 노출되었던 피부에서는 이런 세포가 현저하게 감소하기 때문에 이것이 햇빛과 관련한 피부암의 발생에 기여하는 것으로 여겨진다. 이런 과정으로 인해 손등에 검버섯이 생길 수 있다. 아울러 셀레늄 결핍도 그런 역할을 하는 것으로 보인다.

---

* 재료 내의 서로 접근한 두 평행면에 크기는 같으나 반대 방향으로 작용하는 힘.

몸에 자극을 주자

모발 색깔의 변화

나이가 든다고 하면 제일 먼저 생각나는 것이 희끗희끗해진 머리카락이지만, 그것을 빼면 모발 색깔의 변화가 삶의 질에 미치는 영향은 거의 없다시피 하다. 모발이 하얗게 변하는 이유는 모구에서 색소세포인 멜라닌세포가 점진적으로 소실되기 때문이다. 머리카락은 비교적 젊은 나이에도 하얗게 변할 수 있으므로 겨드랑이 체모야말로 노화를 말해주는 가장 신빙성 있는 신호라 할 수 있다.

나이와 관련해 모발 성장 속도, 그리고 여러 신체 부위의 모발 양에도 변화가 생긴다. 두피에 있는 모공의 수는 나이가 들면서 줄어들고, 두피, 사타구니, 겨드랑이 모발의 성장 속도도 느려지는 경향이 있다. 나이 든 남성들은 종종 눈썹, 콧구멍, 귀 털이 빨리 자라는 것을 경험하며, 나이 든 여성은 얼굴 털이 진하게 나기도 한다. 이는 아마도 호르몬의 변화 때문인 듯하다.

근육과 뼈의 변화

대부분의 사람은 나이가 들면서 상당한 양의 근육을 소실한다. 대략 말하자면 근육의 강도, 지구력, 크기, 총 체중 대비 무게가 줄어든다. 하지만 이런 변화가 늦게 시작되기도 하고 속도가 예측 불가능한 것을 보면 이런 변화는 노화 때문이 아니라 활동 부족, 영양 결핍, 질병, 기타 만성 질환 때문일지도 모른다. 신기한 것은 평생 멈추지 않고 일을 하는 근육인 횡격막과 심장은 나이가 들어도 비교적 변화가 없는 것으로 보인다는 사실이다.

대부분의 관절에서 윤활 작용과 함께 완충 작용을 하는 유연한 조직인 연골에도 변화가 생긴다. 나이가 들면 수분 함량이 줄어들고 그 구조와 화학 조성도 달라지면서 연골이 반복적인 스트레스를 받아 탄력이 감소할 수 있다.

뼈의 소실은 노화에서 보편적으로 일어나는 현상으로 그 속도는 개인마다 다르다. 뼈의 성장과 재형성은 평생에 걸쳐 일어나기는 하지만, 나이가 들면 뼈는 성장 속도가 느려지고 가늘어지며 구멍도 많아진다. 뼈 내부의 격자 구조도 수평적 지지를 상실하는데 이 때문에 뼈의 강도가 크게 떨어진다.

반면 두개골은 나이가 들면서 두꺼워지는 것으로 보인다. 이런 두개골 성장이 가장 현저하게 드러나는 부위는 두개골 깊은 부위와 전두동 안쪽이다. 갈비뼈, 손가락뼈, 넙다리뼈(대퇴골)에서는 한참 고령의 나이에도 뼈 성장이 일어난다는 것이 밝혀졌다. 골반 뼈의 변화도 중요할 수 있다. 뼈의 중간 부위에서 성장이 일어나면 뼈가 더 넓어지긴 하지만 더 약해지기 때문이다.

운동, 영양, 호르몬, 질병 등은 노화와 함께 나타나는 근육과 뼈의 퇴화에 큰 영향을 미친다. 운동이 그중에서도 가장 중요하다. 덜 사용하거나 아예 사용하지 않으면 뼈와 근육의 구조가 빠른 속도로 약화되기 때문이다. 뒤에 나오는 장에서 운동과 영양이 근육과 다른 신체 시스템의 힘을 유지하는 데 어떻게 도움이 되는지 살펴보겠다.

몸에 자극을 주자

신경계의 변화

정상적인 노화에서는 뇌와 신경계에 일련의 변화가 동반된다. 하지만 이런 변화가 꼭 생각과 행동에 영향을 미치는 것은 아니다. 만 30세에서 70세 사이에는 뇌로 가는 혈류의 양이 15퍼센트에서 20퍼센트 정도 감소한다. 뇌의 무게도 나이가 들면서 감소하지만 이런 감소는 뇌 전체보다는 몇몇 특정 영역에서만 일어나는 것으로 보이며 수분 함량이 낮아지는 것이 큰 역할을 하고 있는지도 모른다.

건강한 노인은 회백질에서 어느 정도의 신경세포 손실이 일어난다. 치매가 있는 사람에게서는 이런 손실이 훨씬 광범위하게 일어난다. 흔히 소뇌, 그리고 기억력과 공간 탐색에 관여하는 해마에서도 신경세포의 손실이 일어난다. 하지만 해마의 크기와 기능이 바뀔 수 있다는 증거가 나와 있다. 그 예로 2000년에 발표된 런던 택시 운전사 연구에서 택시 운전사들은 대조군 실험참가자에 비해 우측 해마가 더 컸고, 택시 운전사로 일한 시간과 해마의 크기 사이에 직접적인 상관관계가 존재한다는 것이 밝혀졌다. 이 경우에는 복잡한 길을 일상적으로 암기해야 하는 과제가 택시 운전사의 뇌에 실제로 물리적인 영향을 미쳤을 수 있다.

뇌줄기처럼 더 깊은 곳에 자리 잡고 있는 원시적인 뇌 구조물에서는 신경세포의 손실이 그다지 극적이지 않다. 일부 신경의 경우 상호 연결의 밀도가 노화와 함께 감소하는 것으로 보인다. 하지만 신경의 말단에 있는 가지돌기와 그 돌기들 사이의 연결은 고령이 되어서도 속도는 느릴지언정 계속해서 성장한다. 이는 신경계가 평생에 걸쳐 어느 정도는 새로운 패턴 형성을 지속적으로 이룬다는 것을 의미한다.

일부 화학 메신저(신경전달물질)에서도 노화와 관련된 변화가 일어난다. 예를 들면 아세틸콜린이라는 신경전달물질을 만들고 활성화시키는 효소는 노화와 함께 현저하게 감소한다. 그리고 이런 감소는 학습, 기억, 언어 이해, 사랑에 빠지는 것 등과 관련된 뇌 영역에서 가장 뚜렷이 일어난다. 세포막에서 일어나는 변화는 화학 메시지를 보내고 받아들이는 세포의 능력에 장애를 일으킬 수 있다. 예를 들면 이마엽과 해마에서 세로토닌의 결합 부위는 노화와 함께 감소하는데, 이것이 기분, 인지, 학습, 수면, 체온 조절 등에 영향을 미칠 수 있다. 도파민과 관련된 수용체도 감소하는데, 이것은 운동 활동, 인지, 기억, 동기, 보상에 영향을 미칠 수 있다. 수면각성주기에 어떤 역할을 하고 있을지도 모르는 대뇌겉질과 송과체의 베타아드레날린수용체에서도 그와 비슷한 노화 관련 변화가 관찰된 바 있다.

이런 얘기들이 심각하게 들릴 수 있으나 이런 변화가 꼭 생각이나 행동에 해롭게 작용하는 것은 아니다. 예를 들어 언어 능력이나 지속적인 집중력은 나이가 들어도 변하지 않는다. 인지 능력은 일부 변화가 있는 것으로 보인다. 이를테면 오랜 시간 대량의 정보를 유지하는 능력 같은 것이 그렇다. 이런 변화는 모든 사람에게 일률적이거나 필연적으로 찾아오는 것이 아니며 젊은 사람들 못지않은 혹은 그보다도 더 뛰어난 수준으로 기능하는 노인들도 많다. 뒤에 나오는 장에서는 인지적 변화와 유지에 대해 더 자세히 다루겠다.

몸에 자극을 주자

시각

우리는 나이가 들면서 눈의 건강과 시력에 영향을 미치는 일련의 변화를 경험한다. 노화와 관련해 시력에 생기는 가장 흔한 변화는 가까운 물체에 초점을 맞추기가 힘들어지는 노안老眼이다. 노안은 주로 수정체의 탄력이 떨어지고, 수정체의 형태를 조작해 초점을 조절하는 근육인 모양체근이 약해져 생기는 현상이다. 노안은 남성과 여성에게 똑같이 영향을 미치며 20대에 시작되는 경우가 많지만 보통은 40대나 50대가 되어야 그 변화를 감지할 수 있다. 안경을 쓰면 이 문제는 어렵지 않게 교정할 수 있다.

나이가 들면 눈은 갑작스러운 밝기 변화에 적응이 느려진다. 이 변화는 나이와 일정한 상관관계를 갖기 때문에 이것을 측정한 값만으로도 그 사람의 나이를 3년 오차 이내로 추정하는 것이 가능하다. 이런 변화는 사소한 문제로 치부할 수 없다. 차고에 있다가 햇빛이 눈부신 차도로 나오는 경우처럼, 어두운 곳에서 갑자기 밝은 곳으로 나왔을 때 눈이 거기에 적응하는 동안 일시적으로 눈이 멀 수도 있기 때문이다. 나이가 들면 어둑한 상황에서 사물을 보는 능력도 줄어든다. 조명을 끈 상태에서 2분 정도가 지나면 젊은 사람의 눈은 노인의 눈보다 거의 다섯 배 정도 더 예민해진다. 그리고 40분 후에는 그 차이가 240배로 벌어진다.

나이가 들면서 생기는 눈의 변화는 우리의 외모에도 영향을 미친다. 눈 주변의 조직들이 자연적으로 위축되고 지방을 잃어 위쪽 눈꺼풀은 아래로 처지고 아래쪽 눈꺼풀은 안쪽 혹은 바깥쪽으로 돌아간다.

이런 변화와 더불어 눈물 분비가 감소하면서 감염의 위험이 커진다.

나이가 들면서 녹내장, 백내장, 황반변성 등 눈의 질병에도 더 잘 걸린다. 눈의 압력이 높아지는 질병인 녹내장은 시력 상실로 이어질 수 있다. 홍채가 뻣뻣해지고 동공이 작아지며 수정체에도 다른 변화들이 일어나면 녹내장에 걸릴 확률이 커진다. 수정체에 다양한 물질이 점진적으로 축적되면서 야기되는 백내장은 대단히 흔한 질병으로, 이 병에 걸리면 시야가 흐려지고 색이 다르게 인식된다. 백내장에 끼는 물질이 노란색이기 때문에 수정체는 색 스펙트럼의 파란색 부위에 대한 투과성이 떨어져 파란색이 초록 기가 도는 파란색으로 보인다. 이런 필터 효과 때문에 머리카락을 하얀색이나 은색으로 염색하고 나서 자기 머리카락에 살짝 파란 기가 돌아도 눈치 채지 못할 때가 많다.

망막과 관련된 혈관 질환은 흔히 나타나지만 정상적인 노화의 결과로 망막에 변화가 나타나는지는 분명하지 않다. 망막 그리고 망막 색소층의 혈액 공급 변화는 황반변성으로 이어질 수 있다. 황반변성은 노인에게 시력 상실을 일으키는 가장 흔한 원인 중 하나다. 눈의 제일 바깥 표면인 각막의 변화도 일어난다. 하지만 이런 변화들은 보통 노화가 아니라 질병과 관련되어 있다.

청각

과도한 소음 노출로 인한 청력의 변화와 정상적 노화로 겪는 청력의 변화를 구분하기는 쉽지 않다. 이런 구분이야 어쨌건 간에 많은 노인들이 귀의 형태와 구조에 큰 변화를 경험하고, 청력 저하를 겪는다. 나이가 들면 달팽이관의 벽이 얇아지고 고막은 두꺼워지며 내이의 뼈와 관절들은 종종 퇴화하고 귀지의 생성은 감소한다. 내이에서는 코르티

기관의 유모세포와 와우신경세포가 소실되고 모세혈관이 두꺼워지며 나선인대가 퇴화한다. 이 모든 것들이 청력 상실에 기여한다.

노인성 난청이라고 하는 순음에 대한 청력 상실은 남성과 여성 모두 나이가 들수록 흔하다. 하지만 전체적인 손실은 여성에게 살짝 가볍게 나타나는 편이다. 낮은 주파수보다는 높은 주파수의 음이 영향을 더 많이 받는다. 나이가 들면 서로 다른 높이의 음을 구분하는 능력도 감소한다. 만 25세에서 55세 사이에는 음 높이 구분 능력 감소가 선형적으로 일어나지만 55세 이후에는 가파른 속도로 감소한다. 특히 아주 높거나 낮은 주파수의 음에서 두드러진다. 이것은 중요한 문제다. 순음 청력 소실이 없는 경우라도 음 높이 구분이 말을 인식하는 역할을 하기 때문이다. 조음명료도는 만 6세에서 60세 사이에 5퍼센트 미만으로 떨어지지만 그 후에는 급속히 악화되어 80세 이후로는 절정 때에 비해 25퍼센트 이상 떨어진다. 이런 현상은 식당처럼 주변에 소음이 존재하는 상황에서 더욱 뼈저리게 느낄 수 있다.

미각

미각의 예민함에 대한 증거는 아직 결론이 확실하게 나지 않았고 개인별로, 검사한 물질별로 다양한 차이를 보인다. 혀는 나이가 들면서 위축된다. 이로 인해 미각 감소가 일어날 수도 있다. 하지만 맛봉오리의 숫자는 변하지 않고, 이 맛봉오리의 반응성도 변하지 않는 것으로 보인다.

후각

남성과 여성 모두 50세 이후에는 후각이 급속히 떨어지고 후각에 관여하는 뇌 영역도 크게 퇴화한다. 80세가 되면 냄새 감지 능력이 최고 였을 때에 비해 50퍼센트 가까이 떨어지지만, 후각이 완전히 상실되는 것은 파킨슨병 같은 질병의 신호지 정상적인 노화 현상이 아니다. 음식을 구분하고 즐길 수 있는 것은 미각과 후각이 함께 작동하기 때문이다. 어떤 사람은 혼합된 음식을 미각과 후각으로 알아내는 데 어려움을 겪기도 한다. 7장에서는 미각과 후각에서 생기는 한계를 극복하는 기법에 대해 알아보겠다.

촉각

나이가 들면서 대부분 촉각이 무뎌지지만 이런 변화는 촉각의 유형에 따라, 신체 부위에 따라 다른 속도로 일어난다. 일반적으로 아픈 자극에 대한 반응은 나이가 들면서 줄어든다. 가벼운 접촉에 대한 각막의 예민함은 50세 이후에 줄어드는 반면 접촉에 대한 코의 예민함은 만 15세부터 줄어들기 시작한다.

집게손가락과 엄지발가락의 압력 촉각 역치는 여성보다 남성이 더 낮아진다. 촉각은 사람 사이의 친밀함에서 매우 중요한 측면이므로 자신의 배우자와 이런 변화들을 함께 탐험하는 것은 대단히 큰 만족을 주며 관계를 더 깊게 만드는 기회가 된다. 예를 들어 남성은 더 많은 신체적 자극을 받아야 발기 상태를 유지할 수 있을지 모르고, 한편으로는 성행위를 더 길게 끌고 갈 수 있어 양쪽 배우자 모두 즐거움이 더 커진다.

몸에 자극을 주자

여성은 평균 수명에 도달하기 훨씬 전에 생식 능력을 잃어버리지만 남성은 생식능력을 나이가 아주 많이 들어서까지도 유지한다. 여성에게서 난소에서 생산되는 난자 수의 급속한 감소는 나이와 대단히 정확하게 관련이 있다. 폐경 이후에는 난소에 난자가 남아 있더라도 아주 소수에 불과하며, 난소에 흉터가 남고 쇠약해진다.

폐경이 오면 난소의 에스트로겐 생산이 현저하게 감소한다. 이런 감소 때문에 일부 여성에게 안면 홍조와 자궁 및 질의 변화가 나타난다. 자궁의 안쪽 벽을 감싸고 있는 자궁내막이 얇아지고 결합조직은 증가한다. 질 벽이 얇아지고 분비액이 줄어들면서 성행위 시에 통증이 일어날 수 있으며 방광 조절의 상실에도 기여할 수 있다. 유방 조직에서 나타나는 변화는 호르몬 때문으로 낭종이 발생할 수 있다. 또한 인대가 늘어나고 근육 긴장도가 소실되면서 유방의 형태도 달라진다.

남성은 정자세포가 계속해서 형성되기 때문에 생식 기능의 감소가 점진적으로 일어난다. 전립선 조직은 흉터조직으로 대체된다. 또한 전립선의 분비선이 비대해지는데 특히 요도 주변이 심해진다. 테스토스테론 농도의 변화, 그중 디하이드로테스토스테론으로의 전환에서 생기는 변화가 이런 비대를 야기하는 것으로 보인다. 남성 성기에 일어나는 변화로는 혈류가 감소하고 내부 구조에 흉터조직이 형성되는 것을 들 수 있다.

나이가 들면서 일반적으로 성 활동의 빈도가 줄어드는데 이것이 어디까지가 노화 때문이고 어디까지가 환경 때문인지는 아직 밝혀지지 않았다. 어쩌면 가장 중요한 요인은 성생활에 의지가 있는지, 성생활을 함께 나눌 배우자가 있는지에 관한 부분인지도 모른다. 사회적 환경과 문화적 환경은 성 활동의 감소를 강요하는 경향이 있다. 특히 나이 많은 여성에게 더욱 그렇다.

성적 자극에 대한 반응성 감소같이 생식 기능에 영향을 미치는 생물학적 변화도 성 활동에 영향을 줄 수 있다. 폐경하고 나면 질의 윤활 작용이 감소하기는 하지만 폐경이 여성의 성생활에 어떻게 영향을 미치는지 예측하기는 불가능하다. 남성은 발기를 하고 그것을 유지하는 능력에 장애가 있을 수 있다. 노인 남성은 성기의 예민함이 떨어지기 때문에 발기를 위해 더 많은 자극이 필요할 수 있다.

심혈관계의 변화

나이가 들면서 심혈관계의 몇몇 측면에도 변화가 찾아오지만 이런 변화가 정상적인 노화의 결과인지 아니면 질병의 결과인지 분명하지 않은 경우가 많다. 예를 들어 혈압은 나이와 함께 증가하는 경향이 있다. 이것은 노화와 함께 자연적으로 혈관 벽이 딱딱해지면서 찾아오는 현상이라 할 수 있다. 하지만 나이가 들면서 혈압이 증가하는 현상이 기술 발달이 더딘 고립된 사회의 구성원들이나 정신병원같이 특별한 환경에서 나이를 먹은 사람들에게는 나타나지 않는 것을 보면 혈압 증가가 환경 때문이거나 스트레스와 관련 있을 가능성도 없지 않다.

심장 자체는 나이가 들면서 질병에 잘 걸린다. 심장의 박동을 만들어내는 조직에는 결합조직과 지방이 침투해 들어온다. 심장 전기전도 시스템의 다른 부분에도 이와 유사하지만 덜 극적인 변화들이 일어난다. 나이가 들면 심장 근육의 탄력이 변하고, 수축 시간이 길어지며, 심장을 자극하기 위해 투여한 약물에 대한 반응성이 낮아지고, 전기 자극에 대한 저항이 증가하는 등 심장 수축의 효율이 떨어진다.

노화가 진행되면서 심장은 스트레스에 대응하는 방식도 비효율적으로 변한다. 최대심박수가 선형적으로 감소하는데, 이 최대심박수는 보통 220에서 본인의 나이를 빼서 측정한다. 안정 시 심박수와 심장에서 분출하는 혈액의 양(심박출량)은 변하지 않는다. 심장이 격렬하게 일을 하고 있을 때는 최대심박수가 줄어들더라도 심박출량은 증가할 수 있다. 심장이 박동할 때마다 분출되는 혈액의 약, 즉 1회 박출량이 증가해 줄어든 심박수를 보상하기 때문이다. 노인은 스트레스를 받은 후에 심박수와 혈압이 안정 시 수준으로 돌아오는 데 시간이 오래 걸린다.

나이가 들면 혈관에도 변화가 찾아온다. 혈관의 안쪽을 감싸고 있는 세포의 크기와 형태가 불규칙해지고, 혈관 벽에 있는 층들이 결합조직으로 두꺼워진다. 주요 동맥들 역시 크기가 커지고 두꺼워진다. 다양한 기관으로 들어가는 혈류의 양도 감소하는데, 콩팥에서는 50퍼센트, 뇌에서는 15에서 20퍼센트 정도 감소한다.

호흡계의 변화

나이가 들면 호흡계에 나타나는 자연적인 변화로 폐의 기능은 감소하고 폐질환의 위험은 커진다. 하지만 이런 변화 중 일부는 규칙적인 운동으로 완화할 수 있다.

공기가 통하는 큰 길인 기관과 기도의 말단에 있는 작은 단위들은 나이가 들면서 팽창한다. 이해하기 어렵겠지만 이것 때문에 폐의 필수적인 표면적은 줄어들고, 폐에서 쓸모없는 죽은 공간은 오히려 늘어나는 결과가 생긴다. 폐의 탄력이 줄어들고 작은 기도들이 쪼그라들면서 이런 변화들이 더 악화된다. 이 모든 점들이 종합적으로 작용한 결과 우리는 더 많은 공기를 들이마시지만 그 공기를 완전히 뱉어내지 못한다. 매번 숨을 쉴 때마다 폐 속에 남는 잔존 공기의 양은 만 20세에는 전체 폐 용량의 20퍼센트 정도였다가 60세에는 35퍼센트 정도로 증가한다. 더군다나 80세 이후로는 늑골의 말단 부분이 흉골에 석회화되어 붙어버리기 때문에 흉벽이 더 경직되고 그 바람에 호흡 근육의 부담이 더 커진다.

또 한 가지 중요한 현상은 나이가 들면 폐가 산소를 혈류로 이동시키는 효율도 떨어진다는 것이다. 이런 산소 공급 감소가 일어나는 이유는 공기를 받아들이는 폐 부위와 혈류를 받아들이는 폐 부위가 일치하지 않기 때문이다. 혈류가 가장 많이 들어오는 폐 부위(폐의 바닥 부위)는 나이가 들면서 쪼그라드는 경향이 있는 부위이기도 하다. 그 때문에 이런 불일치가 나타난다. 기체 교환 능력의 측정치인 일산화탄소확산능력도 나이가 들면서 줄어든다. 전체적인 심폐기능의 측정치인 최대산소섭취량은 노화와 함께 줄어드는 경향이 있지만 운동에 크게 영향을 받기도 한다. 앉아서만 생활을 하던 노인이 지구력 운동을 하면 폐활량과 폐의 기능을 개선하는 효과를 볼 수 있다.

몸에 자극을 주자

전체적으로 보면 위장관(사실상 입에서 항문까지 하나의 연속적인 관으로 이루어짐)은 몸의 다른 부분에 비해 노화와 관련된 변화가 별로 없다. 특히 총 면적이 테니스장 크기의 두 배에 달하는 위장관의 내벽은 평생 동안 놀라운 재생 능력을 유지한다.

구강과 치아

치아 상실은 노화 때문에 자연적으로 일어나는 변화라 할 수 없다. 그보다는 구강 위생이 훨씬 더 주요한 요인이다. 충치와 잇몸질환은 치아 상실의 전형적인 원인이고, 둘 다 구강 관리를 잘하면 완화할 수 있다. 나이가 들면 치근 충치와 기존의 치아 수복물 주변으로 발생하는 충치가 많아지는 등 충치의 발생 위치에서 노화 관련 패턴이 나타난다.

치아를 상실한 노인은 식단의 변화를 경험하는 경우가 많고, 이것 때문에 영양실조에 걸릴 가능성이 높아진다. 틀니는 미각을 떨어뜨리고 정상적인 씹기 능력을 완벽하게 회복해주지도 못한다. 치아가 없는 노인은 삼키기 패턴에도 변화를 보이는 경향이 있다. 치아를 온전하게 갖고 있다 해도 노인들은 젊은 사람들처럼 효율적으로 씹지 못하고, 음식을 더 큰 조각으로 삼키는 경향이 있다. 노인은 젊은이에 비해 삼키는 데 50~100퍼센트 정도 시간이 더 걸릴 수 있는데 이는 아마도 음식을 삼키는 메커니즘에 생기는 미묘한 변화 때문일 것이다.

식도와 위

노인들은 음식이 식도를 따라 움직이는 식도운동esophageal motility에서 문제가 더 많이 발생하지만, 이런 문제들은 사실 노화보다는 당뇨, 중추신경계 장애, 신경 장애 같은 질병 때문에 생기는 것이라 할 수 있다. 위는 노화에 따라 내벽과 민무늬근이 얇아지고 백혈구가 많아지며 위벽에 림프양조직이 쌓이지만 이런 변화는 음식이 위를 통과해 움직이는 데 영향을 미치지 않는 것으로 보인다. 나이가 들면서 위액의 분비가 줄어들기도 하는데, 위산이 완전히 소실되는 것은 질병이 있음을 말하는 것이지 정상적인 노화 현상은 아니다.

소장과 대장

노화와 함께 소장과 대장 모두에서 변화가 일어나지만 삶의 질에 가장 큰 영향을 미치는 것은 대장의 변화다.

나이가 들면 소장의 내벽이 살짝 위축된다. 활발하게 먹지 않는 동안에는 소장을 이동하는 물질의 속도에 큰 차이가 없는 듯하나 먹는 동안에는 노인들의 장 근육 수축이 감소한다. 장이 음식과 약을 흡수하는 능력은 일반적으로 크게 변하지 않는다. 노인들은 비타민 A 같은 고지용성 화합물을 더 빨리 흡수하는 경향을 보이고, 당분, 칼슘, 철분을 흡수하고 대사하는 방식이 달라지기도 한다. 일부 당분(특히 유제품에 들어 있는 것)의 소화를 돕는 락타아제 같은 일부 효소의 활성은 노화와 함께 줄어드는 것으로 보이지만 다른 효소의 수치는 정상으로 유지된다. 한편 지방의 흡수 방식이 달라질 수 있는데 이것은 창자의 변화보다는 췌장의 변화와 더 관련이 있을지 모른다.

나이가 들수록 대장에서 일어나는 변화가 더 크다. 대장에서는 내벽이 위축되고 혈관의 기형이 흔해지며 근육층도 달라진다. 이런 요인들은 게실diverticula의 가능성을 높이는 역할을 한다. 게실이란 대장 내벽에 돌출되는 작은 주머니 같은 것을 가리킨다. 60세 이상의 사람들 중 30퍼센트 정도는 게실을 갖고 있다. 이 질환은 장 근육의 기능 장애 때문에 창자 안쪽의 압력이 증가해 생긴다. 혈관 근처 창자벽이 약해지는 것도 이 증상에 기여하는 또 하나의 요소다.

변비는 노년에 흔한 질병이다. 대장에서 음식의 이동이 느려지고 대장 근육 수축을 조절할 때 미묘한 변화가 일어나기 때문이다. 탈수가 약간 일어나는 것이 문제를 더 악화시킨다. 나이가 들면 마약성 수용체의 숫자가 늘어나는데 이것 때문에 노인이 마약성 약물을 복용하면 심한 변비가 생길 수 있다.

창자 속에 살고 있는 100조 마리의 세균을 장내세균총microbiome이라 하는데, 이것들이 건강을 유지하고 암, 염증성 장질환, 비만, 정신질환 등으로부터 우리를 보호하는 데 중요한 역할을 하기 때문에 이에 대한 연구가 점점 더 활발해지고 있다. 장내세균총은 우리 몸의 면역계와 강력하게 상호작용을 한다. 최근의 연구에 따르면 살아가는 동안 이 장내세균총에 이롭지 못한 변화가 일어난다고 한다. 이로운 세균은 줄어드는 반면 병을 일으키는 세균의 종류는 늘어나는 것이다.

간과 췌장

간과 췌장은 해독, 호르몬 생산, 소화 등 다양한 기능을 한다. 이 두 기관은 전반적으로 평생 동안 적절한 기능을 유지한다. 여기에 큰 기능

이상이 생기는 경우는 노화보다는 질병 때문이다.

간은 약물과 다른 화합물을 소화하는 데 중요한 역할을 하며, 이런 과정의 효율성은 나이가 들면서 떨어진다. 나이가 들면 간의 크기도 줄어들고 그 형태도 주변 기관의 외형에 따라 바뀐다. 노화한 간세포에는 지방산의 산화로 만들어지는 리포푸신 색소가 많이 들어 있는데, 이는 세포막이 손상을 입었다는 신호일 수도 있다. 노화한 간세포는 또한 부피가 커지고 화학 처리와 에너지 생산 등 몇몇 중요한 기능이 떨어진다. 그리고 전반적으로 노화한 간은 재생과 복구 능력이 저하된다.

췌장은 나이가 들면서 트립신이라는 소화효소 분비가 어느 정도 줄어들지만 다른 과정들은 변화가 없는 것으로 보인다. 췌장에서 일어나는 가장 흔한 구조적 변화는 소화액을 생산하는 샘꽈리세포의 위축이다. 일부 연구에서는 노인의 췌장 속에 흉터조직이 더 많다고 하는데 이것이 미치는 영향은 알려져 있지 않다.

콩팥의 기능

콩팥은 혈액을 여과하고 노폐물을 제거하는 데 핵심적인 역할을 한다. 나이가 들면서 콩팥은 크기가 25퍼센트에서 30퍼센트 정도 줄어들기 때문에 여과 표면의 면적도 줄어든다. 연구에 따르면 콩팥의 기능은 나이와 함께 꾸준히 떨어지는 경향이 있어 만 40세에서 90세 사이에는 1년에 1퍼센트 정도씩 감소한다고 한다. 일부 연구는 아주 고령의 나이에서 콩팥의 기능이 더 가파르게 떨어진다고 주장한다. 여과 기능이 낮아지면 일부 약물을 혈액에서 제거하는 기능도 떨어지고, 소변의 산성화도 감소한다. 소변을 최대한 희석하고, 최대한 농축시킬 수 있는 콩팥의 능력이 사구체여과율이라고 하는 혈액 여과 능력보다 훨씬 더 감소한다. 더군다나 노인은 염분, 수분, 혈압을 조절하는 콩팥의 호르몬 시스템이 탈수에 더 쉽게 지장을 받을 수 있다.

이런 변화들은 전형적으로 일어나는 것들이지만 피할 수 없는 변화는 아니며, 이런 것들로 삶의 질이 꼭 영향을 받는 것도 아니다. 20년 이상 사람들을 추적한 여러 연구에 따르면 노인의 3분의 1 정도는 콩팥 기능의 저하가 나타나지 않았고 심지어 기능이 향상되는 경우도 있었다.

혈액

일반적으로 혈액의 양은 평생 일정하고, 혈액을 생산하는 조직은 놀라운 재생 능력을 유지한다. 적혈구세포의 숫자, 크기, 헤모글로빈 농도의 정상 수치는 나이가 들어도 사실상 변함없다. 나이가 들면 적혈구가 약해지기는 하지만 적혈구세포의 평균수명은 일정하게 유지된다. 활성화된 골수의 양은 나이가 들면서 줄어들고 골수 지방은 늘어난다. 노인은 일반적으로 적혈구의 생산을 가속하는 능력이 약하지만 혈액 손실이 크게 일어났을 때의 반응은 손상되어 있기는 해도 보통 적절한 수준을 유지한다.

빈혈은 노년에 흔히 보이는 질환이긴 해도 노화에 따른 정상적인 생리적 결과물이 아니다. 빈혈은 항상 노화 말고 다른 원인이 있다.

가장 흔한 것으로는 영양실조, 혈액 손실, 악성종양의 존재 등을 들 수 있다. 백혈구 숫자와 혈소판 숫자는 나이가 들어도 변하지 않지만 몸을 감염, 악성종양, 독성 물질로부터 보호해주는 혈구세포들의 기능 일부는 노화에 영향받을 수도 있다.

남성과 여성의 차이

오늘날 전 세계 대부분의 국가와 지역에서는 여성이 남성보다 상당히 오래 사는 경향이 있다. 노화에 관한 어느 의학 학술대회에서 이 주제가 등장하자 발표가 끝나고 나이 지긋하신 남성분이 내게 와서 이렇게 말했다. "남자가 여자보다 빨리 죽는 이유는 뻔합니다. 여편네들이 남자들을 죽을 때까지 아주 들들 볶거든!"

사실 수정되는 순간부터 남성과 여성 사이에는 사망률의 차이가 있고, 평생에 걸쳐 서로 다른 요인들이 이런 패턴에 영향을 미친다. 예를 들면 Y염색체를 가지고 있는 정자는 X염색체를 가지고 있는 정자보다 난자를 수정시킬 확률이 더 높기 때문에 여자 수정란이 100개 만들어질 때 남자 수정란은 대략 170개 정도가 만들어진다. 하지만 성이 다른 배아는 자발적으로 유산이 되는 비율도 다르므로 출생 즈음에는 남성이 여성보다 약간 더 많다(여성 100명당 남성 105명 정도). 그리고 생식연령이 시작될 즈음에는 일반적으로 남성과 여성의 수가 같아지고, 이후로는 여성의 수가 남성의 수를 능가한다.

사회적으로 양상이 상당히 다양하게 나타나기는 하지만 중년을 넘어서면 남성의 남은 수명은 보통 여성의 75~80퍼센트 수준이다.

몸에 자극을 주자

예를 들어 출생 시 기대수명의 성차는 미국은 대략 6년 6개월 정도, 영국은 5년 3개월 정도, 러시아는 12년 정도, 인도는 반년 정도 여성이 길다. 이렇게 다양한 양상이 존재한다는 것은 사회적 요인이 남성과 여성의 수명에 영향을 미친다는 것을 암시한다. 여성이 생물학적으로 장수에 이점이 있는 것으로 보이는 증거들도 나와 있지만 일부 문화권의 생활 조건과 사회 관습은 이런 이점을 무력화시키는 경향이 있다. 예를 들어 남성과 여성이 사회적으로 대접받는 방식, 남성과 여성의 식이 습관과 작업 습관, 폭력에 노출되는 빈도 등의 차이가 건강과 수명에 큰 영향을 미친다. 이에 덧붙여 아이를 낳고 키우는 데 따르는 어려움이 여성의 생물학적 이점을 더욱 크게 상쇄해버릴 가능성도 있다.

여성이 장수할 수 있는 생물학적 토대는 분명하다. 극히 소수의 예외를 빼면 대부분의 종에서 암컷이 수컷보다 오래 산다. 여성은 X염색체가 두 개이기 때문에 한 유전자에 돌연변이가 생기더라도 여분이 마련되어 있는 반면 남성은 X염색체가 손상을 입었든 그렇지 않든 그 하나의 X염색체만으로 모든 유전자를 발현시켜야 한다. 어쩌면 여성은 이런 유전적 비축분 덕분에 신경, 내분비, 면역에서 효과적인 반응을 할 수 있는 다양한 레퍼토리를 확보하고 결국 이를 통해 잠재적으로 유해한 환경의 요구에 효과적으로 대처할 수 있는 이점을 부여받은 것인지도 모른다.

여성호르몬, 그중에서도 특히 에스트로겐, 그리고 임신과 수유를 할 수 있도록 회복탄력성을 갖춘 여성의 몸도 장수를 촉진시킨다고 할 수 있다. 에스트로겐은 혈액 내 지방에 이로운 효과를 가지고 있으며 여성을 조기 발생하는 심장질환으로부터 보호해주는 것으로 보인다.

남성과 여성은 뇌에도 큰 차이가 있다. 예를 들면 26주 정도로 발달 중인 태아의 초음파 사진을 보면 뇌의 좌반구와 우반구 사이의 소통에서 핵심적인 부분인 뇌들보가 남자아이보다 여자아이가 더 크다. 성인을 보면 여성의 뇌는 뇌의 양쪽에서 언어활동이 나타나는 데 반해 남성의 뇌는 주로 좌반구를 사용하는 경향이 있다. 학습 장애, 난독증, 말 더듬는 행동은 여자아이보다 남자아이에게서 훨씬 더 흔하다. 남성의 뇌는 기하학과 수학의 영역에서 더 유리할지도 모른다는 증거가 있다. 그리고 공격 충동과 분노를 조절하는 데 관여하는 뇌 영역은 여성이 더 큰 경향이 있다.

남성과 여성은 장수에 영향을 미칠 수 있는 행동 패턴도 다르다. 남자들은 여자들보다 더 큰 위험을 감수하는 경향이 있고 직장에서도 위험에 노출되는 경우가 더 많다. 남성은 운전도 더욱 공격적으로 하며 자동차 사고도 더 많이 경험하고 알코올중독과 흡연율도 더 높은 경향을 보인다. 분명하고도 즉각적인 사망 위험과 더불어 이런 행동은 심장질환과 악성종양 발병 가능성을 높일 수 있다. 반면 여성은 남성에 비해 건강에 대한 걱정이 더 많고 자신을 위험에 별로 노출시키지 않으며 자기 몸을 돌보는 일에 신경 쓰고 예방적인 관리를 추구하며 건강에 유리한 생활방식을 고수하는 경우가 많다.

수명 전반에 걸친 사망 원인을 살펴보는 것 또한 남성과 여성의 수명 차이에 접근하는 방법 중 하나다. 사망률 그래프를 성별로 확인해보면 폭력에 의한 남성의 초과사망률이 만 30세경에 4대 1정도로 정점을 찍는다. 10대 사망 원인에 대한 성별 사망률을 보면 당뇨병(이 경우는 위험이 남녀 동일)을 제외하고 모든 질병에서 남성의 초과사망률이 높게 나온다. 이런 성차가 생물학적 차이에서 기인하는지, 흡연

몸에 자극을 주자

등 자신이 선택한 생활방식의 차이에서 오는지는 논란이 있다.

이 모든 것이 의미하는 바는 무엇일까

이 장에서는 나이가 들면서 경험할 가능성이 높은 정상적인 변화와 마주할지도 모를 건강상의 위험에 대해 일부 검토해보았다. 자신의 노화와 활력을 생각할 때 이런 변화들이 지닌 일반적인 의미는 무엇일까?

노인의학 전문의로 수십 년 동안 일하면서 배운 한 가지 교훈이 있다면 노화는 천편일률적인 과정이 결코 아니라는 것이다. 사실 나이가 들수록 우리는 점점 더 차별화되고, 생물학적으로 독특한 존재가 되어간다. 신생아들보다는 80대 노인들에게서 생물학적 다양성이 훨씬 크게 드러난다. 시간이 갈수록 뚜렷한 차이가 존재하는 이런 상황에서 오직 나이만을 바탕으로 한 알고리즘의 임상적 접근방식을 사용하고, 융통성 없는 지침을 적용하려 들며, 진단, 치료, 자원 배분을 판에 박힌 한 가지 전략으로 해결하려 해서는 제대로 된 효과를 볼 수 없다. 의료인, 임상연구가, 보건의료정책 입안자들은 이런 점을 인식하고 적극적으로 고려해야 한다. 당신이 환자라면 자신을 담당하는 의료인과 인간적인 관계를 구축해 그들이 당신의 나이가 아니라 당신의 전체적인 건강 상태를 살펴보도록 만들어야 한다.

두 번째 교훈은 나이에 최소한의 영향밖에 받지 않는 생물학적 시스템은 흡연, 운동, 영양, 경제적 혜택 등 생활방식의 요인에 크게 영향받을 때가 많다는 점이다. 이런 요인들이 생리적 변화를 어떻게 이끌어내는지 정확한 메커니즘은 알려져 있지 않지만 만성 스트레스가 기여하고 있을 가능성이 높으며, 가능하다면 노화를 가속하는 것으로 보이는 이런 요소들을 줄이려고 노력하는 것이 좋다.

세 번째 교훈은 나이가 들면서 환경적인 요구사항은 점점 복잡해지는 반면 가용할 수 있는 자원은 점차 줄어들고 있는 처지에서 살아가야 하는 내재적 어려움을 개인적으로나 사회적으로 반드시 인식해야 한다는 점이다. 노화가 진행되면 여러 가지 기능이 떨어지는 데다 사회적 지위, 소득, 자긍심, 가족의 뒷받침(예를 들면 배우자의 죽음) 등이 사라지면서 상황이 더 악화된다. 그리고 노화와 함께 질병이 진행되는 경우가 흔한데 이로 인해 신체적 능력과 정신적 능력이 크게 떨어질 수도 있다. 그리고 이런 능력 변화가 사회적 변화 때문에 더 과장되거나 더욱 큰 영향을 미칠 수도 있다. 예를 들면 컴퓨터 사용 능력은 점점 더 중요한 사회적 기술로 자리 잡아가고 있지만 일부 노인은 시각적 문제나 경제적 제약 같은 장애 때문에 컴퓨터를 학습하기가 버거울 수 있다. 사회에서 기대하는 것들이 하루하루 복잡하게 달라지고 있다 보니 독립적인 생활방식을 갖고 있거나 자기 이미지를 꾸준히 발전시켜온 사람들에게는 이런 것이 특히나 문제가 될 수 있다. 더군다나 어떤 노인들은 물리적 환경의 변화에 희생되는 경우도 있다. 예를 들면 한때는 살기 좋았던 동네가 퇴보하면서 범죄가 증가하는 경우다.

노화와 질병은 미묘하고 복잡한 방식으로 연관되어 있는 것이 사실이지만 노화가 곧 질병의 축적을 의미하지는 않는다. 우리가 염두에 두어야 할 근본 원리는 생물학적 나이와 숫자상의 나이가 같지 않다는 점이다. 사람들은 저마다 다른 속도로 늙어가고 노화는 개개인

몸에 자극을 주자

안에서 서로 다른 시스템에 서로 다른 방식으로 영향을 미친다. 그리고 이런 영향은 주로 생활방식 같은 환경요인의 결과로 나타난다. 노화는 개인에 따라 너무도 다양한 모습으로 일어나기 때문에 우리 각자는 자기에게 맞는 노화 계획을 개발하고 실천에 옮겨야 한다. 각자의 개성을 무시한 천편일률적인 전략으로는 효과를 보기 어렵다.

6

사람은 활동이 부족하면 좋았던 상태도 망가지는 반면
몸을 자주 쓰고 체계적으로 운동을 하면 좋은 상태가 보존된다.
— 플라톤

영혼을 뒷받침해주고 마음의 활력을 유지해주는 것은 운동뿐이다.
— 키케로

왜 귀찮게 운동을 해야 할까?

4장과 5장에서는 노화의 과학을 맛보고, 몸이 노화할 때 예상되는 중
요한 신체적 변화들을 알아보았다. 사람의 노화에는 특정한 패턴과
경향이 존재하기는 하지만 그래도 어떻게 늙을지, 특히 나이가 들면
서 자신의 기능과 활력을 어느 정도까지 유지할지에 관한 문제는 사
람마다 천양지차다. 또한 노화에 따른 변화가 대체적으로 자신이 통
제할 수 있는 범위 안에 들어 있다는 핵심 내용이 독자들에게 효과적
으로 전달되었기를 바란다. 운동은 우리가 노화에 영향을 미칠 수 있
는 중요한 수단 중 하나다.

그림 5에는 운동을 통해 무엇을 얻을 수 있는지 나와 있다. 위쪽
선은 근골격계나 심혈관계 등 주어진 신체 시스템이 평생 동안 끌어
올릴 수 있는 잠재적 수행 능력의 최대치를 나타낸다. 체력을 잘 유지
하는 건강한 사람은 이 곡선이 거의 수평을 보이며 시간의 흐름에 따

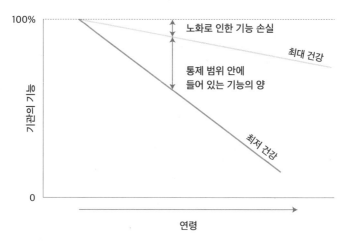

100%

노화로 인한 기능 손실

최대 건강

통제 범위 안에
들어 있는 기능의 양

기관의 기능

최저 건강

0

연령

그림 5 노화가 기관의 기능에 미치는 영향.
가장 위의 선은 평생 동안 이론적인 최대 기능치를 보여주고, 그 아래 선은 신체 시스템이
어떤 스트레스도 받지 않을 경우의 기능 손실 속도를 보여준다. 시간이 지나면서
이 두 선이 점점 더 벌어진다는 것은 중요한 의미를 함축한다.

른 감소가 최소로 나타난다. 이 곡선의 위치와 경사도는 다양한 환경
요인에 영향을 받으며 아마 유전자의 영향도 받을 것이다. 예를 들어
젊은 시절에 흡연을 했다면 말년에 호흡의 잠재력이 비가역적으로 줄
어들 수 있다. 아래쪽 선은 신체 시스템이 주로 휴식 상태에 머물고
절대로 스트레스를 받지 않는 경우의 위축 속도를 나타낸다. 신체 시
스템은 항상 이 두 곡선 사이의 어느 지점에서 기능한다.

시간이 흐르면서 이 두 곡선이 점점 벌어진다는 것은 세 가지 중요
한 암시를 지닌다. 첫째, 노화에 따라 일어나는 자연스러운 기능 감소
는 일반적으로 신체적 훈련과 환경요인에 의한 감소보다 정도가 약하
다. 둘째, 나이 들수록 기능 감소가 현저하게 일어날 확률이 커지기 때
문에 자기 관리가 더 중요하다. 마지막으로 셋째, 당신이 최적에 가까

운 몸 상태가 아니라면 나이가 들어서도 지금보다 건강을 향상시킬 기회가 남아 있다. 예를 들어보자. 신체 조건이 대단히 열악해 거의 아래쪽 선 근처에 머물러 있는 사람을 생각해보자. 운동을 하고 몸을 단련하면 이 사람은 기능 곡선을 위쪽 선에 가깝게 이동시켜 지금보다 훨씬 높은 수준의 신체를 유지할 수 있다. 어쩌면 늘 앉아서 생활하는 젊은이보다 뛰어나게 될지도 모른다.

운동은 몸의 기능과 삶의 질에 영향을 미치는 것에서 그치지 않고 심신을 쇠약하게 만드는 질병과 조기 사망의 위험도 줄여준다. 일례로 네덜란드의 연구자들이 계산해봤더니 50세에 적당한 운동을 하면 수명이 1년 반 정도 늘어나고, 강한 운동을 하면 수명이 그 두 배인 3년 이상 늘어난다는 결론이 나왔다. 더군다나 운동은 타인에게 의존하게 될 가능성을 줄여준다. 평균적인 65세 노인들은 장애 없이 살아갈 수 있는 수명을 대략 13년 정도로 예상한다. 이에 비해 대단히 활발하게 활동하는 65세 노인들은 적어도 평균 18년 이상을 장애 없이 살아갈 것으로 예상할 수 있다.

운동이 효과가 있는 이유

운동은 신체가 가지고 있는 성장과 회복의 생화학적 메커니즘에 잠재적인 영향력을 행사한다. 성장과 회복은 하락과 쇠퇴를 야기하는 생물학적 과정에 맞서 항상 균형을 이루며, 우리의 생물학적 시스템은 정지해 있지 않고 끊임없이 갱신된다. 젊을 때는 생화학적 시스템이 성장과 회복에 맞춰 유전적으로 프로그램되어 있는 듯하지만 나이가

몸에 자극을 주자

들면서 하락과 쇠퇴가 두드러지는 생물학적 효과로 대체된다. 규칙적인 근육 활동이 없으면 근육은 위축되고 우리는 질질 끄는 걸음걸이로 느리게 걷게 된다. 그리고 조금만 움직여도 숨이 차고 서 있는 것도 불안정해진다. 다행히도 이런 일련의 현상들을 최소화할 수 있다. 바꿔 말하면 우리가 늙어서 그렇다고 생각하는 노쇠 현상들을 상당 부분 예방할 수 있고, 초기 단계에서는 되돌려놓는 것도 가능하다는 말이다. 여기서 핵심은 규칙적인 운동으로 몸을 자극하는 것이다. 무엇을 하고, 그것을 얼마나 오래 하느냐에 따라 상당한 차이가 만들어진다.

운동의 생화학을 조금 더 깊게 파고들어 어떻게 하면 성장과 회복을 촉진시키고, 하락과 쇠퇴의 경향을 극복할 수 있을지 살펴보자. 염증은 손상에 대한 몸의 화학적 반응이고 일반적으로는 치유를 위한 선천적인 보호 메커니즘이다. 하지만 염증은 양날의 칼이 될 수도 있어서 과도한 염증 반응은 여러 가지 흔한 질병과 연관 있다고 알려져 있다. 염증은 치유가 시작되도록 성장과 회복을 개시하는 화학 신호를 자극한다. 하지만 동시에 그와 관련된 일련의 생화학적 과정인 발적(빨갛게 부어오름), 부기, 발열, 통증, 조직 파괴 등의 증상도 만들어낸다.

운동을 하면 염증 반응의 혜택을 이용할 수 있다. 몸이 움직일 때마다 우리 근육들은 나머지 몸과 소통하기 위해 화학적 메신저를 보낸다. 근육 및 염증과 관련된 가장 중요한 화학 신호 중 하나는 인터류킨-6IL-6다. 염증 반응이 일어나는 동안에는 IL-1이나 종양괴사인자-알파TNFɑ 같은 다른 화학적 메신저가 IL-6의 분비를 촉발한다. 반면 운동을 하는 동안에는 근육이 수축할 때마다 IL-6가 혈류로 분비된다(다른 화합물은 분비되지 않는다). IL-6은 TNFα와 IL-1의 자극 없이 골격근에서 고농도로 분비될 경우 항염증 작용을 하는 듯하다. 근육의 수축은 수축되는 근육의 양에 정비례해서 IL-6 생산을 통제하는 유전자를 활성화시킨다. 그래서 근육 운동이 많아질수록 IL-6가 더 많이 생산된다. 이에 더해 근육의 에너지 비축분이 고갈되면 IL-6의 분비량이 많아진다. 종합해보면 운동을 하는 동안 지속적인 근육 수축을 통해 근육 에너지가 고갈되면 혈장 속 IL-6의 양이 활동이 없을 때보다 20배에서 100배까지 늘어날 수 있다.

지금부터가 중요한 부분이다. 지속적인 운동을 시작하고 30분 정도가 지나면 이 높아진 IL-6 수치가 대사 스위치를 눌러 몸에게 지방을 태우고 에너지 조절을 통제하고 IL-10 같은 매개체를 분비해 성장과 회복의 주기가 돌아가도록 자극하라고 말한다. 고마운 점은 이 스위치가 약 24시간 정도 눌린 상태에서 머문다는 것이다. 그 결과 낮게 깔려 있던 하락과 쇠퇴의 배경 소음이 IL-10의 분비 덕분에 역전된다. 이것이 운동이 염증 감소, 포도당 내성 개선, 신체 조직의 복구 등에 이로운 영향을 미치는 화학적 토대의 일부다. 한 번에 30분을 걷는 것이 15분씩 세 번을 걷는 것보다 더 나은 이유도 이 메커니즘으로 설명할 수 있다. 짧은 산책으로는 대사 스위치가 절대로 켜지지 않기 때문이다. 매일매일 적어도 30분 간 지속적인 운동을 함으로써 우리는 우리 몸의 화학 요소를 하락과 쇠퇴에서 성장과 회복으로 돌려놓을 수 있다.

활성산소와 맞서 싸우기

4장에서 보았듯이 활성산소는 노화와 관련된 쇠퇴의 주요 원인이라 할 수 있다. 활성산소가 노화에서 중요한 생물학적 토대라면 활성산소를 감소시키는 활동이 노화의 영향을 완화해줄지 모른다는 추측이 자연스레 가능해진다. 쇠파이프에 낀 녹이나 공기 중에 둔 사과 혹은 아보카도 조각이 갈색으로 변색된 것을 보면 산화로 발생하는 퇴화 과정을 시각적으로 분명하게 확인할 수 있다. 우리 몸속에서 발견되는 활성산소는 대부분 세포마다 들어 있는 작은 발전소인 미토콘드리아에서 기원한다. 미토콘드리아는 에너지 생산 과정의 부작용으로 활성산소를 만들어내기도 한다. 과도한 햇빛 노출 같은 환경요인으로 활성산소 생성이 극적으로 증가할 수 있다. 아마 정서적 스트레스에 시달리는 동안에도 그럴 것이다. 이렇게 추가적으로 발생한 활성산소는 미토콘드리아에 손상을 입힐 뿐만 아니라(그로 인해 더 많은 활성산소가 만들어진다) 세포막이나 DNA 같은 다른 세포 구성요소에도 손상을 입힐 수 있다.

산소를 다루는 것은 대단히 위험한 작업이기 때문에 우리 몸은 활성산소를 억제할 정교한 화학 과정을 진화시켰다. 노화와 관련된 활성산소의 손상을 막을 수 있는 도구 중에서 가장 중요한 것 두 가지가 바로 운동과 좋은 영양이다. 나이가 들면서 우리 몸은 선천적으로 타고난 항산화 메커니즘의 일부가 약해진다. 운동은 우리 몸의 항산화 방어체계를 북돋아 상실된 메커니즘의 일부를 실제로 되돌려놓을 수 있다. 이런 식으로 운동은 산소 사용의 효율을 높이는 한편 활성산소의 생산을 줄이는 역할을 한다. 더불어 과일, 채소, 녹차, 다크초콜릿

같은 일부 식품에는 이런 과정에 도움을 줄 항산화제가 풍부하게 들어 있다.

하지만 모든 운동이 다 똑같지는 않다. 고강도 운동은 실제로 활성산소의 생산을 증가시키지만 규칙적인 운동은 보호 메커니즘을 더 크게 북돋아주기 때문에 활성산소로 인한 손상을 막아준다. 여기서 나오는 한 가지 중요한 결론은 평소에는 주로 앉아서 생활하다가 주말에만 가끔씩 격렬한 운동을 반짝 하는 '주말의 전사'의 경우에는 이때 만들어지는 활성산소가 항산화 방어체계를 압도할 수 있다는 점이다. 이런 상황에서는 활성산소로 인한 손상이 증가하기 때문에 운동을 안 하느니만 못한 경우가 될 수 있다. 가장 중요한 것은 체계적인 운동 프로그램을 세우는 일이다. 그리고 이로운 효과를 유지하기 위해서는 매일 운동하는 것이 훨씬 더 중요하다. 그렇게 하면 활성산소로 인한 손상은 줄이면서 성장과 회복 메커니즘은 강화하는 효과를 누릴 수 있다.

진화를 활용하자

대략 250만 년 전 우리 선조들은 자신과 가족의 목숨을 부지하기 위해 충분한 음식을 찾아내야 하는 벅찬 문제를 날마다 마주해야 했다. 그들이 하루 동안에 주로 하는 일은 채집과 사냥, 새로운 먹을거리를 찾아 먼 거리를 걷는 것이었다. 사냥을 하려면 사냥감을 잡기 위해 40미터에서 100미터 정도의 거리를 전력 질주해야 했다. 아마 달리면서 돌을 던지거나 날카롭게 다듬은 창을 던졌을지도 모른다. 그 다음

몸에 자극을 주자

에는 그렇게 잡은 동물을 야영지까지 짊어지고 와야 했다. 짧고 격렬하게 터져 나오는 운동, 그리고 장시간 동안 천천히 이루어져 지구력 활동이라 불리는 이 두 가지 유형의 신체 활동은 몸에 요구하는 바가 서로 매우 다르다. 그 결과 인간은 상황에 따라 완전히 다른 방식으로 에너지 태우는 방법을 진화시켰다.

여기서 우리가 배워야 할 중요한 교훈은 운동의 유형이 달라지면 몸 안에서 노화 과정을 늦출 수 있는 서로 다른 화학 과정들이 자극을 받는다는 점이다. 먹을거리를 채집하거나 먼 거리를 걷는 것과 비슷한 활동을 할 때 우리 몸은 지방을 연료로 사용한다. 반면 전력 달리기나 빠른 반응의 활동을 할 때는 포도당을 연료로 사용한다. 골격근은 보통 지방을 태우는 것을 좋아한다. 지방은 에너지 밀도가 더 높고 대사가 더 효율적이기 때문이다. 하지만 물리적 제약 때문에 지방을 태우는 속도에는 한계가 있다. 모두들 알다시피 지방은 근육이 아니라 주로 허리 주변, 엉덩이, 허벅지 등에 자리한 지방세포에 저장되어 있다. 대사적 요구가 낮은 시기에는 지방이 트리글리세라이드라는 커다란 수송 분자를 이용해 혈액순환을 통해 근육으로 이동해야 한다. 구조적으로 보면 이 화합물은 긴 지방산 세 개가 달린 연과 닮았다. 이 꼬리는 지방이 혈액에 잘 녹아들게 만드는 역할을 한다. 바퀴가 열여덟 개 달린 육중한 트럭이 좁은 산악도로를 달리기가 쉽지 않듯이 한 번에 좁은 근육의 모세혈관을 뚫고 연료를 전달할 수 있는 트리글리세라이드의 숫자도 많지 않다. 규칙적으로 운동을 하다 보면 시간이 지난 후에는 모세혈관이 새로 추가될 수 있지만 그래도 일어날 수 있는 지방 대사의 양에는 여전히 한계가 있다.

지방을 통해 공급할 수 있는 양보다 대사적 요구가 더 큰 경우(들소를 추격하고 있는 경우나 고강도로 운동하고 있는 경우)에 미토콘드리아는 지방뿐만 아니라 포도당도 쓰기 시작한다. 우리 몸은 포도당을 글리코겐 형태로 근육세포에 저장해 이런 신속한 에너지 반응에 대비한다. 격렬한 활동이 일어나는 동안 근육세포들은 저장해놓았던 포도당을 분해해 젖산을 만들어낸다. 여기서 얻는 종합적인 효과는 노화 때문에 일어나는 손실에도 불구하고 근육과 뼈가 자신의 생물학적 활력을 유지할 수 있다는 것이다.

인류의 진화 역사 초기에 진화한 인간의 또 다른 능력은 땀을 통해 체열과 노폐물을 제거하는 능력이다. 이런 능력이 없었다면 오래 지속하는 운동은 불가능했을 것이다. 이런 능력 덕분에 우리의 초기 선조들은 오랜 시간에 걸쳐 사냥감을 쫓아다닐 수 있는 결정적인 진화적 이점을 갖게 됐다. 나이가 들면 땀의 분비도 줄어들지만 규칙적인 운동은 이런 손실 속도를 늦출 수 있다. 바꿔 말하면 규칙적으로 운동을 하면 우리가 원할 때 혹은 환경이 요구할 때 더 긴 시간 동안 몸을 쓸 수 있다는 말이다. 내 환자 중 한 분이 한번은 크루즈를 타고 유럽으로 여행을 갔는데 조금 나이 어린 동료들보다 먼저 다리에 힘이 빠지는 바람에 다들 배에서 내려 나들이를 갈 때 자기만 혼자 배에 남아 있었다고 불평했다. 우리는 이 부분에 대해 논의했고, 그 후로 그 환자분은 매일 규칙적으로 열심히 운동했다. 나중에 그 환자가 지중해 여행을 마치고 다시 병원을 찾았을 때는 얼굴이 환하게 펴 있었다. 혼자 뒤처지는 일 없이 여행 내내 친구들과 함께 계단을 오르고, 자갈길을 따라 오래 걸었다고 했다. 얼핏 지나가듯 얘기하기론 그 전에는 여행하면서 그렇게 땀을 많이 흘려본 기억이 없다고 했다.

몸에 자극을 주자

7

음식이 곧 약이고, 약이 곧 음식이어야 한다.
— 히포크라테스

어차피 먹어야 산다는 것은 누구에게든 불가피한 일이지만
얼마나 똑똑하게 먹을 것인지는 하나의 예술이다.
— 라 로슈푸코

무엇을 먹어야 할까

영양이 건강과 질병에서 중요한 역할을 한다는 것을 부정하기는 힘
들다. 음식은 또한 인생의 즐거움이기도 하며, 우리 몸에 생리적인 영
향뿐만 아니라 심리적인 영향도 미친다. 일반적으로 나이가 들었다고
해서 젊을 때와 다르게 먹어야 할 이유가 없다는 점은 참으로 고맙고
다행스러운 일이다.

연구에 따르면 어떤 질병에 걸린 경우를 제외하면 노인도 다른 사
람들이 먹는 것과 똑같은 음식을 필요로 한다. 다만 먹는 양이 젊은
시절에 비해 살짝 줄어들 수는 있다. 살아가는 내내 해당되는 이야기
지만 다양한 음식과 영양분을 두고 어떤 것은 좋다, 어떤 것은 나쁘다
고 하는 지나치게 단순화된 조언은 모든 사람에게 효과를 보기 어려
우며, 1장에서도 얘기했듯이 식이요법 다이어트가 오히려 건강을 위
협할 수도 있다. 더군다나 한 사람이 한 가지 식이요법으로 성공했다

고 해서 다른 식이요법은 그보다 못하다고 할 수 없다. 건강과 장수를 보장해주는 단 하나의 '올바른' 식이요법이란 것은 존재하지 않는다는 말이다.

영양학의 창립자 중 한 명인 그레이엄 러스크Graham Lusk는 1927년에 이렇게 말했다. "저는 영양학이 우리에게 말해줄 수 있는 모든 내용을 한 문장으로 요약할 수 있습니다. 여러분의 환자들에게 잘 요리된 음식을 충분히, 다양하게 잘 차려서 좋은 사람들과 함께 어울려 먹으라고 하세요." 90년 이상이 지난 오늘날에도 이 조언은 여전히 그 빛을 잃지 않고 있다. 다양한 음식을 섭취하라는 충고는 알려진 유형의 영양실조나 혹시 모를 영양실조를 막아줄 보호막이 되어준다. 이것은 나이에 상관없이 모든 사람에게 도움이 되는 충고지만 노인들에게는 특히나 도움을 준다.

전체적으로 보면 우리의 식습관은 나이가 들어도 똑같이 유지될 듯하지만, 노화와 관련된 식습관의 변화 중 알아두어야 할 것이 있다. 예를 들어 나이가 들면서 우리는 소비하는 칼로리 양이 줄어드는 경향이 있으므로 먹는 양을 조금은 줄일 필요가 있다. 또한 나이가 들면 일부 만성질환의 발병 위험이 높아지기 때문에 식단의 질이 그 어느 때보다도 중요하다.

영양학적 충고는 가려서 들어라

음식이라는 주제를 두고 놀랄 만한 편견들이 발전해왔다. 식품이 우리의 삶과 경험에 미치는 잠재적 영향력을 고려하면 이런 편견들이

몸에 자극을 주자

생기는 것이 그리 놀랄 일이 아닌지도 모르겠다. 아주 솔직히 말하자면 우리는 음식, 유전학, 장내세균총, 특정 질병 그리고 전체적인 건강 사이에 이루어지는 복잡한 관계에 관해 상대적으로 아는 것이 거의 없다. 하지만 지식이 제한되어 있다고 해서 수 세기에 걸쳐 전문가와 일반인을 비롯한 수많은 작가들이 대부분의 질병을 고쳐준다는 기적의 만병통치 식생활을 신봉하는 열정을 막을 수는 없었다. 영양에 관한 현대적 사고방식의 맥락을 이해하자는 의미로 과거의 몇 가지 영양학 이론들을 간략히 살펴보자.

1829년에 19세기 중반의 절제운동에서 영감을 받은 장로교 목사 실베스터 그레이엄Sylvester Graham은 곱게 간 흰 밀가루와 거칠게 간 밀기울, 씨눈으로 만든 빵 종류를 발명했다. 그는 알코올중독과 성욕을 억누르는 데 도움이 될 만한 음식을 만들고자 했다. 알코올중독과 성욕이 부적절한 식생활과 관련이 있다고 생각했기 때문이다. 이렇게 만들어진 그의 발명품에 그레이엄 크래커라는 이름이 붙었고, 그의 이름은 후세에 영원히 전해지게 됐다. 20세기로 접어들 무렵에는 구루병(아동의 비타민 D 결핍증)을 치료해주는 것으로 알려진 대구의 간유가 발육이 나쁜 아이들이 먹어야 할 음식의 표준 처방으로 자리 잡았다. 폐당밀은 20세기 초반의 굿헬스 운동 덕에 인기를 얻은 또 하나의 만병통치약이다.

19세기 초반에는 의학 역사상 혁명과도 같은 발견이 이루어졌다. '바이탈 미네랄(생명에 필수적인 미네랄)'을 축약해 비타민이라 이름 붙은 소량의 미네랄 성분이 건강에 필수적이라는 사실이 밝혀진 것이다. 흥미롭게도 사람들은 그 원리를 이해하지 못하면서도 비타민에 바탕을 둔 치료법을 수천 년 동안 이용해왔다. 예를 들면 고대 이집트인들은 야맹증을 치료할 때 비타민 A가 풍부하게 들어 있는 간을 먹으라고 권했다. 지금은 야맹증이 비타민 A의 결핍으로 일어난다는 것이 밝혀졌다. 1753년에는 스코틀랜드의 외과의사 제임스 린드 James Lind가 출혈, 상처 치유 저해, 사망을 불러오는 괴혈병을 감귤류 과일이 예방해준다는 것을 증명하는 논문을 발표했다. 하지만 그는 괴혈병의 근본 원인이 비타민 C이고, 그 치료법 역시 비타민 C라는 것을 알지 못했다. 그러다 결국 18세기 말과 19세기 초의 연구들을 통해 각기병(티아민 혹은 비타민 B1 결핍), 펠라그라(니아신 혹은 비타민 B3 결핍), 구루병(비타민 D 결핍) 등을 야기하는 비타민 결핍증이 알려지게 됐다.

사람이란 존재가 원래 그런 것인지, 비타민이 발견된 뒤 머지않아 다이어트 신봉자, 제약회사, 돌팔이 사기꾼들은 비타민이 건강을 개선하고 에너지를 북돋우며 감염 저항성을 높여주고 정력을 강화하며 심지어는 체취도 개선해준다는 영양학 광고와 선전문구를 쏟아냈다. 지금은 비타민 A나 D 같은 일부 비타민은 고용량으로 복용하면 독성을 일으킬 수 있고, 심각한 질병은 물론 심지어 사망을 유발할 수도 있다는 것이 잘 알려져 있다.

현대과학에서는 한 종류의 종합비타민제를 복용하는 것을 지지하고 있다. 대규모의 종적 연구를 통해 나이가 들면서 미묘한 영양실조가 생길 가능성이 커진다는 것이 설득력 있게 입증됐기 때문이다. 하지만 매년 수십 억 달러어치나 소비되고 있는 비타민 보충제들은 대체적으로 낭비나 다름없다. 내 스승 중 한 분인 맥 립킨 시니어 Mack Lipkin Sr. 박사는 이렇게 말하곤 했다. "비타민을 따로 복용하는 사람들은 약병과 변기를 연결하는 파이프를 자처하는 셈이지."

좀 더 최근에 인기를 끌고 있는 영양학의 유행 중 하나는 유기농 식품이다. 이것을 지지하는 사람들은 화학물질이 들어 있지 않은 과일과 채소의 이로운 점을 특히나 옹호한다. 독성 살충제와 세균 병원체가 우리 건강에 해로울 수 있다는 증거는 나와 있지만 유기농 제품으로 판매되는 식품들이 전통적 방식으로 재배된 식품에 비해 영양학적으로 특별한 이점이 있다는 증거를 찾기는 힘들다.

균형 잡힌 식생활을 위한 합리적인 접근

세심한 연구를 통해 몇몇 식생활이 장수와 건강 유지에 도움이 되는 것으로 밝혀졌다. 생선을 주로 먹는 지역은 장수하는 경향이 있고, 과일과 채소를 주로 먹는 지역도 마찬가지다. 곡물을 주식으로 삼는 지역도 상황이 나쁘지 않은 것으로 보인다. 심지어는 아프리카의 마사이족처럼 고기와 고포화지방, 고콜레스테롤 식품을 대량으로 섭취하는데도 아테롬성 동맥경화증이 상대적으로 거의 발병하지 않고 건강을 유지하는 지역도 존재한다. 하지만 최근 들어 서구화된 식생활이 침투해 이들도 기존 식습관의 장점을 잃어버렸는지도 모른다.

장수를 촉진하는 단 하나의 식습관 같은 것은 존재하지 않는 것으로 보이고 따라서 이상적인 끼니 구성도 존재하지 않는다고 할 수 있다. 어떤 사람들은 하루에 한 끼만 먹고도 잘 사는 반면 어떤 사람은 무려 여섯 끼나 먹는다. 어떤 사람들은 배가 부르도록 먹는 일이 좀처럼 없고 가볍게 자주 먹는데, 이런 사람들 역시 건강하게 늙는 것으로 보인다.

전체 인구집단에 적용할 수 있는 하나의 이상적인 식생활은 존재하지 않지만 개인에 따라서는 자신의 유전적 소인을 바탕으로 특정 식습관 제한법이나 접근법을 이용해 혜택을 볼 수 있다. 예를 들어 어린 나이에 심장마비나 뇌졸중이 잘 걸리는 가족력이 있는 사람은 지방을 다루는 능력이 부족한 경우일 수 있으므로 콜레스테롤과 포화지방 함량이 낮은 식단과 지질강하제 복용을 병행하면 효과를 보면서 수명을 연장할 수 있을지 모른다. 셀리악병이 있는 사람도 또 다른 사례로 꼽을 수 있다. 이 경우에는 소장에 손상을 입히는 면역반응을 촉발하지 않도록 식단에서 글루텐을 배제하면 도움이 된다.

어떤 식생활이 좋으냐는 질문에 하나의 해답이 존재하지 않는다고 해서 아무것이나 먹고 싶은 대로 막 먹어도 된다는 의미는 아니다. 건강을 악화시키고 질병, 심지어는 조기 사망을 직접적으로 촉진할 수도 있는 식습관이 분명 존재한다. 우리가 무엇을 먹느냐에 따라 노화와 관련된 하락의 속도와 심각성이 큰 영향을 받을 수 있다. 지금부터 소개하는 영양학적 조언은 심신을 쇠약하게 만드는 질병을 피하고, 충만한 삶으로 장수할 수 있게 도와주는 폭넓은 식생활 접근방식에 관해 현재의 연구가 밝혀낸 내용들을 요약한 것이다.

마이플레이트 따르기

미국 농무부의 정책 및 영양센터에서 개발한 마이플레이트는 영양학의 기본 원리를 신속하게 요약해 보여준다. 마이플레이트를 따른다는 것은 결국 영양이 풍부한 음식으로 식단 대부분을 구성하고, 포화지방과 정제설탕 및 밀가루의 양을 제한하는 일이다. 이 지침에서는 접시의 절반을 과일과 채소로 채울 것을 권장한다. 여기에는 어떤

몸에 자극을 주자

종류의 채소와 과일이 와도 상관없지만, 주스를 마시는 일은 신중할 필요가 있다. 잘 팔리는 주스 중에는 실제 과일이 아주 조금 들어 있는 것이 많다(100퍼센트 과일 주스를 찾아보자). 일반적으로 만 50세 이상의 남성과 여성은 하루에 대략 1.5~2컵 정도의 과일, 2~2.5컵 정도의 채소, 85그램 정도의 곡물, 140~155그램 정도의 단백질, 그리고 세 차례 정도의 유제품 섭취가 필요하다. 마이플레이트 웹사이트 ChooseMyPlate.gov에서는 1인분 용량의 정의를 비롯한 추가 정보를 제공하고 있다. 콩(채소라 할 수 있는 깍지콩, 리마콩, 완두콩은 제외)은 훌륭한 식물성 단백질 공급원이고 채소가 아니라 단백질로 분류한다. 곡물은 통곡물(곡물 알갱이가 통째로 들어 있음)과 정제곡물(갈아서 통곡물에서 씨눈과 기울이 제거된 형태)로 나뉜다. 하루에 먹는 85그램의 곡물 중 적어도 절반은 통곡물을 섭취하자. 파스타는 곡물로 친다. 식이 단백질에는 육류, 해산물, 계란, 가금류, 견과류, 씨앗, 콩, 완두콩 등이 포함된다. 유제품으로는 우유 또는 버터, 치즈, 요구르트, 푸딩, 아이스크림같이 우유로 만든 음식이 해당된다. 두유 역시 유제품으로 친다.

뭘 먹는지 알고 먹자

신선한 과일이나 채소같이 몸에 좋은 최고의 식품들 중에는 영양성분 표시 라벨이 붙은 것이 없다. 이것은 일반적으로 문제될 것이 없다. 이런 것들은 원래 영양이 풍부하기 때문이다. 하지만 포장식품은 대부분 영양 정보와 제품의 성분이 나열된 영양성분표시 라벨이 붙어 있다. 이 라벨을 읽을 줄 알면 몸에 좋은 제품을 선택하는 데 큰 도움이 된다. 나이가 들면 자신의 예산 한도 안에서 영양학적으로 건강에 가장 좋은 선택을 내릴 필요가 있는데, 이때 영양성분표시 라벨을 이해하는 것은 특히나 중요하다. 영양성분과 같은 정보는 깨알같이 작은 글씨로 인쇄되어 있는 경우가 많고 어떤 것은 어두운 오렌지색 바탕에 빨간 글씨로 찍혀 있는 등 대비가 덜한 색으로 인쇄되어 있기도 하다. 따라서 식료품을 사러 갈 때 돋보기안경을 가져가는 것도 좋은 방법이다.

제일 먼저 눈여겨봐야 할 것은 1회분의 용량이다. 나머지 수치가 이 값을 바탕으로 하고 있기 때문이다. 그다음으로 확인해볼 부분은 1회분당 칼로리와 지방에서 나오는 칼로리의 양이다. 유용한 법칙을 하나 말하자면 지방에서 나오는 칼로리가 30퍼센트가 넘는 식품은 되도록 줄이는 것이 좋다. 퍼센트 일일 권장량percent daily value, %DV은 특정 영양분의 퍼센트를 2,000칼로리의 하루 식단을 바탕으로 계산해서 알려준다. 만약 %DV가 20퍼센트 이상이면 그 음식은 해당 영양분의 적정한 공급원이라 할 수 있다. 반면 %DV가 5퍼센트 미만이라면 그 음식은 해당 영양분의 적정한 공급원이 될 수 없다.

영양성분은 무게가 가장 많이 나가는 것에서 가장 적게 나가는 것 순으로 나열되어 있다. 당분과 지방에 붙어 있는 다른 이름에 속지 말자. 예를 들어 자당, 포도당, 과당처럼 '당'으로 끝나는 단어는 그것이 일종의 당분임을 의미한다. 그리고 당분은 옥수수 시럽, 증발시킨 사탕수수 주스, 당밀, 꿀 등 어디서 기원했는가에 따라 이름이 붙기도 한다. 지방의 유의어로는 라드(돼지비계를 정제하여 하얗게 굳힌 것), 버터, 마가린과 식물성경화유, 코코넛유, 야자유, 홍화유 같은 기름 종류가 있다.

몸에 자극을 주자

섬유질의 중요성

내가 먹은 것이 곧 내가 된다는 옛말이 있다. 내가 보기에 이 말은 절반의 진실을 담고 있다. 내가 먹는 것이 내가 되는 것이 아니라 내가 소화한 것이 내가 된다. 섬유질은 식물성 식품의 일부를 구성하는 성분으로 우리 몸은 이것을 소화하지 못한다. 섬유질은 사실상 거의 변화 없이 위장관을 그냥 지나쳐가지만 건강을 유지하는 데에는 대단히 중요한 역할을 하고 그 역할 중 일부는 나이가 들수록 더욱 중요하다. 예를 들자면 섬유질은 변비를 완화하고 창자의 규칙적인 운동을 촉진하며 식후에 일어나는 혈당의 변동을 줄여주고 식욕을 줄이는 데 도움을 주며 어쩌면 심장질환이나 대장암의 위험을 낮추는 역할을 할 수도 있다.

미국의학연구소에서는 하루에 35그램의 식이섬유 섭취를 권고한다. 사람들 대부분은 이 목표에 한참 못 미쳐서 평균 12그램에서 18그램 정도의 식이섬유만 섭취하고 있다. 천연 식이섬유를 많이 섭취할 수 있는 쉬운 방법은 파워 푸딩Power Pudding이다. 이것은 내가 노련한 노인의학 임상 간호사로부터 배운 음식으로, 소개하자면 자두 주스 한 컵, 밀기울 플레이크 한 컵, 사과 소스 한 컵을 잘 섞은 다음 냉장고에 보관해두면 된다. 처음에는 매일 아침 티스푼으로 두 숟가락씩 먹는다. 환자들 중 어떤 사람은 그릇에서 바로 떠먹고 어떤 사람은 통곡물 식빵에 발라 먹으며 어떤 사람은 시리얼과 같이 우유에 타 먹기도 한다. 원하는 결과가 나올 때까지 이런 식으로 먹으면서 사나흘에 한 번씩 용량을 늘린다.

색깔을 먹자

앞에서 얘기했듯이 접시의 절반은 과일과 채소로 채워야 한다. 과일과 채소는 통곡물과 더불어 식이섬유뿐만 아니라 복합탄수화물과 미량영양소를 공급해준다. 몸에 좋은 다양한 과일과 채소를 확실하게 섭취하는 쉬운 방법은 색깔을 생각하는 것이다. 밝은색을 띠는 과일과 채소들에는 아연, 비타민 C, 비타민 E 등 항산화 성분과 질병에 맞서는 성분, 그리고 루테인, 제아잔틴, 베타카로틴과 같은 피토케미컬이 풍부하게 들어 있다. 베리 종류는 색이 진할수록 항산화 효과도 크다고 보면 된다. 하루의 목표를 색이 다른 과일과 채소를 적어도 네다섯 가지 정도 섭취하는 것으로 잡자(끼니마다 적어도 세 가지 서로 다른 색깔의 식품을 먹도록 노력하자). 색조가 다른 빨간색, 오렌지색, 초록색을 각각 다른 색으로 쳐도 좋다.

단백질로 파워업!

단백질은 근육을 키우고 유지하는 데에도 필요하고 면역계를 유지하는 데에도 없어서는 안 되는 성분이다. 연구에서 상반된 결과가 나오기는 했지만 나이가 들어도 우리 몸이 단백질을 필요로 하는 것은 변함없는 듯하다. 단백질은 몸에 꼭 필요하지만 섭취를 제한할 필요도 있는데 그 균형을 잡기가 쉽지는 않다. 특히 여행을 가거나 외식을 할 때는 더욱 그렇다. 저지방 고품질 단백질 공급원으로는 가금류, 생선, 달걀, 대두, 견과류, 유제품 등을 들 수 있다. 하루에 생선을 56그램 정도씩만 섭취해도 심장질환 고위험군에 속하는 사람들은 그 위험성을 줄일 수 있다. 생선에 들어 있는 오메가3 지방산도 당뇨, 고혈압, 관절염이 있는 사람에게 이로울 수 있다. 만성적인 감염이나 질병은 필요한 단백질의 양에 영향을 미친다. 예를 들면 과도한 단백질은 콩팥에 스트레스를 줄 수 있기 때문에 만성 콩팥질환이 있는 사람은 단백질 섭취를 제한해야 한다.

견과류, 콩류, 협과에 빠져보자

견과류는 건강 식단에서 빠져서는 안 될 요소로 불포화지방, 마그네슘, 구리 성분을 풍부하게 지니고 있다. 하지만 견과류의 문제점은 칼로리가 높다는 점과 자꾸 손이 가서 소량만 먹고 그만 먹기가 어렵다는 점이다. 견과류는 4분의 1컵을 섭취하는 것을 목표로 하자. 이 정도면 테이블스푼으로 깎아서 네 스푼 정도의 양이다. 견과류는 생으로 먹든 말려서 볶아 먹든 기름에 굽든 칼로리나 영양학적 가치에 차이가 없다. 소금을 가미한 견과류는 나트륨 성분이 높을 수 있으니 영양성분표시를 확인해 하루 나트륨 섭취량의 적절한 범위 내에서 섭취하도록 하자.

콩류와 협과(콩과 식물의 열매)도 몸에 좋은 단백질 공급원일 뿐만 아니라 다른 영양분도 풍부하게 가지고 있다. 식단에 다양한 콩, 렌틸콩, 완두콩 등을 추가하면 음식의 식감도 좋아지고 포만감을 느끼는 데도 도움이 된다.

탄수화물을 섭취할 때는 신중하자

탄수화물, 그중에서도 특히 통곡물의 형태로 들어 있는 것들은 균형 잡힌 식단에서 중요한 역할을 한다. 반면 과도하게 정제되고 가공된 형태의 탄수화물은 과식을 유발하고 건강을 악화시킬 수 있다. 근래 들어 탄수화물은 과학계와 언론을 비롯해 최신 유행 다이어트를 선전하는 사람들에게까지 큰 관심을 받고 있다. 이와 관련된 주장들 중에서는 상당히 과장된 것도 없지 않지만, 섭식의 생리학과 몇 가지 역사적 맥락을 살펴보면 어떤 탄수화물 식품이 다른 탄수화물 식품보다 건강에 더 좋은 이유가 드러난다.

우리가 먹는 음식은 유형에 따라 서로 다른 화학적 신호를 만들어내는데 이 신호가 우리 몸이 영양분을 다루는 방식에 강력한 영향을 미친다. 선조들의 식단은 주요 영양 공급원이 식물이든 동물이든 상관없이 단백질과 지방에 대한 탄수화물의 비율이 일정했다. 우리가 충분한 양의 단백질과 지방을 섭취하면 몸은 먹는 것을 멈추게 만드는 화학적 메시지를 보낸다. 반면 탄수화물은 이런 '배부름' 신호를 보내지 않는다. 이는 자연에 존재하는 탄수화물이 무게당 칼로리가 얼마 안 되는 통곡물, 콩, 과일 같은 음식 속에 들어 있기 때문이다. 가공 처리된 탄수화물이 아닌 한 우리가 먹는 탄수화물은 그 부피만으로도 기분 좋은 포만감을 느낄 수 있다. 그래서 굳이 배가 부르다는 화학적 신호를 보낼 필요가 없다.

진화가 남긴 또 하나의 유산은 우리 몸이 식사를 하고 난 다음에 일어나는 혈당 상승을 우리가 섭취한 칼로리의 양을 말해주는 지표로 이용한다는 점이다. 몸은 이 화학적 신호를 이용해 소화계가 얼마나 많은 일을 해야 하는지 결정한다. 당분의 밀도가 낮은 비가공 탄수화물을 먹을 때는 혈당이 조금만 상승해도 방금 상당한 양의 음식이 섭취되었다는 신호를 보내 몸에게 음식을 소화해 영양분을 흡수할 준비를 하라고 말해준다. 이와 동시에 위와 소장에서는 췌장에 신호를 보내 인슐린을 생성하게 한다. 인슐린은 혈당 상승을 통제하는 데 도움을 준다.

대략 1만 년 전 즈음에 농업의 발달로 쌀, 밀, 감자 등 탄수화물 함량이 높은 작물이 재배되기 시작했다. 우리 신체의 화학적 진화와 관련해 생각하면 1만 년은 몸이 식생활의 변화에 적응하는 시간으로 충분치 않다. 고탄수화물 식품은 정제하는 과정에서 하얀색을 띠는 경향이 있고 사실상 고밀도의 당분이라 할 수 있다. 일부 탄수화물 식품은 정제된 설탕을 먹는 경우보다 혈당이 더 급속하게 상승하기도 한다.

식품 속에 들어 있는 쉽게 소화되는 당분의 양을 평가할 때는 당지수를 이용한다. 당지수는 섭취 이후에 일어나는 혈당의 상승을 반영하는 지표다. 당지수가 낮은 음식은 혈당 상승량이 낮은 반면 당지수가 높은 음식은 혈당을 크게 올려놓는다. 당지수가 낮은 탄수화물 식품으로는 통곡물, 콩, 렌틸콩, 고섬유질 시리얼 등이 있다. 제과제빵류, 가공 시리얼, 정제된 밀가루로 만든 식품들은 당지수가 높을 가능성이 크다. 일반적으로 당지수가 55를 넘는 식품은 그보다 낮은 식품에 비해 건강에 좋지 않은 것으로 여겨진다. 역학 연구에 따르면 당지수가 낮은 식단을 섭취하는 사람들은 당뇨, 심장질환, 황반변성 등 노화와 관련된 주요 장애의 발생률이 낮은 경향이 있다. 최근에 쥐를 대상으로 한 실험에서는 당지수가 높은 식단을 섭취하게 한 쪽의 수정체, 망막, 간, 뇌에서 최종당화산물이 세 배나 증가하는 것으로 나왔다(4장에서 나온 AGEs를 기억하는가).

지방을 먹고도 날씬하게

지방은 기본적으로 두 가지 유형이 있다. 불포화지방은 우리 몸이 세포막을 복구하고 신경조직을 유지하며 호르몬 메신저를 생산하고 에너지를 공급하는 등 일상적으로 활발하게 사용하는 필수적인 지방이

식품	1회 제공량	당지수
브로콜리	반 컵	10
땅콩	세 숟가락	14
렌틸콩	반 컵	29
스파게티	한 컵	41
바나나	한 개(큰 것)	53
흰 식빵	두 조각	70
콘플레이크	한 컵	84
구운 감자	한 컵	85
인스턴트 쌀 요리	2/3컵	91

그림 6 음식별 당지수와 1회 제공량.
참고: 출처에 따라 값이 조금씩 다르게 나온다.

다. '불포화'라고 불리는 이유는 화학구조 안에 이중결합이 들어 있기 때문이다. 이는 이 화학구조가 수소로 완전히 포화되어 있지 않다는 의미다. 불포화지방은 이중결합 때문에 구조가 휘어져 지방이 깔끔하게 포개질 수 없기 때문에 상온에서 액체 상태로 존재한다. 불포화지방 성분이 많이 든 식품으로는 연어, 정어리 같은 지방분이 많은 생선이나 견과류, 아보카도, 올리브유 같은 것이 있다.

또 다른 유형은 포화지방이다. 이것은 우리 몸이 미래에 에너지가 필요할 때를 대비해 저장해놓는 지방이다. 수소가 포화되어 있는 이 지방들은 구조가 곧아서 조밀하게 포개질 수 있다. 그래서 상온에서 고체 상태로 존재하는 경향이 있다. 이 지방은 또한 불포화지방처럼 빨리 상하지 않는다. 이런 특성 덕분에 포화지방으로 만든 제품들은 유통기한이 더 길고 대량으로 유통하기도 쉽다. 포화지방이 많이 든

몸에 자극을 주자

식품으로는 붉은 살코기, 유제품, 파이, 쿠키, 크래커, 도넛, 거의 모든 종류의 튀긴 식품 등이 있다.

불포화지방이 우리 몸에 소중한 에너지를 제공하고 다른 이로운 효과도 주는 반면 포화지방은 염증을 촉진하는 것이 큰 문제다. 이런 염증은 심장질환, 뇌졸중, 악성종양, 관절염, 그리고 어쩌면 일부 형태의 치매를 일으키는 밑바탕이 된다. 더군다나 포화지방이 과도하게 존재하면 몸은 세포막을 복구할 목적으로 불포화지방을 포화지방으로 대체한다. 직선적인 구조물을 휘어진 구조물 속에 억지로 끼워 넣으려드는 이런 화학 과정은 효과가 없을 뿐만 아니라 포화지방이 축적된 곳(혈관 벽인 경우가 많다)마다 국소적으로 염증이 일어날 수 있는 무대를 마련한다.

수분 섭취의 중요성

우리는 보통 물을 영양분이라 생각하지 않지만 물은 여러 모로 가장 중요한 영양분이라 할 수 있다. 나이가 들면서 콩팥의 기능이 떨어지면 적절한 수분 섭취가 더욱더 중요하다. 조금만 탈수가 진행돼도 변비가 생길 수 있는데, 수분을 적절하게 섭취하면 이런 경향을 완화할 수 있다. 목이 마를 때까지 기다렸다가 물을 마시지 않도록 주의하자. 나이가 들면 갈증의 메커니즘도 약해진다. 따라서 충분한 물을 마시려고 의식적으로 노력하지 않으면 나이가 들수록 탈수의 위험이 커진다.

하루에 2리터 정도의 수분을 섭취하는 것을 목표로 하자. 내 환자 중 한 명은 아예 냉장고에 2리터짜리 물병을 놓아두고 매일 저녁 신선한 물을 채워두었다가 그다음 날 그 물병을 모두 비운다.

창의력을 발휘하자

나이가 들면 미각과 후각이 떨어지기 때문에 영양 많은 음식이 덜 맛있게 느껴진다. 이런 변화를 보상해줄 한 가지 방법은 질감과 풍미가 서로 다른 다양한 음식을 맛보는 것이다. 채소를 지나치게 익히지 않도록 하자. 너무 익히면 밋밋한 죽처럼 변해버리기 때문이다. 카레나 허브 같은 다양한 양념을 더해 맛을 돋워보기도 하고, 음식을 더욱 맛있게 만들어주는 요리법도 찾아보자.

영양실조를 조심하자

현재 미국에서는 영양실조보다는 비만이 더 큰 문제다. 비만은 노화와 관련된 신체 변화를 악화시킬 수 있다. 그러나 노인들 사이에서는 영양실조가 중요한 문제가 될 수 있다. 노인들은 얼마 안 되는 고정 수입으로 생활하는 경우가 많고, 일부는 미각과 식욕이 감소하거나 음식 섭취를 방해하는 질병을 앓기도 하기 때문이다. 치아를 상실한 경우도 음식 선택이 제한돼 영양실조로 이어질 수 있다. 영양실조에 걸린 사람들은 질병이나 부상과 싸울 비축 에너지가 줄어들어 있으므로 회복하는 데도 일반적으로 더 오래 걸린다. 빈약한 영양 상태는 욕창, 감염, 근육 약화, 불안정한 걸음, 낙상 등의 또 다른 문제를 야기할 수 있다.

체중을 유지하는 데 어려움을 느낀다면 자신의 상황을 의사와 논의해야 한다. 하루에 꼭 세 끼를 챙겨 먹도록 하고, 여기에 세 번의 간식을 추가하는 것을 생각해보자. 끼니를 거르지 않아야 한다. 식사를 하는 동안에는 칼로리가 가장 높은 음식을 먼저 먹는다. 식사를 완벽히 하기 어렵다면 액상 보충제를 고려해도 좋다. 믹서가 있으면 인스턴트 아침식사 제품을 전지 우유에 갈아 넣고 바나나나 다른 신선한 과일을 추가해 영양 많은 간식을 만들어보자. 제품으로 나와 있는 보충제도 도움이 될 수 있다.

식생활과 운동의 우아한 춤

앞서 6장에서는 운동의 생리학적 토대를 알아보았다. 운동이 건강한 노화와 관련되어 있기 때문이다. 그리고 이번 장에서는 우리가 먹는 음식의 영향력에 대해 주로 알아보았다. 하지만 식생활과 운동은 별개의 것이 아니다. 사실 무엇을 먹는지와 어떻게 움직이는지 그 사이에는 상당한 상호작용이 이루어지고, 이 두 요소의 조합이 나이 들면서 건강과 활력에 아주 강력한 영향을 미친다.

기나긴 세월 동안 우리 선조들은 매 끼니가 특별하고 모든 칼로리가 하나도 버릴 것 없이 소중한 환경에서 진화해왔다. 그 결과 우리의 몸은 먹을 것이 넘쳐나는 환경에 적응되어 있지 않다. 옛날에는 언제 먹을 것을 찾을지 예측할 수 없었고, 계절에 따라 음식의 공급도 들쑥날쑥했다. 그래서 우리 선조들은 남는 영양분을 지방으로 저장하고 활동을 통한 에너지 소비를 줄이는 방식으로 닥쳐올 기근에 대비했다. 그런데 이것이 현대 인류에 와서는 엉뚱한 방향으로 흘러갔다. 선사시대에 진화한 몸이 현재의 줄어든 활동을 기근이 닥쳐오리라는 신호로 해석해 지방을 열심히 저장해 대비하게 된 것이다.

주로 앉아서 생활하는 방식에서 신호를 받아 이루어지는 이 지방 저장 과정은 우리가 먹는 음식의 양과는 상관없이 일어난다. 사실 음식을 대량으로 섭취하면 또 다른 생화학 과정이 일어나 건강에 해로운 음식 섭취가 더 심해진다. 예를 들어 커다란 치즈버거, 청량음료, 감자튀김으로 구성된 전형적인 1,000칼로리짜리 패스트푸드를 먹으면 혈당이 급속도로 치솟기 때문에 당신의 몸은 마치 방금 자연식으로 8,000에서 1만 칼로리 정도의 어마어마한 만찬을 먹은 것처럼 행동한다. 그러고 나면 이 푸짐한 만찬을 처리하기 위해 소화계가 총가동 상태에 들어가 위장관에는 위액을, 혈류로는 인슐린을 쏟아붓는다. 우리 몸은 과도한 칼로리를 허투루 버리는 일이 없도록 설정되어 있기 때문에 칼로리를 하나도 빠짐없이 꼼꼼히 흡수해 그 과잉 공급 칼로리를 지방으로 저장한다. 우리 몸이 이런 대규모 만찬을 언제 또 만나게 될지 모른다고 생각하기 때문이다.

하지만 오랜 시간 동안 포만을 느끼는 대신 급속히 상승한 혈당은 머지않아 다시 급속하게 떨어지고 만다. 과도하게 분비된 인슐린이 작동하기 시작하면서 우리를 다시금 배고프게 만들어 먹을 것을 찾게 만드는 것이다. 이런 식으로 우리 몸은 배불리 먹었다는 인식(과도한 칼로리가 보내는 신호)과 기근에 빠졌다는 인식(활동 부족과 곤두박질치는 혈당이 보내는 신호) 사이를 왔다 갔다 한다. 이런 패턴이 여러 해 반복되다 보면 비만, 심장질환, 당뇨 등 삶의 질을 떨어뜨리고 수명을 단축시키는 만성질환이 일어날 수 있다.

이런 기본적인 생물학적 과정을 되돌려놓는 간단한 방법이 있다. 바로 규칙적인 운동이다. 운동을 하면 몸은 기근이 들이닥치지 않을 것이고 따라서 에너지를 지방으로 저장할 필요가 없다고 생각한다. 언론에서는 운동이 칼로리를 태운다는 점에만 주로 초점을 맞추고 있지만 운동의 진정한 이점은 칼로리를 태우는 것이 아니라 닥쳐올 기

몸에 자극을 주자

근에서 살아남기 위해 지방을 저장하는 대신 몸을 성장시키고 유지하는 데 에너지를 소비해도 안전하다고 몸에게 말해준다는 것이다. 우리는 운동을 하고 지나치게 가공된 음식을 피하고 식단에서 탄수화물과 포화지방의 양을 줄이고 당지수가 낮은 음식을 먹음으로써 우리 몸이 현대적 생활방식과 선사시대 선조들이 남긴 진화적 유물 사이의 충돌을 극복하도록 도와줄 수 있다.

8

나는 팔굽혀펴기를 예순 개 한다. 그 정도면 내게는 충분한
운동이다.
— 마크 트웨인

진정으로 위대한 모든 생각은 걷는 동안에 떠오른다.
— 프리드리히 니체

몸을 자극하는 구체적인 방법

말, 마차, 마부, 주인의 비유에서 보았듯이 당신을 대신해 마차를 관리
해줄 사람은 아무도 없다. 마차를 관리하기 위해서는 당신의 의식적
인 노력과 헌신이 필요하다. 이것은 실천이 어려운 일이기도 하다. 특
히 당신이 선천적으로 신체 활동을 좋아하는 성격이 아니라면 더욱
그렇다. 하지만 당신의 몸과 뇌가 입는 혜택은 그 수고를 보상하고도
남는다.

운동요법을 시작하기 전에는 운동을 해도 몸에 무리가 없는지 꼭
의사의 진찰을 받아 확인해보자. 어떤 사람은 자신이 알지 못했던 심
장질환이 있기도 하다. 당신이 위험요인을 갖고 있다면 격렬한 운동
프로그램을 시작하기 전에 의사가 심장 스트레스 검사를 권할 수도
있다. 더군다나 만약 당신이 정기적으로 운동을 하고 있는 상태가 아
니라면 몸이 만들어져 있지 않을 것이다. 특히 오랫동안 주로 앉아서

생활한 경우에는 더욱 그렇다. 이런 경우 운동을 천천히 시작하고 목
표 수준에 도달할 때까지 몸을 점진적으로 끌어올리도록 하자. 부상
의 위험을 줄이기 위해 운동을 할 때마다 전후로 준비운동과 정리운
동을 해주자.

동기 부여하기

솔직히 말하자면 나도 운동을 좋아하는 타입이 아니다. 물론 건강하
고 행복한 삶을 위해서는 규칙적인 운동이 필수라는 사실을 머리로
는 잘 이해하고 있다. 하지만 그래도 운동은 여전히 나와의 힘든 싸움
이다. 나는 운동 자체에 그다지 매력을 느끼지 못한다. 그래서 운동을
너무 좋아해 규칙적으로 몸을 쓰지 않으면 좀이 쑤셔 못 살겠다는 사
람들을 보면 존경스럽기까지 하다. 우리 대다수에게 운동을 할 때 가
장 어려운 과제는 일단 운동을 시작한 후 게을러지지 않고 지속하는
일이다.

운동을 할 동기를 찾기가 어려운 사람을 위해 경험에서 나온 조언
을 하자면, 운동 계획을 다른 통합적인 활동에 함께 짜 넣으면 만족과
재미를 찾을 수 있다는 사실이다. 몇 년 전 우리 가족은 태권도에서
검은 띠를 따려고 아주 많은 시간을 보냈다. 그렇게 운동을 할 때마다
우리는 땀을 흠뻑 흘리고 피로감과 함께 만족감을 느꼈다. 내게는 무
언가 유용한 기술을 배우고 자제력을 키우고 가족과 함께 파트너가
되어 어떤 활동에 참여한다는 것이 그 운동을 계속하는 데 필요한 동
기를 부여해주었고, 우리 가족은 결국 목표를 달성했다.

운동을 시작하는 것만으로도 절반의 성공인 때가 많다. 어떤 면에서 보면 이것은 결국 그냥 "눈 딱 감고 일단 시작하는 거야!"라고 결심하는 문제다. 이 장의 나머지 부분에서 몇 가지 구체적인 운동 프로그램을 소개하고 있지만 사실 운동의 종류보다 무엇이든 규칙적인 운동을 하는 것이 정말로 중요하다. 운동을 습관으로 만들어야 한다. 다행히도 우리 뇌는 도파민이라는 화학물질의 작용을 통해 습관을 만들도록 타고났다. 도파민은 학습을 통해 자극받고, 기본적으로 뇌에게 자기가 원하는 것이 무엇이며 그 욕망을 어떻게 충족시킬 것인지 말해주는 것을 돕는다. 운동을 할 때마다 스스로에게 작은 보상을 해주면 이런 생화학적 원리를 활용할 수 있다. 이런 행동으로 도파민을 자극해 운동을 목표 지향적 활동에서 습관 지향적 활동으로 바꿀 수 있다.

당신이 운동과 결부시키는 목표나 보상은 실제적인 것이어도 좋고 심리적인 것이어도 좋다. 운동을 시작할 동기를 불어넣을 수 있는 것이면 무엇이든 상관없다. 예를 들어 운동을 혼자만의 시간, 명상하는 시간, 스트레스를 푸는 시간 등으로 생각하면 운동을 더 즐겁게 받아들일 수 있을 것이다. 체중 감량이나 중량 운동의 목표를 정함으로써 그 목표를 달성했을 때 얼마나 기분이 좋을지 떠올려보는 것도 좋은 동기 부여 방법이다. 아니면 새로운 스마트폰 어플, 좋아하는 텔레비전 프로그램, 영양 많은 간식 등 좀 더 즉각적인 보상을 자신에게 약속하는 방법도 좋다. 규칙적인 운동은 조기 사망의 위험을 줄여준다. 어떤 사람에게는 이 사실만으로도 충분한 동기 부여가 된다.

몸에 자극을 주자

적절한 운동량은?

30년이 넘는 세월 동안 나는 나이가 아주 많은 노인 환자분들을 볼 때마다 개인적인 장수의 비결이 무엇인지 물어보았다. 몇 년 전 외딴 시골 동네에서 오신 나이 많은 농부를 진찰한 적이 있다. 그 환자의 65세 딸이 90세가 된 아버지가 40년 넘는 세월 동안 의사를 한 번도 본 적이 없어서(이것이 어쩌면 그분의 진짜 장수 비결인지도 모른다) 검진이 필요하다고 생각해 나를 찾아온 것이었다. 노인은 전반적으로 건강한 상태였고, 나는 그분에게 건강하게 장수하는 비결이 무엇이냐고 물어봤다. 그분은 잠시 생각하더니 이렇게 말했다. "장수의 비결이라고 할 만한 것은 없지만, 그래도 한 가지 꼽자면 매일 일하느라 기분 좋게 땀을 한 바가지 흘리는 게 아닐까 싶어요." 적절한 운동량이 어느 정도인가 하는 질문에 대한 대답으로 이보다 훌륭한 것이 있을까.

1만 7,000명의 하버드 대학교 동창생들을 대상으로 한 연구에서는 무슨 운동이든 하면 아예 하지 않은 것보다 낫다는 결론이 나왔다. 운동을 통해 일주일에 700칼로리 이상을 태운 사람은 그러지 않은 사람보다 더 오래 살았다. 적당한 속도로 30분 정도 걸으면 150칼로리 정도가 소모된다. 따라서 하루에 30분씩 산책만 해도 700칼로리는 쉽게 뛰어넘는다. 이 연구에서는 또한 일주일에 2,000칼로리를 소모할 정도로 활동이 격렬해질수록 그 결과도 좋아진다는 것이 밝혀졌다. 이런 결론은 다른 연구들을 통해서도 뒷받침되고 있다.

이 운동 연구의 대상으로 포함된 사람들은 대부분 상대적으로 부유하고 교육 수준도 높았다는 점을 지적하고 가야겠다. 운동이 건강에 상당한 영향을 미치는 것은 사실이지만 마찬가지로 우리 건강에 중요한 영향을 미치는 다른 모든 환경요인을 운동 하나로 극복할 수 있는 것은 아니다. 이런 환경요인들은 보통 해로운 방식으로 작용하는 경우가 많다. 예를 들면 나는 매일 격렬한 운동을 충분히 하는 이주노동자들을 여러 해 동안 치료해왔는데 이 사람들은 운동을 충분히 하는데도 조기 장애와 사망을 겪는 경우가 많다. 이런 사람들이 운동을 더 열심히 했다면 상황이 더 나아졌으리라 주장할 마음은 없다. 하지만 대부분의 사람에게 운동이 이롭게 작용한다는 것은 사실이다. 앉아서 생활하는 시간이 긴 사람들에게는 특히나 그렇다.

규칙적인 일과를 만들자

이상적인 운동 일과는 개인적인 선호도, 신체 능력, 일정의 제약 등에 따라 달라진다. 어느 누구도 상황이 똑같을 수 없기 때문이다. 그림 7에는 권장하는 운동의 종류와 양에 대한 일반적인 지침이 나와 있다. 이것은 대부분의 사람들에게 도움이 되는 지침이다. 하지만 이런 지침을 정확히 잘 따르는 것보다 스스로에게 동기를 부여하고 지속 가능한 운동 일과를 만들어내는 것이 더 중요하다. 어떤 사람은 규칙적인 일과를 따를 때 운동이 잘되고 어떤 사람은 변화를 주는 것을 더 좋아한다. 어떤 사람은 특정한 시간과 장소를 정해 특정한 운동을 하는 것이 효과적인 반면, 어떤 사람은 여러 가지 운동을 뒤섞어서 하는 것이 더 즐겁고 동기 부여도 잘된다. 당신도 운동을 즐길 자기만의 방식을 찾을 필요가 있다. 운동을 하는 동안 인터넷 방송이나 오디오북, 음악 등을 듣는 것도 도움이 될 수 있다. 같은 시간에 무언가를 두 배

몸에 자극을 주자

운동 유형	주요 효과	목표량
준비운동	부상 위험 감소, 운동 수행 능력 개선	운동할 때마다 5~10분
유산소운동	심폐기능 강화	하루 30~45분(일주일에 최소 3번)
저항운동	근육 강화, 체력 강화	한 번에 30~45분씩 일주일에 2, 3번
유연성운동	부상 위험 감소, 이완 촉진	매일 15분씩
균형운동	낙상 위험 감소	매일 10분씩
정리운동	피로와 근육통 감소	운동할 때마다 5~10분

그림 7 운동의 유형과 효과

로 성취했다는 기분이 들기도 하고 시간이 빨리 흐른다고 느낄 수도 있기 때문이다.

준비운동

준비운동, 즉 워밍업warming-up은 말 그대로 본격적인 운동에 대비해 체온을 1, 2도 정도 끌어올리는 과정을 말한다. 준비운동을 하면 긴장했던 근육이 풀리고 심장과 폐도 앞으로의 활동에 대비할 수 있으며 운동 수행 능력이 향상되고 부상 위험도 줄어든다. 운동을 할 때는 첫 번째 단계로 항상 준비운동을 먼저 하자.

손과 팔에서 시작해 발끝으로 내려가면서 기본적인 관절 윤활 동작부터 해본다. 관절의 긴장이 풀리고 움직임이 매끄러워질 때까지 시계방향과 반시계방향으로 관절을 천천히 돌려준다. 시간을 두고 여유 있게 하자.

관절이 부드러워진 느낌이 들면 3분에서 5분 정도 팔 벌려 뛰기나 팔굽혀펴기, 제자리 뛰기 등의 가벼운 유산소운동을 한다. 이 운동의 목적은 혈액이 근육으로 잘 순환되게 하고 몸을 덥히는 것이다. 이것은 말 그대로 워밍업이지 격렬한 운동이 아님을 명심하자.

마지막으로 워밍업 스트레칭을 해준다. 스트레칭을 하기 전에 근육이 워밍업되고 탄력이 좋아질 때까지 기다리도록 하자. 그래야 부상 위험을 줄일 수 있다. 스트레칭은 워밍업의 마지막 단계이지 전부가 아님을 기억하자. 바꿔 말하자면 운동을 스트레칭으로 시작하지 말라는 것이다. 등, 옆구리, 목, 가슴, 허벅지, 종아리 등을 스트레칭해주자. 운동하려는 근육을 확실하게 스트레칭해주어야 한다. 동작은 느리고 이완된 상태로 유지해 근육이 자연스럽게 스트레칭되도록 하자. 갑작스럽게 근육을 늘리거나 반동을 주어서는 안 된다. 통증이 느껴지면 즉시 멈춘다. 스트레칭까지 마무리했으면 이제 본격적인 운동을 시작할 준비가 된 것이다.

유산소운동

심박수를 높이고 더 깊이 호흡하게 만드는 활동은 무엇이든 유산소운동이라 할 수 있다. 일반적인 유산소운동의 종류로는 달리기, 수영, 사이클, 격렬한 춤 등이 있다. 유산소운동은 심장, 폐, 순환계에 도움을 주기 때문에 운동 요법의 핵심적인 요소로 삼는다.

유산소운동의 강도 측정은 최대심박수를 계산한 값을 바탕으로 이루어진다. 최대심박수란 운동을 가장 격하게 할 때 심장이 1분 동안 뛰는 횟수를 말한다. 최대심박수를 구하는 기본 공식은 220에서 나이를 빼는 것이다. 남성과 여성이 약간 다를 수 있으나 만약 나이가 60세라면 최대심박수는 160이 나온다. 심각한 부상의 위험이 있으니 몸이 만들어질 때까지는 운동 강도를 섣불리 최대심박수까지 끌어올

몸에 자극을 주자

리려 해서는 안 된다.

대부분의 유산소운동은 최대심박수의 60에서 80퍼센트 정도에 도달하게 해(60세의 경우 분당 96회에서 128회 정도) 적어도 30분 동안 그 범위를 유지시켜줘야 한다. 6장에서 얘기했던 것처럼 기본적인 생화학 과정이 하락과 쇠퇴에서 성장과 회복으로 바뀌는 시점까지 IL-6 수치를 끌어올리기 위해서는 적어도 30분의 운동이 필요하다. 최대심박수의 60퍼센트 정도에서 몸은 주로 지방을 태운다. 체력이 좋은 사람은 이런 속도를 두 시간 정도 감당할 수 있다. 최대심박수의 80퍼센트 정도에서는 산소를 태운다(그래서 '유산소'라는 말이 붙은 것이다). 일단 체력이 좋아지면 이런 속도를 한 시간 정도 유지할 수 있다. 이 정도 수준이 되면 미토콘드리아의 증식을 자극하기 때문에 활성산소를 방어하는 능력도 좋아진다.

운동을 시작할 때 가장 중요한 것은 워밍업임을 다시 한번 강조해야겠다. 조급하게 격렬한 운동으로 바로 뛰어들지 않도록 주의하자. 전문 운동선수들도 준비운동으로 워밍업을 꼭 한다. 당신도 그래야 한다. 그래야만 운동으로 인한 부상의 위험을 줄일 수 있다.

유산소운동 프로그램을 시작할 때 투자해야 할 한 가지 중요한 것이 있다. 바로 심박수측정기다. 이것이 없으면 운동을 하는 동안 심박수를 파악하기 불가능하다. 이 측정기는 심박수가 분당 10회에서 20회 정도 갑자기 높아지는 것을 알려 당신이 언제 한계에 도달하는지 말해준다. 예를 들어 당신의 심장이 분당 98회로 안정적으로 뛰다가 갑자기 115회로 뛰어오른다면 이 수치는 거기서 하루의 운동을 마무리하고 정리 운동에 들어가야 한다는 신호다. 운동을 시작한 지 겨우 10분밖에 안 됐다 하더라도 이제 충분히 할 만큼 했다고 당신의 심장이 알려주는 신호인 것이다. 이 경고를 무시하고 한계를 넘어서면 안 된다.

저항운동

저항운동은 본질적으로 근육의 힘을 키우기 위해 무게를 들어 올리는 행위를 말한다. 이 운동은 저항기계, 프리 웨이트, 저항밴드, 그 밖에 유사한 다른 장비를 사용해 진행할 수 있다. 일주일에 두세 번 정도, 한 번에 30분에서 45분 정도 저항운동을 해주면 코어 유산소 운동 능력을 크게 강화할 수 있다.

점진적 저항훈련이라는 개념을 처음 내놓은 사람은 기원전 6세기경 그리스 육상 챔피언이자 피타고라스의 친구였던 크로토나의 밀론이다. 전하는 얘기로 그는 네 살짜리 황소를 어깨에 짊어지고 몇 킬로미터씩 날랐다고 한다. 그가 이런 놀라운 일을 할 수 있었던 이유는 갓 태어난 송아지를 다 큰 황소가 될 때까지 매일 어깨에 짊어지고 다녔기 때문이라 한다.

물론 당신이 다 자란 황소를 어깨에 짊어지고 다닐 필요는 없지만, 나이가 들수록 저항운동이 큰 도움이 된다는 이야기를 들으면 의외라고 생각할지도 모르겠다. 한 요양원에 있는 90세 노인들을 대상으로 한 연구에서는 저항운동을 규칙적으로 한 후로 근력, 균형감각, 유연성, 유산소운동 능력이 놀라울 정도로 향상됐다는 결과가 나왔다. 근육의 크기와 강도가 거의 세 배 증가했고 낙상 발생 비율이 현저하게 줄어들었다는 것이다. 노쇠의 정의에는 근육 크기의 감소도 들어간다. 따라서 근육을 강화하면 노쇠가 감소하는 것은 놀랄 일이 아니다.

저항운동은 정신건강에도 이로울 수 있다. 저항운동을 하면 골격

몸에 자극을 주자

근에서 글루타메이트가 분비된다는 증거가 있다. 글루타메이트는 뇌에서 가장 강력한 흥분성 화학 메신저로 학습과 기억에 관여한다. 흥미롭게도 한 연구에서는 요양원에 있는 알츠하이머병 환자들이 운동 프로그램에 참여한 경우 운동을 하지 않은 사람보다 정신적 기능과 신체적 기능의 저하가 느려졌다는 결과가 있었다. 물론 이런 변화에 글루타메이트가 관여했다는 증거는 아직 밝혀지지 않았다.

저항운동을 시작할 때에는 부상의 위험을 줄이기 위해서라도 경험 많은 트레이너와 함께하는 것이 좋다. 일단 운동 프로그램에 대해 감을 잡고 나면 그 후로는 혼자서 이어갈 수 있다. 운동 생리학자들은 1회 최대 근력의 80퍼센트 강도로 근력 운동을 할 때 저항운동의 효과가 가장 좋다고 말한다. 20킬로그램 무게로 이두근 운동을 딱 한 번 수행할 수 있다면 가장 이상적인 운동 요법은 15킬로그램 무게로 6회에서 10회 정도 반복하는 것이다. 그 무게로 10회 반복할 수 있게 되면 중량을 높여서 다시 6회 반복으로 돌아간다. 속도는 중요하지 않으며 무리한 속도를 욕심내면 부상을 입을 수 있으니 천천히 반복하자.

유연성운동

유연성운동은 관절 부상의 위험을 줄이고 몸을 이완시키며 스트레스를 줄이는 데 도움을 주는 부드러운 스트레칭 운동을 말한다. 유연성운동의 예로는 태극권, 기공, 요가 등이 있다. 하루에 15분 정도 유연성운동을 진행하자. 자격증이 있는 강사에게 적절한 방법을 배울 수도 있다.

유연성운동은 어떤 효과가 있을까? 근육을 스트레칭하면 각각의 근섬유가 최대 길이로 늘어나고 결합조직(건과 인대)이 처져 있던 근섬유를 팽팽하게 잡아당긴다. 이 과정에서 손상을 입었거나 흐트러져 있던 섬유들이 장력을 따라 재배열되면서 곧게 펴진다. 이런 재배열이 관절과 근육 건강을 개선하는 데 핵심적인 부분이다. 스트레칭은 일반적으로 한 동작을 약 20초가량 자세를 유지한 후에 15초에서 30초 정도 휴식하면서 총 세 번에서 다섯 번 정도 반복한다. 스트레칭을 하는 동안에는 몸의 긴장을 풀면서 숨을 내쉬도록 노력하자. 유연성 운동을 규칙적으로 하면 상체 유연성은 4주에서 6주 정도 만에 효과가 나타날 것이다. 하체의 유연성을 향상하는 데는 두 달에서 석 달 정도가 걸릴 수도 있다.

균형운동

나이가 들수록 균형운동이 매우 중요하다. 균형운동은 안정적 자세를 유지하는 능력을 개선해 낙상의 위험을 줄이기 위해 설계됐다.

가장 간단한 균형운동은 한 다리로 서는 것이다. 한 번에 적어도 1분씩, 다리마다 서너 번에 걸쳐 한 다리로만 서는 연습을 해보자. 균형감각이 아직 올라오지 않은 동안에는 필요하다면 넘어지지 않도록 한 손을 의자에 가볍게 대고 있어도 좋다. 한 다리로 편하게 서 있게 되면 팔짱을 낀 상태로 해보자. 이것도 쉽다면 그다음에는 눈을 감은 채로 해보자. 마지막으로 가장 난이도가 높은 것은 베개나 표면이 부드러운 물체 위에 한 다리로 서 있는 것이다. 난이도를 고를 때는 너무 쉽지 않은 수준, 그렇다고 너무 어렵거나 위험하지 않은 수준을 찾도록 하자. 꽤 안정되게 한 다리로 설 수 있게 됐다 싶으면 아침에 이를 닦을 때 한 발로 서서 하는 등의 방법으로 이 운동을 일상생활에서 실천해보자.

몸에 자극을 주자

또 다른 좋은 균형운동으로는 일자걷기가 있다. 가는 줄 위를 걷는 것처럼 일직선으로 발꿈치에서 발가락까지 딛고 걷는 것이다. 음주 검사를 할 때 운전자가 취했는지 확인하기 위해 일자걷기를 시켜보기도 한다. 자전거를 아주 느리게 타려고 하면 쉽지 않듯이 이 운동도 걷는 속도를 늦출수록 어렵다. 팔짱을 끼면 난이도를 더 높일 수 있다.

이런 운동이 어렵게 느껴지면 허벅지와 종아리로 걷는 것으로 균형감각을 개선할 수 있다. 손으로 의자 등받이를 잡고 똑바로 선다. 그리고 오른 다리를 곧게 편 채 뒤로 들어올리고, 무릎을 굽히거나 몸을 앞으로 기대지 않는다. 이렇게 하면 고관절 신전근이 스트레칭될 것이다. 고관절 신전근은 좋은 균형을 유지하는 데 핵심적인 근육이다. 다리마다 이 동작을 10~12회 정도 반복한다. 그다음에는 오른 다리를 곧게 뻗은 상태에서 바닥에서 15~20센티미터 정도 천천히 옆으로 들어올린다. 15초 정도 그 자세를 유지한 다음 다리를 내린다. 양쪽 다리를 각각 10~12회 정도 반복한다. 운동의 난도를 높이고 싶다면 의자에 손가락 하나만 대고 버티거나 의자에서 아예 손을 뗀 상태로 시도해본다. 이번에는 행군을 하듯이 다리를 위로 쭉 들어 올려 허벅지가 지면과 평행한 상태로 자세를 유지해 고관절 굴곡근을 단련한다. 그리고 마지막으로 발끝으로 천천히 서서 그 자세로 15초를 버틴다. 이 동작을 10~12회 정도 반복한다.

정리운동

운동이 끝나면 근육의 피로, 경련(쥐), 근육이 조이는 느낌 그리고 최대 혹은 최대에 가까운 힘으로 근육운동을 해서 만들어진 젖산으로 야기되는 근육통을 줄이기 위해 5분 정도 정리운동을 해준다. 정리운동은 준비운동을 거꾸로 한다고 생각하면 된다. 심박수가 정상적인 수준으로 느려질 때까지 스트레칭을 가볍게 해주자.

운동을 창의적으로 생각하자

이 모든 것을 일일이 다 따라 하기가 벅차다는 생각에 지레 겁먹을 필요는 없다. 유산소운동, 저항운동, 유연성운동, 균형운동을 일상생활 속에 통합할 방법은 무척이나 많다. 시간을 들여 여러 가지 활동을 조합하면서 자신의 일과에 맞는 즐거운 방법들을 실험해보자. 어떤 사람은 사교 목적이나 동기 부여를 위해 단체로 운동하는 것을 좋아한다. 어떤 사람은 운동을 혼자 마음 편히 있을 시간으로 활용하는 쪽을 선호하기도 한다. 이것저것 실험해보면서 자기에게 어떤 방법이 맞는지 찾아보자.

운동의 유형이 달라도 그중에는 서로 겹치는 운동이 많다. 예를 들면 태극권과 기공은 균형감각과 유연성을 둘 다 강화해준다. 요가, 필라테스, 다양한 무술 등은 이런 효과와 더불어 유산소운동과 저항운동의 효과도 함께 볼 수 있다. 평소 바쁜 일정 때문에 각각의 운동 항목을 따로따로 할 시간을 내기 어렵다면 모든 항목의 운동을 한꺼번에 할 수 있는 운동을 찾아보자. 아니면 운동을 다른 활동과 조합할 방법을 창의적으로 생각해봐도 좋다. 예를 들면 친구와 매주 갖는 커피 모임 시간을 산책으로 대체할 수도 있다.

운동에서 가장 중요한 부분은 한마디로 실천이다. 12세기 페르시아의 시인 사디Saadi는 『굴리스탄Gulistan』에서 이렇게 말했다. "지혜를 공부하고도 그것을 실천에 옮기지 않는 자는 밭을 갈기만 하고 씨를 뿌리지 않는 농부나 마찬가지다." 자기가 좋아하는 활동을 하나 골라 습관으로 만들어보자. 변명은 이제 그만! 그냥 눈 딱 감고 시작해보자.

신은 12월에도 장미를 즐길 수 있게 하려고
우리에게 기억력을 주셨다.
— 제임스 매튜 배리

독서는 정신에게 지식의 재료를 공급해줄 뿐이다.
그렇게 읽은 내용을 자신의 것으로 만들어주는 것은 생각이다.
— 존 로크

제3부

머리에 자극을 주자

이탈리아 르네상스시대의 특출한 천재 미켈란젤로는 70년 동안이나 화가로 살았다. 그의 삶에서 마지막 30년은 수많은 작품을 남긴 창조의 시기였는데 이 시기는 1564년 2월 18일에 그가 89세의 나이로 숨을 거둘 때까지 이어졌다. 그는 자신의 능력이 손이 아니라 뇌 덕분이라 생각했다. 1508년에 미켈란젤로는 교황 율리오 2세의 의뢰를 받고 시스티나 성당의 웅장한 프레스코화를 그렸다. 그중 가장 유명한 그림이 〈아담의 탄생〉이다.

이 친숙한 프레스코화에서는 아담과 신이 서로에게 손을 뻗고 있다. 마치 아담이 신으로부터 무언가를 받으려 하는 것 같은 장면이다. 그 선물이 대체 무엇이었을까? 그림 속에서 아담은 이미 완전한 형상을 갖춘 채 살아 숨 쉬고 있다. 거의 5세기 동안 학자들은 이 미스터리를 설명해줄, 미켈란젤로가 숨겨놓은 특별한 메시지를 보지 못했다. 1970년대 말에 인디애나 주의 외과의사 프랭크 린 메시버거Frank Lynn Meshberger는 이 그림이 사람 뇌의 오른쪽에서 신이 등장하는 모습을 보여주고 있음을 알아챘다. 이 이미지는 이마엽, 뇌교, 시신경교차, 뇌하수체, 소뇌, 뇌바닥동맥 등 뇌의 대략적인 형태와 해부학적 특성을 담고 있다. 미켈란젤로의 상징적 표현에서 신이 아담과 모든 인류에게 준 선물은 지력이었다.

아마도 사람들이 노화를 둘러싸고 가장 두려워하는 부분이 바로 정신 기능에서 일어나는 변화일 것이다. 심각한 정신적 기능 장애는 우리의 목숨과 독립성을 위협한다. 우리는 뇌를 이용해 환경 속에 들어 있는 위험을 인지하고 행동에 나서기 때문이다. 하지만 정신적으로 무능해지지 않을까 하는 두려움 대부분은 아무런 근거가 없다. 오

머리에 자극을 주자

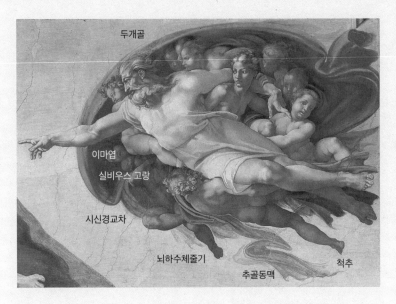

두개골

추골

이마엽

실비우스 고랑

시신경교차

뇌하수체줄기

추골동맥

척추

그림 8   미켈란젤로의 시스티나 예배당 천장 프레스코화에 중첩되어 있는 뇌의 우반구

히려 대부분의 해악은 나이가 들면 모든 정신적 기능이 당연히 떨어지기 마련이라는 그릇된 가정 때문에 찾아온다. 나이가 들면 사람들은 아주 사소한 실수만 해도 최악의 해석을 내리고 노화에 대한 고정관념을 믿기 시작한다. 이런 믿음이 사회적 고립과 자긍심의 저하를 부추긴다.

사실 나이가 들어도 지력을 자꾸 자극해주면 창조성이 확장되고 지혜와 감수성이 더욱 깊어지며 기능이 떨어지지 않고 오히려 올라갈 가능성이 있다. 뇌가 노화와 함께 어떻게 변하는지 탐험하다 보면 정신 기능이 꼭 하락하는 것은 아니며 학습 능력이 평생 이어질 수 있음을 알게 될 것이다. 미켈란젤로, 모네, 르누아르, 벤저민 프랭클린, 월트 휘트먼 등 수많은 사람들이 나이가 많을 때 인류에 지적으로 기여한 역사를 보면 노화를 다양성, 창의성, 자아실현의 중요한 시간으로 바라보는 시각이 더욱 강해질 것이다.

나이가 들면 정신 능력을 사용하는 방식은 변할 수 있다. 어떤 종류의 기억력은 거의 변화가 없는 반면 어떤 기억력은 꽤 큰 변화가 일어난다. 연구에 따르면 추론 방식이 덜 추상적으로 변하면서 좀 더 구체적이고 복잡해지는 경향이 있다고 한다. 반면 노인들은 스트레스를 받거나 시간적 압박을 받는 상황에서는 수행 능력이 떨어지는 경향이 있다.

그렇다면 행동을 좀 더 사려 깊고 신중하게 하고 감정 반응을 잘 통제하는 쪽으로 대처 전략을 바꿔야 할지도 모른다. 오랜 세월에 걸쳐 풍부한 경험과 생각이 쌓이다 보면 어떤 사람은 자신의 상황을 초월하는 경지에 도달한다. 우리는 이것을 지혜라 부른다. 지혜는 겉모습 뒤에 숨어 있는 실체와 진리를 이해할 수 있는 능력이다.

9

당신 내면의 영원은 삶의 영원함을 알고 있다. 그리고 어제는
오늘의 기억일 뿐이며 내일은 오늘의 꿈이라는 것을 알고 있다.
— 칼릴 지브란

대체 왜 우리 기억력은 자기한테 일어난 일은 정말 사소한
부분까지 다 기억할 정도로 좋으면서 그 얘기를 똑같은 사람한테
몇 번이나 말했는지는 기억하지 못하는 것일까?
— 프랑수아 드 라 로슈푸코

노화와 기억력

루트비히 판 베토벤이 사망하고 하루가 지난 1827년 3월 27일에 그
의 부검이 실시됐다. 부검 결과 그의 뇌가 일반적인 뇌보다 훨씬 더
크고 치밀한 주름을 갖고 있다는 것이 밝혀졌다. 베토벤의 뇌에서 밝
혀진 이런 결과는 그저 흥미로운 우연에 불과할까? 아니면 그의 뇌에
는 수십 년 동안 지속적으로 이루어진 수준 높은 인지 활동이 반영되
어 있는 것일까?

사람의 학습 능력과 기억력은 정말 대단하다. 이런 능력은 평생 동
안 지속되며, 뇌에서는 새로운 신경 연결이 결코 멈추는 법이 없이 계
속 만들어진다. 하지만 우리 뇌가 노화로 변하지 않는 것은 아니다.
나이 든 노인들은 기억의 처리 속도, 단기 기억, 일부 유형의 장기 기
억을 유지하고 떠올리는 능력에서 미묘하게 변화를 경험하는 경우가
많다. 또한 나이가 들면서 알츠하이머병 같은 치매성 질환의 위험이

커지지만 모든 사람에게 이런 질병이 찾아오는 것은 절대로 아니다. 나이가 들면 젊을 때보다 학습에 더 많은 시간과 노력이 드는 것이 사실이긴 해도 새로운 것을 공부하는 재미, 옛날 일을 기억하는 재미는 삶의 질을 크게 높여줄 수 있다.

기억력은 전체적인 건강, 관심사, 동기 부여, 활동에 큰 영향을 받는다. 기억이 어떻게 형성되는지, 노화에 따라 경험할 수 있는 기억력 관련 변화가 무엇인지 살펴보고 기억력의 가치와 중요성에 대해 어떤 결론을 이끌어낼 수 있을지 알아보자.

뇌의 작동방식

지나치게 단순화한 표현이기는 해도 뇌가 반구라는 두 개의 구조물로 나뉘어 있고 이 두 반구가 서로 다른 임무를 맡고 있다고 생각하면 편하다. 서기 1세기경에 카파도키아의 아레테우스Aretaeus of Cappadocia 가 지적했듯이 좌반구는 몸의 오른쪽을 통제하고 우반구는 몸의 왼쪽을 통제한다. 또한 좌반구는 순차적이고 분석적이며 비판적일 때가 많은 반면 우반구는 좀 더 전체론적이고 직관적이며 맥락에 민감하고 정보를 통합한다. 왼쪽 뇌는 기호와 단어를 가지고 작업하는 반면 오른쪽 뇌는 이미지를 다룬다.

기본적인 수준에서 보면 우리의 뇌는 뉴런이라는 신경세포들이 서로 연결되어 있는 집합체다. 나이가 들면 뇌는 전체 크기가 줄어드는데 이는 주로 뉴런 내부의 수분 상실로 일어나는 현상인 것 같다. 말년에도 일부 뉴런을 잃기는 하지만 아동기 초기에 잃어버리는 뉴런의

머리에 자극을 주자

양이 더 많다. 뇌의 위축과 심각한 뉴런 상실이 노화에 의한 것이라 생각했던 과거와 달리 지금은 알츠하이머병 같은 질병 때문인 것으로 알려져 있다. 뇌는 부위별로 뉴런 상실 속도가 다르다. 예를 들어 기억에서 중요한 역할을 하는 해마는 호흡 같은 기본 과정을 지배하는 뇌줄기 같은 영역보다 뉴런을 더 빨리 잃는 경향이 있다.

우리는 실제로 사용하는 것보다 훨씬 더 많은 신경세포를 갖고 있다. 이를 보여주는 사례로, 회백질의 양이 놀랄 만큼 적은 사람도 지능은 정상적인 것으로 보고된 바 있다. 그리고 체내 수분이나 정교한 근육운동을 조절하는 등의 여러 가지 기능은 뉴런을 80에서 90퍼센트 정도 잃어버릴 때까지 장애를 일으키지 않는다. 그러므로 신경세포의 숫자보다는 신경들 사이에서 이루어지는 상호연결의 유형과 수가 더 중요한지도 모른다.

뉴런은 시냅스라는 복잡한 상호연결을 통해 소통한다. 가지돌기 dendrite('나무처럼 생긴'이라는 의미의 그리스 단어에서 유래한 말이다)라고 하는 세포의 끝부분은 숲속의 나무처럼 가지를 뻗어 다른 뉴런의 끝부분과 접촉하고 있다. 이런 연결은 평생 동안 계속해서 증식하는 듯하다. 숲에서 나무가 한 그루 쓰러지면 새로 생긴 공간에 주변의 나무들이 새로운 가지를 뻗어 그 공간을 채우는 셈이다. 그와 마찬가지로 우리의 뇌세포들도 변화하는 환경에 적응하기 위해 계속해서 성장하면서 자신의 패턴을 고쳐나간다고 할 수 있다. 이것은 강력한 의미를 함축한다. 우리의 뇌는 정적인 존재도 아니고 나이 들면서 차츰 무너져가는 존재도 아니며 새롭고 다양한 상호연결을 통해 더욱 복잡해질 수 있는 잠재력을 갖고 있다는 것이다. 어쩌면 이처럼 지속적으로 새롭게 패턴을 고쳐나가는 현상이 노인의 지혜를 가능하게 해주

기억 유형	뇌의 중추				
	본능중추	운동중추	신체중추	감정중추	지능중추
본능적 기억	세포 기능	감각	기본 의식	기본 감정	직관
신체 기억	반사	모방	운동 조정	적응	새로운 운동 학습
감정적 기억	기계적 표현	좋아하는 것과 싫어하는 것	평상시의 의식	양심	예술적 창조
지능적 기억	구절 반복	새로운 알아보기	위험 알아보기	알고자 하는 욕망	창조적 구축

그림 9 뇌 기능의 측면에 따른 기억 유형

는 신경 구조가 아닐까?

그렇다면 뇌에서 일어나는 생물학적 변화가 생각과 행동에 어느 정도까지 영향을 미칠까? 그리고 우리가 현실적으로 예상할 수 있는 정신적 기능의 변화는 어떤 것일까? 노화와 함께 일어나는 신체적 변화와 마찬가지로 우리 각자가 경험하는 정신적 변화도 대단히 다양하고 가변적이다. 신체적 노화와 인지기능의 노화 사이에도 분명한 상호작용이 존재한다. 어떤 사람은 늘어가는 신체적 제약 앞에서 점점 내면의 정신세계로 침잠해 그동안 쌓아온 삶의 경험을 되돌아보면서 유한한 수명에 대해 생각하는 경향이 있다. 반면 신체적 취약성에 대응하거나 그것을 보완하는 데 도움이 되는 방식으로 정신을 이용할 수도 있다. 아니면 신체활동 또는 수면 같은 유지활동을 정신을 자극하고 가꾸는 데 사용할 수도 있다.

몸의 지휘본부인 뇌는 여러 수준에서 동시에 작동한다. 말, 마차, 마부, 주인의 비유가 이런 다양한 수준을 반영한다. 그림 9는 뇌 기능

머리에 자극을 주자

과 기억 유형 사이의 관계를 보여주는 표다. 이 기억들은 왼쪽 위에 있는 직관적·신체적 영역에서 오른쪽 아래에 있는 감정적·지능적 영역으로 나아가는 과정에서 더욱 복잡해진다는 점을 명심하자. 지력을 자극하는 목적은 본능적, 신체적, 감정적, 지능적 능력을 유지하는 과정을 보살피고 다시 균형을 찾기 위해서다. 이 표의 요점은 기억의 여러 유형들이 신체적, 감정적, 정신적 기능의 다양한 측면과 관련되어 있다는 점이다. 예를 들어 자전거를 타는 방법을 배우는 데 사용되는 유형의 기억은 감각에 사용되는 유형의 기억과 다르다.

기억의 작동방식

기억의 본질은 정보를 저장했다가 다시 꺼내오는 것을 말한다. 기능적으로 보면 기억력은 뇌의 신경 연결을 바탕으로 한다. 기억에는 몇 가지 다른 종류가 있는데 이것들이 함께 어우러져 우리가 일상의 과제를 수행하고 새로운 것을 배울 수 있게 돕는다.

단기기억은 작업기억이라고도 한다. 이것은 전화를 걸기 바로 전에 전화번호를 잠시 외워두는 것처럼 1분 정도 지속되는 기억을 말한다. 단기기억력은 노화와 함께 떨어지기 때문에 나이가 들수록 마트에서 차를 주차해놓은 위치 등 최근에 일어난 일들을 구체적으로 기억하기가 점점 더 어려워진다.

반면 장기기억은 며칠에서 수십 년에 이르기까지 더 긴 시간 동안 유지되는 기억을 말한다. 그중 한 유형이 본능적 기억 혹은 절차기억이다. 절차기억 덕분에 우리는 자전거 타기, 차 운전하기, 악기 연주하

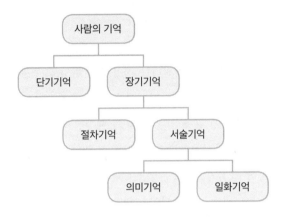

그림 10 사람의 기억 흐름도

기, 타이핑하기 등의 행위를 의식하지 않고 할 수 있다. 이런 유형의 기억은 우리가 다양한 기술, 과제, 절차 등을 수행할 수 있게 도와주며, 다른 유형의 기억이 쇠퇴한 경우에도 온전히 남아 있는 경우가 많다. 예를 들면 내 노인 환자 중 심각한 치매인 환자는 감자 깎기 기계가 무엇인지 알아보지도 못하고, 그 기계의 이름도 모르지만 감자를 주면 그것으로 아주 능숙하게 껍질을 벗긴다. 심각한 기억 장애를 갖고 있으면서도 절차기억만큼은 온전하게 남아 있는 것이다.

다른 유형의 장기기억으로는 의식적 기억 혹은 서술기억이 있다. 서술기억은 사실적 정보를 검색해서 무언가를 떠올리는 행위를 말하며 여기에는 의식과 생각이 필요하다. 서술기억의 한 유형인 의미기억은 수많은 일반적 지식을 이용해 런던은 영국의 수도이고 얼룩말은 줄무늬가 있고 대부분의 새는 날 수 있다는 등의 사실을 기억해낸다. 이런 사실들은 우리가 해당 사실을 배운 시기 등 구체적인 사실과 반드시 연결되지는 않는다. 우리는 이 의미기억을 이용해 저장된 정보

머리에 자극을 주자

를 환경 속의 정보와 맞춰나간다. 이런 능력은 나이가 들어도 크게 쇠퇴하지 않는다.

서술기억의 또 다른 유형으로 일화기억이 있다. 일화기억은 삶의 경험으로 벌어진 구체적인 일화나 사건을 떠올리는 기억이다. 이를테면 16세 생일에 일어났던 일을 기억하는 것이 그 예다. 일화기억은 해마에 자리 잡고 있는 것으로 보이며 나이가 들면서 쇠퇴할 수 있다. 일반적으로 가장 강력한 일화기억은 평상시의 자기중심적인 각성 상태에서 갑자기 빠져나오는 경험이다. 이런 경험은 보통 강력한 감정으로 만들어지며 그 결과 세상을 다른 방식으로 바라보게 된다. 일화기억은 이렇게 의식이 고양되는 경험을 포착함으로써 어떤 면에서 보면 개인의 의식적 진화를 기록하는 역할도 하고 있다.

유전자 단계와 생화학적 단계에서 이루어지는 기억의 기본 메커니즘은 인류와 연체동물의 공통 선조 때부터 전반적으로 잘 보존되어왔다. 에릭 캔들Eric Kandel은 아비드 칼슨Arvid Carlsson, 폴 그린가드Paul Greengard와 함께 기억의 생리학과 생화학에 대한 선구적 연구를 인정받아 2000년에 노벨상을 수상했다. 이들은 단기기억을 기존에 존재하던 시냅스에서 일어나는 기능적 변화로 설명하고 장기기억을 시냅스 상호연결의 숫자와 연관 지어 설명했다.

우리의 뇌는 몇 기가비트 정도의 저장 용량을 갖고 있는 것으로 보이지만 분명 한계가 있다. 컴퓨터처럼 우리는 사실이나 경험 등 새로운 정보뿐만 아니라 새로운 프로그램(혹은 저장된 정보를 처리하고 활용하는 방법)도 로딩할 수 있다. 우리는 더 많은 기억 용량을 얻지는 못하지만 뇌를 새로 프로그래밍해서 새로운 방식으로 정보를 저장하고 활용할 수 있다.

간격 효과

우리가 기억을 형성하고 유지하는 방식에는 몇 가지 독특한 패턴이 존재한다. 그중 한 가지가 간격 효과spacing effect다. 반복적으로 일어나는 사건의 경우 우리는 사건과 사건 사이의 시간 간격이 길수록 그 사건을 더 잘 기억한다. 왜 그럴까? 진화적 관점에서 보면 이런 전략이 발달하게 된 것은 자주 반복해 일어나는 사건(개울에서 물 떠오기 등)은 기억을 저장하기보다는 잃는 편이 뇌의 에너지를 아낄 수 있고 그래서 덜 자주 일어나는 더 중요한 사건(마지막 들소 사냥 때 일어났던 일을 기억하는 등)을 기억할 수 있게 해주기 때문인지도 모른다.

간격 효과는 독일의 생리학자 헤르만 에빙하우스Hermann Ebbinghaus가 발견해 1885년에 발표했다. 그는 기억을 연구하기 위해 철저한 방법을 사용했다. 그중에는 BOK, YAT같이 의미가 없는 2,700가지 음절을 만들어 그 음절의 무작위 조합을 기억해보는 시도도 있었다. 이 과정은 끔찍할 정도로 지루했다. 그는 무의미한 음절들을 암기한 후에 과학적인 엄격함을 지키기 위해 메트로놈을 이용해 초당 2.5개의 음절을 암송했다. 이런 식으로 한 번 연구할 때 1만 5,000번의 암송을 했다. 그는 1년 동안 매일 이 실험을 진행했고 놀랍게도 3년 후에 이것을 또 다시 반복했다.

에빙하우스의 실험은 간격 효과를 밝혀냈을 뿐만 아니라 학습곡선과 망각곡선도 밝혀냈다. 이 곡선은 시간의 흐름에 따라 기억이 어떻게 줄어드는지 설명해준다. 그는 기억의 유지가 가장 많이 쇠퇴하는 시간은 20분 후고 그다음에는 한 시간 후에 다시 쇠퇴하는 식으로 진행된다는 것을 알아냈다. 하루가 지나면 기억곡선이 수평을 유지하기 시작한다. 그는 또한 목록 안에서 항목의 위치가 그 항목을 기억할 가능성에 어떻게 영향을 주는지도 조사했다. 예를 들어 우리는 가장 최근의 정보(최신 효과)나 목록에서 첫 번째 항목(초두 효과)을 가장 확실히 기억할 때가 많다. 현대의 연구자들도 에빙하우스의 연구 결과에 대체로 동의한다. 다만 기억곡선과 망각곡선의 정확한 형태에 대해서는 약간의 논란이 존재한다. 예를 들면 2001년 9월 11일 테러 같이 강력한 감정적 기억은 곡선의 형태를 바꾸어놓을 수도 있다.

검색가능성과 안정성

다른 두 가지 중요한 기억의 개념으로 검색가능성과 안정성이 있다. 세포 수준에서 검색가능성이란 뉴런이 자극에 얼마나 효율적으로 반응하는지를 말한다. 기억 저장소로부터 정보를 검색해 꺼내오는 능력이 회상의 생화학적 토대다. 안정성이란 기억이 얼마나 오랫동안 머물러 있는지를 의미하는 기억의 내구성을 말한다. 안정성이 줄어들면 검색가능성도 같이 줄어든다. 사람마다 항목별로 검색가능성과 안정성의 특성이 서로 다르다. 예를 들어 과시적인 사람은 사교 환경에서 관심을 더 잘 유지할 목적으로 사소한 것들을 잘 기억하는 경향이 있다.

어떤 항목이 절대로 기억나지 않는다면 그 항목의 검색가능성이 0으로 떨어져 잊어버린 것이다. 반면 검색가능성이 0에 도달하기 전에 연관성을 회복해주면 그 기억의 안정성이 상당히 증가한다. 이것의 의미하는 바는 망각이 일어나기 전의 반복 간격이 더 길어졌다는 것이다. 검색가능성이 이미 높을 때는 더 반복해도 간격 효과 때문에 기억의 내구성이 높아지지 않는다. 반복 사이에 시간 간격을 길게 둘수록 내구성이 더 높은 기억이 만들어진다.

망각의 가치

기억을 잘하려면 망각이 필요하다. 경험한 모든 것을 저장할 공간이 물리적으로 충분하지 않기 때문이다. 우리는 쏟아져 들어오는 감각 정보와 이미지 정보를 모두 저장할 수 없기 때문에 입력된 내용을 걸러내 필요하지 않다고 생각되는 것은 망각한다. 그렇다면 이런 망각에도 어떤 순서나 패턴이 존재할까? 자극이 연속적으로 일어나면 거기에 점점 더 많은 관련성이 부여되기 때문에 아마도 관련성을 따져서 망각이 일어날 것이다. 하지만 진화는 인간의 자유의지가 존재하지 않는 시절에 진행됐기 때문에(우리는 우연이 아니라 자연의 힘에 의해 진화했다) 우리에게는 무언가를 마음대로 망각할 수 있는 능력이 없다. 예를 들어 옆집에 살던 노인이 돌아가셨다는 얘기를 듣고 그 노인에 대한 기억을 일부러 비우거나 173이라는 숫자를 쓸 일이 거의 없다는 이유로 그 숫자에 대한 기억을 비워서 기억 용량을 늘이려고 해봐야 소용없는 일이다.

노화에 따른 기억력의 변화

대략적으로 말하자면 노화는 뇌와 몸의 정보 처리 속도에 영향을 미친다. 이런 변화의 대부분은 감각 입력이 그에 대한 반응으로 번역되는 중추신경계에서 일어난다. 이에 더해 몸 여기저기에 자리 잡고 있는 감각신경과 운동신경의 전도 속도도 나이가 들면서 느려진다. 그 결과 노인들은 젊은이보다 감각 정보를 처리하고 자극에 반응하는 속도가 더 느린 경향이 있다. 노인들은 깜짝 놀랄 만한 일이 일어났을

머리에 자극을 주자

때 특히나 반응 속도가 느리다. 연습을 하면 도움이 될 수는 있지만 노인들은 일반적으로 젊은이들의 처리 속도를 따라가지 못하기 때문에 일의 속도를 늦추고 목록을 작성하고 어려운 과제를 마주하는 상황을 피하고 핵심 요소들을 예행연습해보고 기억 보조 장비 등을 이용하는 것으로 보완하면 도움을 얻을 수 있다. 반면 노인들은 정확도에 더 큰 가치를 두는 것으로 보인다. 따라서 나이가 들면 반응은 느려지는 대신 정확도는 높아지는 경우가 많다.

노화는 기억의 서로 다른 측면에 서로 다른 방식으로 영향을 미친다. 기억 저장소로부터 사실적 정보를 검색하고 꺼내오는 회상 능력은 시간의 흐름과 함께 더 나빠진다. 하지만 저장된 정보와 환경 속의 정보를 맞춰보는 인식 능력은 거의 변하지 않는다. 기억할 수 있도록 정보를 준비하는 과정인 부호화 능력은 나이가 들면서 더 많은 시간과 노력을 필요로 하는데 여기에는 감각 정보 처리가 느려지는 것도 한몫한다.

눈여겨봐야 할 부분

나이와 상관없이 우리 모두는 사교 모임에서 만난 누군가의 이름을 잊거나 자동차 열쇠 둔 곳을 기억하지 못하거나 냉장고에서 무엇을 꺼내려 했는지 떠올리지 못하는 등 무언가를 깜박한 경험을 가지고 있다. 이런 식으로 깜박하는 것은 완전히 정상적인 일로, 치매의 초기 증상이 아니다.

우리는 정상적인 노화 과정과 뇌에 영향을 미치는 질병을 혼동하는 경우가 많다. 모든 정신적 기능은 나이가 들면서 퇴화하기 마련이라는 잘못된 가정 탓에 발생하는 해악이 상당하다. 현대 사회에서 노인들은 어쩌다 실수라도 하면 나이가 들어 퇴화해서 그런 것이라는 부정적인 시선을 피할 수가 없다. 오후에 커피 한 잔을 마시고 난 다음에 손이 조금만 떨려도 파킨슨병이 아닌가 걱정한다. 주변 사람들은 당신이 정상적으로 무언가를 깜박하는 것만 봐도 알츠하이머병 초기 증상이라고 해석해버린다.

나는 젊은이들에게 이런 충고를 해주고 싶다. 마음속에 남몰래 꿈꾸어온 판타지가 있다면 늙기 전에 지금 당장 그것을 마음껏 즐기라고. 예를 들어 카지노에 가서 도박하는 것을 항상 꿈꾸어왔지만 75세가 될 때까지 참고 기다리다가 라스베이거스를 찾아간다면 가족은 당신이 정신 상태가 이상해진 것 아닌가 걱정할 것이다. 이렇듯 대단히 정상적이고 합리적인 결정인데도 사람들이 노인들을 정신이 퇴화하고 있다는 색안경을 끼고 바라보는 바람에 노인들이 통제력을 잃어버리는 것처럼 보이는 사례가 많다.

이런 그릇된 고정관념이 만들어내는 비극은 멀쩡한 상태인데도 스스로 정신적으로 퇴화하고 있다고 믿어 불필요하게 사회생활을 멀리하고 스스로를 고립시키고 자긍심을 잃어 삶의 질이 크게 낮아진다는 점이다. 문제가 자기 주변의 사회가 아니라 자기 자신에게 있다고 믿을 수도 있다. 어찌 보면 노화란 허상에 불과하다. 다른 사람의 눈에 늙어 보이기 시작하면 우리는 서서히 자신이 늙었다는 사실에 설득당하고 마는 것이다.

하지만 사람들은 비정상적인 인지 기능이나 기억 상실로 이어지는 질병에 실제로 걸리고, 이런 질병의 발병 위험이 나이가 들면서 커지는 것은 사실이다. 그렇다면 전문가를 찾아가 진찰을 받아야 할 때는 대체 언제일까? 기억 상실을 인식하지 못하거나 가까운 친구나 가

머리에 자극을 주자

족의 이름을 잘 떠올리지 못한다면 잠재적 문제가 존재하는 상태다. 전화기 사용이나 요리 등 익숙한 일상의 활동을 하는 데 어려움을 겪거나 익숙한 환경에서 길을 잃는 것도 걱정스러운 일이다. 기분, 성격, 사용하는 언어가 갑작스럽게 달라지거나 좌절과 분노가 커지는 것도 정상적인 노화 과정의 일부가 아니라 질병의 조짐을 말해주는 징조다. 자동차 열쇠나 시리얼 상자를 냉장고에 집어넣는 등 물건을 이상한 장소에 갖다놓는 것도 질병이 진행되고 있는 조짐일 수 있으니 전체적으로 검사를 해볼 필요가 있다. 이런 증상들은 보통 주변 사람들이 제일 잘 파악하고 있다. 병원에서 일하다 보면 환자들이 혼자 진료실로 찾아와 기억 상실이 있다고 호소하는 경우가 있는데 이런 경우는 알고 보면 비교적 정상일 때가 많다. 하지만 배우자나 가족이 함께 찾아와 기억과 관련된 문제점에 대해 얘기할 때는 실제로 치매성 질병이 진행 중인 경우가 많다.

무엇을 목표로 할 것인가

기억력은 나이가 들면 당연히 퇴화하는 것일까? 절대로 그렇지 않다! 다른 것도 다 마찬가지지만 기억을 소홀히 할수록 기억력은 점점 더 나빠진다. 사람들은 학교를 졸업한 후에는 기억력을 그다지 적극적으로 사용하지 않는다. 실생활에서 접하는 정보들은 학교 교육에서 접하는 교육처럼 깔끔하게 포장되거나 효율적으로 조직되어 있는 경우가 드물고, 직업 현장에서는 학습, 창의력, 상상력보다는 규칙 준수, 충성심, 성실성 등이 더 중요하게 여겨진다. 기억이 노화와 함께 퇴화하는 것은 사실이지만 그렇게 되는 가장 큰 이유는 몸에 밴 습관이 기억력이 떨어지도록 그것을 방치하기 때문이다.

기억력을 능동적으로 강화하거나 손상을 최소화하기 위해 할 수 있는 활동이 분명 존재한다. 12장에서는 그 구체적인 사례들을 알아볼 것이다. 일반적으로 이런 기법들이 효과를 보는 이유는 정신을 좀 더 바짝 차리게 하고 습관의 유혹에 대응할 수 있도록 도와주기 때문이다. 대부분의 노인에게 평생 학습은 결코 오르지 못할 나무가 아니다.

습관은 사기꾼이다

습관이란 일상생활을 편하게 영위할 수 있도록 몸에 밴 익숙한 행동과 태도, 조건화된 반사 등을 말한다. 우리는 아동기 말기에 습관을 몸에 익히기 시작해 학교생활과 문화적 조건화를 통해 더 다양한 습관을 익힌다. 다른 사람들의 존경스러운 행동을 흉내 내기도 하며, 생각, 언어, 행동에서 완충작용을 해주는 안락한 습관을 발달시키기도 한다. 습관은 시간이 지나도 놀라울 정도로 강력하게 남아 나이가 들면서 기억력과 정신건강에 긍정적 영향과 부정적 영향을 모두 미친다. 우리의 정신적, 육체적, 감정적 레퍼토리는 거의 전부가 습관으로 구성되어 있으므로 모든 습관을 면밀히 연구하지 않고는 자신에 대해 완전히 알 수 없다. 따라서 습관을 비판적으로 살펴보는 것은 노화의 여정에서 대단히 중요한 단계에 해당한다.

습관은 우리가 일상을 정례화할 수 있도록 돕는다. 정례화된 패턴은 어제를 본보기로 사용해 어제와 같은 하루를 반복적으로 재생산해낸다. 이것은 정신적으로 대단히 경제적인 방법이다. 중요하지도 않은 똑같은 문제를 두고 매일 고민하는 것은 시간과 노력의 낭비기 때문이다. 더군다나 길을 건너기 전에 좌우를 살펴보는 등 우리를 안전하게 만들어주는 습관도 있다. 정신적 능력이 점점 떨어지는 사람

머리에 자극을 주자

에게는 습관이 훨씬 더 중요하다. 습관은 예측 가능한 구조를 가지고 있어서 정신적 결점을 완화하는 데 도움을 주기 때문이다.

가끔은 치매 후기 단계에 있는 사람도 정신적인 문제를 별로 티 내지 않으면서 다른 사람들과 교류하기도 하는데, 이것은 이들의 사회적 습관과 정례화된 패턴이 전반적으로 대단히 정교하게 다듬어져 있기 때문이다. 젊을 때는 인생의 규칙이 분명하지 않은 상태이기 때문에 위험을 감수하거나 자발적이고 즉흥적으로 행동할 수 있는 여지가 크다. 반면 일부 노인들은 새로운 시도를 하기보다는 전에 시도해봤던 공식과 익숙한 방식에 의존하는 것을 더 편하게 느낀다. 습관은 위로와 안심을 주고 불안을 줄여준다. 습관은 우리의 모든 행동이 예상을 벗어나지 않는 안전하고 반복적인 행동이 되게 한다.

하지만 습관은 우리를 억압하는 측면도 갖고 있다. 온전히 습관에만 의존해 기능을 유지하는 것이 효과적인 경우는 상황이 안정적이고 예측 가능할 때뿐이다. 습관은 창의력의 자리를 빼앗아 들어오고 자신을 더 깊이 이해하지 못하게 가려버린다. 편안하고 안정적인 삶을 유지하고자 하는 욕망은 당신을 불쾌함과 불확실성으로부터 완충해준다. 마치 계속 이어폰을 끼고 좋아하는 음악만 들으면서, 어서 일어나 자신의 운명을 실현하라는 내면의 고요한 목소리를 차단해버리는 것과 비슷하다. 말, 마차, 마부, 주인의 비유에서 마부를 술집에 계속 처박혀 있게 만든 것이 바로 습관이다.

이 술집에서 빠져나오려면 자신의 습관을 관찰해야 한다. 이것은 쉽지 않은 일이다. 습관은 몸에 배어 있는 너무 익숙한 것이라 관찰이 쉽지 않다. 이것은 마치 물고기가 물의 본질을 이해하려고 하는 상황과 비슷하다. 자기 습관의 본질을, 그 습관이 당신과 당신의 행동에 미치는 심오한 영향을 관찰할 수 있는 공간을 만들어보자. 처음에는 다양한 상황에 대한 자신의 반응을 비판하지 않고 그냥 지켜보는 과정이 될 것이다. 자신의 모든 행동을 습관적 행동이라 가정하고, 미리 패턴이 정해져 있는 반응과 조건화된 반응의 속성, 유형, 범위를 관찰해보면 유용하면서도 놀라울 정도로 정확하다는 사실을 알게 될 것이다.

습관 없이 기능하기는 대단히 어렵고, 꼭 그것을 목표로 삼을 필요도 없다. 하지만 자신의 습관을 자각하는 것은 습관이 가진 완충 효과를 줄여나가는 데 대단히 강력한 단계가 되어줄 수 있다. 우리를 깜짝 놀라게 하고 우리에게 충격을 주며 정신을 번뜩 차리게 하고 정형화된 일상으로부터 벗어나게 해주는 일들이 일어나지 않는다면 우리 내면의 삶은 성장하고 성숙할 수 없다. 신비주의자 시인 루미Rumi는 이렇게 말했다. "무언가를 문지를 때마다 짜증이 난다면 당신이라는 거울을 어떻게 광낼 수 있겠는가?" 따뜻하게 덥힌 버터로 칼을 갈 수 없고 깃털로 부싯돌을 쳐서 불꽃을 낼 수는 없는 법이다. 마음을 불편하게 만드는 내면의 사건이 일어나야만 비로소 스스로를 일깨워 기억과 사고를 날카롭게 다듬을 수 있다.

기억에 대해 현실적으로 생각하자

기억에 대해 생각할 때 자기 인생의 전부를 세부적인 내용까지 완벽하게 모두 기억할 수 있다면 이상적이지 않겠느냐고 생각하는 사람이 많다. 하지만 이런 상황은 가능하지도 않을뿐더러 중요한 부분을 놓

머리에 자극을 주자

치고 있다고 할 수 있다. 한 발자국 뒤로 물러서서 기억의 한계를, 현재와 미래의 내가 기억으로부터 얻어야 할 것이 정확히 무엇인지를 생각해보면 도움이 된다.

풍부해 보이는 기억도 본질적으로는 늘 부족한 부분을 가지고 있다. 우리의 기억은 컴퓨터에 저장되어 있는 디지털 이미지가 아니기 때문에 간편하게 클릭해서 그 비밀을 들여다볼 수는 없다. 실제로 기억들은 시간과 공간 속에 매달려 있고, 실제 세상을 재현하지 않는다. 박물관에 박제되어 있는 나비를 보는 것만으로는 그 나비가 초원에서 날아다닐 때 무엇을 하며 살았는지 알 수 없는 것처럼 말이다.

우리는 기억의 조각들을 그러모아 누비이불처럼 기워 하나의 거대한 기억을 엮어낸다. 이때 기억 조각들은 세상이 변화하고 있는데도 고집스럽게 남아 있는 판에 박힌 고정관념들이다. 이 조각들은 꿈과 거의 비슷해 기억하려 해도 사진처럼 정확하게 기억해내기 거의 불가능하다. 누군가 나에게 내가 방문했던 유명한 장소를 떠올려보라 했다고 가정하자. 예를 들면 워싱턴 국회의사당 같은 곳을 떠올려본다고 하자. 도로에서 건물 입구까지 계단이 몇 칸이나 있는지 기억만으로 알아낼 수 있을까? 우리의 기억은 그 정도 수준의 구체적 내용은 담고 있지 않다. 말년에 그와 비슷한 질문을 받으면 대부분 너무 오래전이라 계단의 숫자를 잊어버렸다고 생각할지 모르지만 사실 그런 정보는 기억 속에 애초부터 없었다. 우리는 세상을 그 정도 범위까지 인식하면서 관찰하지 않는다.

사람들과 공유하는 기억을 보면 우리의 한계가 드러날 때가 많다. 다른 사람과 함께 겪었던 일에 대해 얘기를 나누다가 자기가 얼마나 많은 부분을 잊어버리고 있었는지 깨닫고 놀란 적이 없었는가? 똑같은 사건을 두고도 사람마다 기억하는 내용이 모두 다르기 때문에 자기 혼자서는 절대로 기억하지 못했을 사건과 상황들을 다른 사람들이 깨우쳐줄 수도 있다. 당시에는 그토록 중요하게 여겼던 그 수많은 내용들을 어떻게 잊어버릴 수 있을까? 그래서 가까운 친구나 가족이 죽으면 내 자아의 일부도 영영 잃어버리는 것이나 마찬가지다. 그 사랑하는 사람은 내가 잊어버리고 있는 기억의 열쇠를 쥐고 있던 사람이기 때문이다.

시간의 흐름도 기억을 윤색할 수 있다. 노화는 시간과 우리의 관계를 바꾸어놓는다. 미래는 짧아지고 지나간 과거의 무게감은 더 커지는 것이다. 만화 〈피너츠 Peanuts〉 시리즈의 작가 찰스 슐츠 Charles Schulz는 이렇게 말했다. "일단 언덕을 넘어서면 속도가 붙기 시작하는 법이죠." 과거의 일들은 무엇이든 일어날 수 있었던 때에 경험했던 내용들이지만 지금에 와서 돌이켜보면 그 일들은 시간 속에 고정되어 있다. 우리가 더 젊었을 때 일어난 사건을 기억할 때는 일종의 마법이 일어난다. 지금 그때의 일을 떠올리면 당시의 내가 어떤 사람이었는지를 우리가 그 실제 경험을 하고 있을 때는 몰랐던 더 넓은 맥락과 결합해 생각할 수 있기 때문이다.

버지니아 주 샬러츠빌에서는 택시들이 여러 가지 재치 넘치는 슬로건을 차창에 써 붙이고 다닌다. 그중에 마음에 드는 것이 하나 있었다. "나이가 들어갈수록 젊은 시절의 나는 더 좋은 사람이 된다." 마크 트웨인 Mark Twain은 자서전에 이렇게 적었다. "젊었을 때만 해도 나는 무엇이든 기억할 수 있었다. 그것이 일어났던 일이든 아니든 말이다. 하지만 지금은 내 능력이 쇠퇴하고 있으니 곧 나도 쇠퇴할 것이고, 그렇게 되면 나는 결코 일어난 적이 없었던 일 말고는 아무것도 기억할

머리에 자극을 주자

수 없게 될 것이다."

과거는 현재를 정의하고 현재는 미래로 나가는 출구다. 나이가 들면서 우리의 미래는 결정되지 않은 무한한 상태였다가 모든 것이 결정된 유한한 상태로 변한다. 여기서 논의를 앞으로 더 끌고 나가려면 시간의 흐름 속에서 우리가 필연적으로 겪어야 했던 변화를 인정해야 한다. 나는 더 이상 이전의 나와 동일한 사람이 아니다. 일부 사람들은 이런 변화를 인정하지 못하고 자신을 고정불변의 성격으로 못 박아버리기 때문에 현실로부터 점점 멀어진다.

하지만 순간 속에 살고 세상을 있는 그대로 볼 수 있었던 어린 시절에 처음 경험했던 마음 상태를 되살릴 수 있다면 우리는 노화의 힘으로부터 탈출할 수 있다. 그런 마음가짐이 바로 젊음의 토대이기 때문이다. 파블로 피카소는 이렇게 말했다. "라파엘로처럼 그림을 그리는 데는 4년이 걸렸지만 아이처럼 그리는 데는 평생이 걸렸다." 기독교인들 사이에는 이런 정서가 신약성서를 통해 전파됐다. "내가 진실로 너희에게 이르노니 누구든지 하나님의 나라를 어린아이처럼 받들지 않는 자는 결단코 그곳에 들어가지 못하리라."(막 10장15절)

나이가 들면 우리는 자신의 기억에 매몰되며 한 개인으로 지닌 자신의 독특함 속에도 매몰될 수 있다. 우리는 과거의 자신으로부터 탈출할 수 없다. 만약 우리가 변할 수 없는 과거에 매달린 채 삶을 주로 백미러를 통해 경험한다면 장수는 오히려 우리를 포로로 만들 것이다. 가끔은 추억 속에 사는 일이 필요하고 그런 행위는 즐겁기도 하다. 하지만 그렇게만 해서는 앞으로 나갈 수 없다. 인생이라는 시멘트가 점점 더 굳어가고 있다. 그런데 그 모양이 어떤가? 미래는 제한되어 있고 과거는 고착되어버린 지금 우리가 할 수 있는 것은 대체 무엇

일까? 남은 시간을 기억을 향상하는 데 써야 할까, 아니면 앞을 내다
보며 꿈을 좇는 데 써야 할까? 어쩌면 우리는 둘 다 할 수 있을지도 모
른다.

머리에 자극을 주자

대답을 들어보면 그 사람이 똑똑한지 알 수 있다. 그리고 질문을
들어보면 그 사람이 현명한지 알 수 있다.
— 나기브 마푸즈

젊은 시절의 배움은 노년의 폐해를 막아준다. 노년에 지혜라는
음식이 필요하다는 사실을 아는 사람이라면 늙어서 그 양분이
부족하지 않도록 젊어서부터 그에 맞는 행동을 할 것이다.
— 레오나르도 다빈치

지력과 창의력

인류학자들에 따르면 수천 년 전 호모 사피엔스의 뇌 능력에서 진화
의 도약이 일어났다고 한다. 그리고 이로부터 세 가지 중요한 능력이
등장했다. 그중 하나가 의식consciousness이다. 의식이란 자아를 자각하
고, 그저 아는 것에서 그치지 않고 자신이 안다는 것을 아는 능력을
말한다.

근대에 들어 조각가 오귀스트 로댕은 〈생각하는 사람〉이라는 작
품을 만들어 이 의식을 크게 기념했다. 예술과 철학을 들여다보면 인
간은 의식을 적용해 세상의 경이로움, 성의 막강함, 죽음의 신비를 인
식했다. 아마도 '결국 언젠가는 모두 죽는다'라는 자신의 궁극적인 운
명을 아는 동물은 인간밖에 없을 것이다.

두 번째 능력은 언어다. 언어는 세상을 상징화하고 단어 기호들을
배열해 이야기를 만들어내는 능력이다. 이런 정신적 상징 기호들을

가지고 놀다가 먼저 이야기를 만들어냈고 그다음에는 추상을 만들어 냈다. 간단히 말하자면 우리 스스로 세상을 창조한 것이다. 언어는 인간이 무엇을 실재라고 생각하는지에 막강한 영향을 미친다. 민족이나 문화권에 따라 엄청나게 다른 세계관이 존재하는 것만 봐도 알 수 있다. 어린 사람의 의식은 단어로 그려낸 신체적, 감정적, 사회적 세계의 그림으로 틀이 잡힌다. 세 번째 중요한 능력은 문화의 창조다. 이는 자기 인식과 언어 능력에서 유래했다.

이런 능력들이 우리에게 의미하는 바는 인간의 정신, 즉 생각하고 기억하고 창조하는 능력이 우리 본질의 핵심이라는 것이다. 삶의 모든 단계에서와 마찬가지로 노년에도 지력과 창의성이 미묘하게 변화를 이어간다. 하지만 대체적으로 사람들 대부분에게 노년이란 생각과 의식이 쇠퇴하는 시기가 아니라 더욱 깊어지는 시기다.

지력은 노화와 함께 하락하는가

이 주제는 뜨거운 논쟁을 이어왔다. 연구자들은 실험을 통해 표준 지능 검사에서는 나이가 든 사람들이 젊은 사람들보다 성적이 떨어지는 것을 관찰했다. 하지만 시간을 두고 개인들을 추적해보면 지능의 하락이 거의 보이지 않는다. 정보의 유지, 어휘력, 이해 능력 등의 언어 능력은 검사 결과 꾸준하게 유지되는 것으로 보인다. 반면 복잡한 도표를 복사해 그리는 속도 등의 수행 능력은 시간의 흐름에 따라 하락한다고 볼 수 있다.

어쩌면 전통적인 지능검사는 나이 든 사람의 지적기능을 측정하기

머리에 자극을 주자

에 적절하지 않을지도 모른다. 첫째, 이런 검사에서는 반응 속도에 큰 가중치를 두기 때문에 노인들이 불리하다. 9장에서도 얘기했듯이 나이를 먹으면 처리 속도가 자연스레 늦어지는데, 이것이 노인들이 정확한 답에 도달하지 못한다는 것을 의미하지는 않는다. 더군다나 나이가 들면 사람들은 어떤 판단을 내릴 때 실수를 하지 않으려고 젊은 사람들보다 더 조심스럽고 신중하게 행동하는 경향이 있다. 실제 상황에서는 생존에서 중요한 가치를 갖는 이런 조심성이 실험 환경에서는 젊은이들에게 더 유리한 결과가 나오도록 심리검사를 편향시키고 있는지도 모른다.

어떤 사람들은 지적 성취가 20대 초반에 빠르게 올라갔다가 40대 중반에 정점을 찍고 그 후로는 점차 내리막길 모양의 곡선을 따라 일어난다고 상정한다. 물리학이나 수학 같은 학문 분야에서는 최고의 연구 결과가 주로 젊은 시절에 나온다는 인식이 폭넓게 퍼져 있다. 하지만 최근의 연구는 그런 주장이 대체로 틀렸음을 보여준다. 그 예로 1900년과 2008년 사이의 물리학, 화학, 생리의학 분야 노벨상을 분석해봤더니 연구자들이 최고의 연구를 내놓은 나이가 높아지는 경향이 분명하게 드러났다. 지적 기여를 측정하는 방법에는 여러 가지가 있고, 이런 방법은 분야나 직업 구조에 따라 크게 달라진다. 일부 주장에 따르면 젊은 사람은 이론 연구에 강하고 나이 든 사람은 실험 연구 분야, 특히나 상당한 지식의 축적을 요하는 분야에 강하다고 주장하기도 한다. 『아웃라이어 *Outliers: The Story of Success*』에서 저자 말콤 글래드웰 Malcolm Gladwell은 성공을 원하는 사람이 자기가 몸담고 있는 영역에 통달하기 위해서는 약 1만 시간 정도의 연습 시간이 필요하다고 주장한다. 이 말은 오랜 시간을 살아온 노년에 지적 성취를 이루는 것이 불가능한 일이 아님을 뜻한다.

그렇다면 창의성은?

창의적인 지적 성취가 노년에 감소한다고 생각할 하등의 이유가 없
다. 반대로 아주 나이 든 상태에서 지성의 영감을 받아 이루어진 기념
비적 성취를 찾아내기는 의외로 쉽다. 소포클레스는 그의 장남이 아
테네 법정에서 그를 상대로 소송을 제기했을 당시 89세였다. 그 아들
은 소포클레스가 노망이 들어 토지를 관리할 능력이 안 된다고 주장
했다. 소포클레스는 자신을 변호하면서 작업 중이던 연극의 대본을
법정에서 큰 소리로 읽어 보인다. 바로 『콜로노이의 오이디푸스*Oidipous
epi Kolōnōi*』였다. 이 작품은 노년을 다룬 작품 가운데 셰익스피어의 『리
어왕*King Lear*』과 함께 위대한 연극으로 꼽히는 걸작이다. 그러자 소송
은 즉각 기각됐다.

갈릴레오 갈릴레이*Galileo Galilei*가 자신의 최고의 저서인 『새로운 두
과학*Due Nuove Scienze*』을 썼을 때 그의 나이는 72세였다. 벤저민 프랭클
린은 79세에 이중초점 렌즈를 발명하고 납중독에 관해 연구했다. 바
흐, 베토벤, 몬테베르디, 베르디, 스트라빈스키는 자기 최고의 작품 중
일부를 노년에 작곡했다. 뉴욕의 솔로몬 R. 구겐하임 미술관은 미국
의 건축가 프랭크 로이드 라이트가 마지막으로 의뢰받은 작품이었다.
그는 92세 나이로 사망할 때까지 이 일에 매달렸다. 조지아 오키프는
90대 말에 시력이 나빠지고 있는데도 그림을 계속 그렸다.

나이가 들면서 창의력, 지혜, 감수성 등은 사실 더 좋아질 수도 있

머리에 자극을 주자

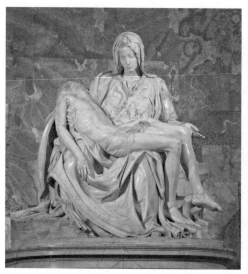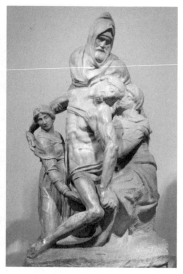

그림 11, 12 미켈란젤로가 24세였을 때 완성한 〈피에타〉(왼쪽)와 80대에 완성한, 피렌체 피에타 〈십자가에서 내려지는 그리스도〉(오른쪽). 스타일에서 보이는 심오한 차이와 미켈란젤로의 예술적 천재성이 드러나는 창조적 표현에 주목하자.

고 나빠질 수도 있다. 독일 학자들은 노년에 들어 생기는 독특한 스타일을 기술할 때 '알터스틸Altersstil'이라는 단어를 사용한다. 본질적 형태의 감소와 초월적 특성을 의미하는 단어다. 도나텔로, 미켈란젤로, 렘브란트, 고야의 후기 작품들이 이런 노년 감수성의 빼어난 사례다. 이 작품들은 인간 경험의 본질을 밝혀주고 궁극적인 영적 존재를 표현하고 있다.

미켈란젤로가 24세였던 1499년에 조각한 로마 산피에트로대성당의 〈피에타Pieta〉에 담긴 고전적 형태와 관능적 아름다움을 생각해보자. 고개를 숙이고 왼팔을 뻗은 채 비탄에 잠겨 있는 성모 마리아의 우아한 모습에 주목하자. 성모 마리아는 예수보다도 젊어 보이고, 예수는 마치 잠들어 있는 것처럼 보인다. 그리고 이 작품을 피렌체 피에타라고도 부르는 〈십자가에서 내려지는 그리스도 Deposition〉라는 작품과 비교해보자. 이 조각은 믿기 어려울 정도로 역동적이고 심오한 표현을 담고 있다. 미켈란젤로는 〈십자가에서 내려지는 그리스도〉를 80세가 넘어서 완성했다. 이 조각에서 두건을 쓰고 예수를 받쳐주는 커다란 인물은 미켈란젤로 자신의 모습으로 여겨진다. 이 피에타에는 보는 이들에게 깊은 감정과 연민을 전달하는 단순함과 힘이 녹아들어 있다. 이 작품이 대칭이 결여되어 있고 뱀처럼 구불구불한 특성을 가지고 있다는 사실에 주목하자. 이것이 바로 '알터스틸'이다.

노년에도 심오한 창조적 성취가 일어날 수 있고, 외부요인이 창의력을 저해하는 경우에도 그 영향력을 완화하는 경우가 많다. 고야는 귀가 멀고 안경을 두 개나 썼지만 확대경을 이용해 〈보르도의 목장하녀 Milkmaid of Bordeaux〉라는 작품을 그렸다.

우리 모두가 위대한 화가가 될 수 없긴 하지만, 이런 사례들은 우리가 노년에 대해 생각하고 계획을 잡을 때 중요한 길잡이가 되어준다. 나이가 들었다고 해서 창조적 에너지를 표현할 길을 막아버릴 이유는 없다. 창의성을 이끌어내는 자아실현의 과정은 한계를 인정하고 받아들여 장애물을 극복할 수 있느냐에 달려 있다. 그 어떤 예술사상 체계도 무한한 생명을 포함하고 있지는 않다.

정신적 생산성을 능동적으로 유지하기

그냥 가만히 있어서는 지력과 의식의 지속적 진화가 보장되지 않는다. 의식의 진화는 유전자가 몸의 발달을 조절하듯 기계적으로 일어나지 않는다. 우리의 의식적 발달에는 단계가 존재한다. 어린 시절 우리는 타인에게 의존한다. 그리고 규율과 복종을 배운다. 시간이 흐르고 성숙해지면서 우리는 이 단계를 뛰어넘고 어른이 되어 스스로를 책임지며 살아간다. 나이가 더 들면 자신이 쌓아올린 독립성과 소유를 일부 포기해야 할 필요가 생길 수 있다. 우리는 주로 자신과 자기 보존에 대해서만 생각하던 것을 멈추고, 육신을 영적으로 뒷받침해주는 것을 위해 육신의 욕망과 두려움을 희생한다. 어떤 사람은 이런 과정을 통해 마음을 깨어나게 해 자신의 이해관계에서 벗어나 인류 전체를 염려한다. 오랫동안 풍부한 경험과 생각이 쌓이다 보면 어떤 사람들은 자신이 처한 상황을 초월해 현명해진다.

지적 생산성을 유지하고 창의력을 키우며 지혜를 북돋우는 일은 결국 자신의 한계 속에서 최적으로 작동하는 법을 아는 문제로 귀결된다. 그리고 이것은 겉모습 뒤에 숨어 있는 진리와 실제를 알아보는 능력으로부터 비롯된다. 따라서 나이가 들어가면서 우리는 반드시 한 가지 선택을 내려야 한다. 결국 자신을 쇠퇴해서 사라질 운명인 육신과 기억에 동일시할 것인가, 아니면 그 몸 안에 들어 있는 의식과 동일시할 것인가? 미국의 신화학자인 조지프 캠벨Joseph Campbell의 말을 살짝 바꾸어 표현해보자면 이렇게 말할 수 있다. "나는 빛을 담고 있는 전구인가? 아니면 전구는 빛을 담는 그릇에 불과할 뿐이며 내가 바로 그 빛인가?"

11

나는 매일 밤 잠들 때마다 죽는다. 그리고 다음 날 깨어날 때마다 새로 태어난다.
— 마하트마 간디

현실이 꿈보다 더 좋아서 잠을 이룰 수 없을 때 당신은 자신이 사랑에 빠졌음을 비로소 알게 된다.
— 닥터 수스

잠의 가치

잠을 충분히 자는 것은 사치가 아니라 생물학적으로 필수적인 일이다. 잠은 몸에 휴식을 주는 것 말고도 훨씬 큰 의미가 있다. 당신의 뇌는 잠을 자는 동안 새로운 신경 연결을 형성한다. 이는 학습과 기억 유지에 잠이 대단히 중요하다는 것을 의미한다. 잠을 제대로 자고 못 자고는 육체적 건강과 감정 상태에도 상당한 영향을 미친다. 그래서 잠은 어려서부터 나이가 들 때까지 몸과 지력, 감정을 관리하는 데 필요 불가결한 일이다.

잠은 어떻게 작용하는가

흔히들 잠자는 시간을 활성이 없는 시기 혹은 휴면기처럼 생각하지만

머리에 자극을 주자

사실 그동안은 뇌가 대단히 활성화되어 있는 시간이다. 뇌는 잠자는 동안 신경 네트워크를 수정하고 업데이트하면서 새로운 정보(학습)를 통합하고 저장한다. 잠을 자는 동안 신경세포 사이의 시냅스 연결 중 일부는 약해지고 일부는 강화된다. 영어에서는 어떤 결정을 내리려고 생각에 잠길 때 '그 문제는 하룻밤 자면서 생각 좀 해볼게Let me sleep on it'라는 표현을 사용하기도 한다. 실제로 이 말은 생물학적인 토대를 갖고 있다. 뇌가 새로운 지식을 통합하고 기존의 기억들을 다시 정리할 기회를 얻으면 그다음 날 좀 더 합리적인 결정을 내릴 수 있기 때문이다.

이런 생리적 과정이 작용하기 때문에 잠은 우리가 깨어 있는 동안에 성취하는 학습의 양과 질에 강력한 영향을 미친다. 그 역관계도 마찬가지로 성립한다. 깨어 있는 동안 지력을 더 많이 자극할수록 잠도 더 잘 오는 것이다. 그리고 잠을 잘 자면 그만큼 더 잘 기억하고 학습할 수 있다. 수면 박탈은 수행 능력에 악영향을 미칠 뿐만 아니라 실수를 하거나 무언가 잊어버릴 가능성도 높인다.

전형적인 수면 주기는 10분에서 20분 정도 졸리다가 가벼운 잠에 빠져들면서 시작된다. 그리고 그 후 한 시간 정도 깊은 잠이 이어지고 그다음으로는 급속안구운동rapid eye movement, REM 시기가 온다. 이때가 꿈을 꾸는 시간이다. 밤 동안 이 주기가 반복되면서 깊은 잠의 길이는 짧아지고 렘수면은 늘어난다.

두 가지 기본적인 요소가 졸음의 속성과 잠의 질을 지배한다. 바로 우리 몸의 일주기 리듬과 깨어 있는 시간의 양이다. 이 두 가지 요소 사이의 상호작용이 우리가 잠에 들 최적의 시간을 결정한다. 시간생물학chronobiology이라는 과학을 창시한 선구적 과학자 프란츠 할버 그Franz Halberg는 1959년에 우리 몸에 들어 있는 내부 시계에 일주기 리듬circadian rhythm이라는 이름을 붙여주었다. 일주기 리듬은 잠의 조절에 강력하게 영향을 미치고, 매일 일어나는 졸음과 각성의 패턴을 주도한다. 일주기 리듬의 신체적 발현 중 하나는 체온이다. 체온은 우리가 잠을 잘 필요가 있는 동안에는 떨어지고 깨어 있는 시간 동안에는 올라가는 성향이 있다. 그리고 깨어 있는 시간의 양, 운동, 카페인, 빛, 스트레스 같은 다른 요소들도 수면에 영향을 미친다. 깨어 있는 동안에 인지적 자극이 많은 것도 잠을 촉진하는 것으로 보인다. 따라서 이런 요소들을 조작하면 깨어 있을 필요가 있을 때 깨어 있을 수 있고, 잠자리에 들 준비도 효과적으로 할 수도 있다.

실험을 통해 자연적인 인간의 일주기 리듬은 25시간 주기로 돌아간다는 것이 밝혀졌다. 이런 정상적인 주기를 따를 수도 있다. 물론 사회적 관점에서 보면 이것은 대단히 도전적인 일이 될 수 있다. 우리는 보통 밝은 아침 조명이나 운동 등의 방법을 이용해 24시간 주기로 일주기 리듬을 재설정한다. 그러나 자연스러운 주기 안에서 너무 일찍 잠자리에 들면 불면증을 경험할 것이다. 이에 대한 해법은 졸린 기분이 들 때까지 기다리는 것이다. 이러한 사실이 의미하는 바는 "일찍 자고 일찍 일어나면 건강하고 부자가 되며 현명해진다"라는 벤저민 프랭클린의 경구가 모든 사람에게 해당하는 것은 아니라는 점이다. "자정 전에 자는 잠이 더 귀하다"라는 속담도 미신이다. 자신의 자연스러운 리듬이 알려주는 대로 자야 한다. 한 가지 요령은 자신의 자연스러운 졸림 현상을 현대생활의 요구 안에서 맞춰나가는 것이다.

현대사회에는 잠과 관련된 문제가 넘쳐난다. 잠과 관련된 스트레스는 사람을 깨어 있게 만드는 스트레스호르몬을 활성화시키기 때문에 수면 장애를 더 악화시킨다. 장기적으로 보면 수면제는 문제를 해결해주지 못하며 보통 정신착란, 기억상실, 낙상 등의 위험을 증가시킨다. 수면제는 잠깐 입원해 있다든가 하는 특별한 상황에서 단기적으로만 사용하는 것이 좋다.

잠과 노화

나이가 들면 잠의 패턴도 자연스레 바뀐다. 가장 중요한 변화로는 잠의 지속성이 감소하고(자는 동안 깨는 횟수 증가), 가장 큰 수면 시기가(그리고 대부분의 렘수면이) 밤의 더 이른 시간에 일어나며, 비렘수면non-REM sleep에서 가장 깊은 부분이 줄거나 사라지고, 낮잠이 많아지며, 침대에서 보내는 시간이 더 많아지는 경향이 생긴다. 이른 시간에 한 차례 깊게 잠을 자고 난 후에 자주 깨는 이런 수면 패턴은 우리 선조들에게는 중요한 부분이었는지도 모른다. 가벼운 잠에 빠져 있는 사람은 포식 동물처럼 밤에 찾아오는 환경의 위협에 더 예민하게 반응할 수 있기 때문이다.

나이가 들면서 잠에 들거나 그 수면 상태를 유지하는 일을 어려워하는 사람들이 있다. 깨어 있는 시간 동안 인지적 자극이 감소한 것도 그 원인 중 하나다. 특히나 낮 시간 동안에 침대 위에서 보내는 시간이 많은 것도 잠의 질을 떨어뜨린다고 볼 수 있다. 건강한 노인들의 잠을 연구해보면 일부 성차가 존재하는 것 같다. 노인 남성은 노인 여성에 비해 수면 상태의 유지가 더 불량하다. 하지만 수면 문제로 고충을 토로하고 수면제를 복용하는 경우는 남성보다 여성이 더 많다. 아마 여성이 자신의 염려스러운 부분을 다른 사람들과 이야기를 나누는 경우가 더 많아서일 수도 있고, 어쩌면 여성이 남성보다 수면의 질과 수면 손실에 더 민감하기 때문인지도 모른다.

우울증, 치매, 수면호흡장애(수면무호흡증이라고도 함) 같은 질병은 잠을 자는 방식에 특징적인 변화를 만들어낸다. 우울증이 있는 사람은 잠의 개시와 렘수면 사이의 시간이 짧고 뇌파 패턴에 다양한 변화가 생겨 아침 일찍 눈을 뜬다. 알츠하이머병 환자는 수면·각성 주기가 무너지며 질병이 진행될수록 더욱 악화된다. 이들은 낮잠 시간이 늘어나고 렘수면에서 안구의 운동이 줄어들며 자는 동안 호흡 문제를 겪을 수 있다.

수면무호흡증은 노인들 사이에서 흔히 발생하는 문제다. 몇 가지 원인이 있지만 가장 큰 원인은 자는 동안 인후부 근육과 혀가 이완돼 코와 인후를 오가는 공기의 흐름이 닫혀버리는 것이다. 수면무호흡증이 있는 사람은 보통 코를 크게 골고, 자는 동안에 호흡이 주기적으로 멈춘다. 같은 방에서 자는 배우자는 이런 사실을 확실하게 파악하고 있지만 당사자는 정작 이런 문제를 전혀 인식하지 못할 수도 있다. 이것은 대단히 중요한 질병으로 보통은 치료 효과가 높다. 하지만 치료하지 않고 방치해두면 고혈압, 심장마비, 뇌졸중의 위험이 커질 수 있다.

잠의 질을 개선하는 실용적인 방법

잠과 기억력, 신체 건강, 정서적 안정 사이의 관계가 얼마나 중요한지 안다면 더 나은 건강을 가꿀 수 있는 수면 방법에 주목할 수밖에 없다. 이 문제는 본질적으로 자신의 자연적인 일주기 리듬과 협동해 자연스레 찾아오는 졸린 기운을 활용하는 문제라 할 수 있다. 잠을 잘 필요가 있을 때는 밝은 빛이나 카페인 등 잠을 깨우는 요소들을 피하고 스트레스를 줄이는 조치를 취하며 주변 환경을 잠이 오는 분위기로 만들어주는 것이 좋다.

규칙적인 운동도 잠에 큰 영향을 미쳐 잠에 더 빨리 빠지게 하고 잠을 통해 더 많은 휴식을 취할 수 있게 도와준다. 하지만 운동하는 시간이 중요하다. 잠자기 세 시간 전까지는 운동을 마쳐야 한다. 운동을 하면 체온과 각성도가 올라가기 때문이다. 운동은 수면 주기에 변화를 주는 데도 도움이 된다. 예를 들어 이른 아침에 햇빛을 받으면서 운동하면 밤에 잠이 더 잘 온다.

알코올과 카페인은 둘 다 수면을 방해할 수 있다. 적어도 잠자리에 들기 세 시간 전까지는 술자리를 마무리하자. 알코올은 깊은 잠과 렘수면의 양을 줄이고 중간에 깨는 횟수를 늘리기 때문에 잠을 조각조각 나눈다. 더군다나 알코올은 수면무호흡증을 악화시킬 수도 있다. 또 잠자리에서 바로 깬 직후를 제외하고는 카페인이 들어간 음료나 음식을 피하도록 하자.

잠자리에 들 때 사랑하는 파트너와 섹스를 나누는 것은 편안한 잠을 도와주는 즐거운 활동일 수 있다. 물론 지나치게 열정적이면 오히려 잠을 방해할 수 있다. 잠자리에 들었는데 30분 정도가 지나서도 계속 뒤척이면서 잠들지 못하면 자리에서 일어나 자극적이지 않은 활동을 조금 해보는 것도 좋다. 자신의 일주기 리듬과 다시 보조를 맞출 수 있도록 졸릴 때까지 기다린 다음 다시 잠자리에 들자.

점심을 먹은 직후에는 살짝 졸린 기분을 느끼는 것이 수면 일주기 리듬의 정상적인 특성이다. 고탄수화물 식사나 약한 알코올음료가 이런 성향을 악화시킬 수 있다. 이렇게 일시적으로 각성이 희미해지는 기분을 모든 사람이 느끼는 것은 아니다. 특히 카페인을 과도하게 섭취했거나 스트레스가 많은 상태에서 일하는 경우는 특히 심하다. 점심을 먹고 난 후에 졸음이 오는 경우에는 20분에서 30분 정도 짧게 낮잠을 자면 밤 시간의 수면 주기를 파괴하지 않으면서 개운한 기분을 느낄 수 있다. 반면 오후의 낮잠 시간이 이보다 길어지면 수면·각성 주기가 깨지고 불면증이 악화되며 잠에서 깼을 때 머리가 맑지 못하고 멍한 느낌이 들 수 있다.

머리에 자극을 주자

12

본 것은 잊고, 들은 것은 기억하고, 행한 것은 이해하게 된다.
— 중국 속담

기억력의 진정한 비결은 바로 관심이다.
— 새뮤얼 존슨

지력을 자극하는 구체적인 방법

인생의 어느 단계에서든 정신을 자극하고 창의력을 북돋우며 기억을 증진하는 방법은 셀 수 없이 많다. 나이가 들어가는 동안 자신의 목표에 다가서기 위해 사용할 수 있는 구체적인 기법이 무엇인지 판단하기에 앞서 자신의 의도가 무엇인지 명확하게 밝히는 것이 중요하다. 당신이 기억력을 증진하려는 이유는 무엇인가? 건망증을 최소화하고 싶기 때문인가, 독립성을 유지하고 싶어서인가, 자신의 정체성을 보존하고 싶기 때문인가? 어떤 사람은 기억력을 함양하는 것이 생활환경이 변하는 동안 자신의 정체성을 유지하는 데 도움을 준다는 점에 가치를 둔다. 생각과 창의력을 자극하면 세계관을 넓히고 더 즐거운 삶을 누릴 수 있다. 항상 배우고 싶었는데 좀처럼 시간이 나지 않아 하지 못했던 일이 있는가? 신체적 제약이 점점 늘어나는 상황에서는 정신활동을 활발하게 유지하는 것이 특히나 이로울 수 있다.

우리 뇌 속에 들어 있는 상호연결의 숫자는 정말이지 어마어마하다. 1.4킬로그램 정도의 보통 사람의 뇌 속에는 약 1,000억 개 정도의 신경세포가 들어 있고, 그 각각의 신경세포들이 최고 1만 개 정도의 다른 신경세포들과 연결되어 있다. 개별 신경세포들이 죽으면 새로운 연결이 자라나 신경망의 복잡성을 높인다. 우리 뇌는 말 그대로 경험과 함께 자라므로 우리가 하는 모든 일이 뇌를 자극하고 큰 활력을 불어넣을 수 있다. 말하자면 지력과 기억력의 질은 전체적인 건강, 명확한 의도, 정신을 연마하는 데 쏟는 관심의 수준에 크게 좌우된다고 할 수 있다.

관심, 혹은 주의attention는 정신적 집중을 얼마나 잘 유지할 수 있느냐의 문제인 반면 의도intention는 자신이 집중하고 있는 것에 참여하려는 의식적인 의지를 말한다. 1937년에 국제 체스 챔피언인 조지 콜타놉스키는 눈을 가린 채로 서른네 명의 체스 기사와 동시에 대국했다. 그는 체스판을 한 번도 보지 않고 대국을 진행했는데도 24개의 대국에서 승리를 거두고 10개의 대국에서는 무승부를 기록했다. 이것은 74년 동안 눈을 가리고 하는 체스 대국의 세계 기록으로 남아 있었다. 〈뉴욕 타임스〉에 실린 그의 부고 기사를 보면 그의 아내 레아가 말하길 그가 기억력이 너무 나빠 시장에서 집에 올 때 빵을 한 덩어리 사오라고 한 것도 기억하지 못했다고 한다. 이 사람은 무언가 명확한 의도를 가지고 있을 때는 관심의 역량이 대단히 뛰어났지만 의도가 결여되어 있는 상태에서는 다른 사람들과 마찬가지로 집중력이 신통치 않았다.

우리는 저마다 정신적 능력이 다르지만 동기를 부여받고 적절한 훈련만 한다면 누구든 정신적 생산성과 성취를 증진할 수 있다. 일반

머리에 자극을 주자

적으로 사람들은 습관, 게으름, 활동 부족, 산만한 환경에 굴복하기 때문에 자신의 모든 잠재력을 펼치지 못한다. 뇌의 해부학과 관련해 보면 뇌 영역의 크기와 지적 능력 사이에는 상관관계가 존재하지 않는다. 그리고 9, 10장에서 살펴보았듯이 나이가 들면 필연적으로 정신적 능력이 감퇴하기 마련이라고 믿을 이유도 없다.

사실 뇌는 새로운 도전에 열렬히 반응하도록 잘 준비되어 있다. 특히나 자기 자신을 믿을 때는 더욱 그러하다. 당신의 기억력을 향상시키고 좀 더 효율적으로 일하도록 뇌를 훈련하는 것도 가능하다. 메이오 클리닉에서 최근에 내놓은 한 연구에서는 만 65세 이상의 건강한 성인들을 대상으로 매일 기억 훈련을 실시했더니 8주가 지난 후에 뇌의 전체적인 처리 속도가 상당히 향상되었다고 한다. 이 연구에서는 서로 다른 높이의 음을 기억하는 방식으로 뇌의 청각 처리를 집중적으로 연구했는데 참가자들은 주의를 기울이는 일과 기억력에서 속도와 정확도가 전반적으로 개선되는 효과를 보였다. 이 연구가 전하는 중요한 메시지는 연습을 통해 인지능력을 향상시키면 문제를 해결하고 일상의 활동을 완수하는 데 전반적으로 개선이 이루어진다는 점이다. 여기서도 핵심은 동기 부여와 훈련, 그리고 변화가 가능하다는 믿음이다.

국제적으로 명성 높은 역학 연구자 겸 임상 연구의 멘토인 앨번 파인스타인Alvan Feinstein이 한번은 내게 말하기를 의학 연구는 90퍼센트의 힘들고 단조로운 일(문헌 검토, 자료 수집, 주석 작성 등), 9퍼센트의 재미, 연구 결과가 마침내 분명하게 도출됐을 때 찾아오는 1퍼센트의 순수한 황홀감으로 이루어져 있다고 했다. 그가 한 말의 요점은 목표에 도달하기 위해서는 어쩔 수 없이 해야 하는 힘들고 단조로운 일들을 지속할 수 있게 동기를 부여해줄 만한 분야를 선택해야 한다는 것이다. 토머스 에디슨은 이렇게 요약했다. "천재는 1퍼센트의 영감과 99퍼센트의 노력으로 만들어진다."

기억력을 향상시키는 실용적인 방법

기억력은 사용하면 사용할수록 좋아진다. 9장에서 살펴보았듯이 어떤 기억을 한 번도 다시 떠올리지 않으면 그 안정성이 0으로 떨어져 결국 그 기억은 사라져버린다. 기억력에 정기적으로 도전 과제를 줘 뇌를 활발한 상태로 유지하고 기존의 신경 연결을 강화해주자.

암기 연습

짧은 시를 암기해 2주 정도 매일 그 시를 암송해보자. 그러고 나서 또 다른 시를 암기한다. 암기 연습에 사용할 만한 아름다운 시들은 넘쳐난다. 만약 시에 별로 관심이 없다면 좋아하는 스포츠 관련 통계, 전 세계 지도자들의 이름 등 당신이 흥미를 느끼는 다른 주제를 선택해도 좋다.

기억력에 활기를 불어넣는 또 한 가지 방법은 매일 십자말풀이를 하는 것이다. 여기서는 특이한 단어들이 정기적으로 재사용되는데, 연습을 하다 보면 그런 단어들을 쉽게 외울 수 있다. 신문에 나오는 퍼즐은 월요일이 제일 쉽고 주말로 향할수록 점점 어려워진다. 책방 잡지 코너에 가보면 비싸지 않은 퍼즐 책을 찾아볼 수 있다. 이것 말고 다른 단어 퍼즐이나 스도쿠도 정신 훈련 방법으로 유용하다.

줌 더 사교적인 방법으로는 연기 모임이나 연기 수업에 참여하는 것이 있다. 연기를 연습하면 대본을 암기해야 할 뿐만 아니라 틀에 박힌 반복적 생활에서 벗어나 새로운 친구를 사귀고 흥미로운 사람들과 어울릴 기회를 덤으로 얻을 수 있다.

기억력을 자극해줄 도전 과제를 찾을 때는 자신이 해낼 수 있으면서도 좌절할 정도로 어렵거나 시시할 정도로 쉽지 않은 과제를 골라야 한다는 점이 중요하다. 기억력 훈련은 지친 근육에 활력을 불어넣어주는 잠깐 동안의 시원한 샤워처럼 당신의 시스템에 가끔씩 충격을 안겨줄 수 있는 것이어야 한다. 그리고 가장 중요한 부분은 재미있고 자극적이어야 한다는 점이다. 엘리너 루스벨트는 이렇게 충고했다고 한다. "당신을 겁나게 만드는 일을 매일 한 가지씩 하십시오."

이름을 기억하는 법

사람의 이름을 까먹는 것은 아마도 기억력 때문에 가장 흔하게 겪는 민망한 경우일 것이다. 기억에는 두 가지 상반되는 기준이 있다. 나중에 다시 떠올릴 때 어느 정도까지 구체적으로 기억하기를 바라는가의 문제(최대 유지)와 반복에 얼마나 많은 노력을 기울이기를 바라는가의 문제(최소 학습 시간)다. 누군가의 이름을 정말로 기억하고 싶다면 먼저 그 이름을 기억하려는 의지가 있어야 한다.

그다음에는 그 사람의 이름에 관심을 기울이고 그 이름을 정확히 들었는지 그 자리에서 곧바로 확인해야 한다. 내가 보기에는 이 시점에 이미 대부분의 사람들이 일을 그르친다. 상대방이 자신의 이름을 말하는 그 결정적인 순간에 우리의 뇌는 그 사람의 아름다운 눈동자, 멋진 의복, 주변 환경 등에 정신이 팔리거나 자기 자신이 평소에 가지고 있던 사회 불안*에 빠져드는 바람에 제대로 작동하지 못하기 때문이다.

누군가가 당신의 머리에 장전된 총을 겨누고 이렇게 말한다고 가정해보자. "30분 후에 내가 이 사람의 이름을 물어볼 텐데 만약 그때 당신이 그 이름을 기억하지 못하면 이 방아쇠를 당기겠어." 이 정도로 강력한 동기 부여가 이루어지면 사실상 모든 사람이 그 이름을 기억할 것이다. 하지만 우리는 그 정도로 정신을 바짝 차리고 있는 경우가 드문 데다 자기가 정말로 상대방의 이름을 기억할 의지를 가지고 있다고 해도 사실은 스스로를 기만하고 있을 때가 많다. 누군가가 당신에게 스스로를 소개한다면 의지를 가지고 그 이름을 주의 깊게 듣고 잘 되새겨 기억하려고 노력하자. 또 다른 기본적인 전략으로는 사람의 이름을 듣는 자리에서 바로 따라 되뇌어보고, 대화를 나누는 동안에도 그 사람의 이름을 적어도 두 번 정도 사용하며, 그 사람과 떨어져 있을 때에도 그 이름을 다시 사용해보는 것이다.

정신생활을 풍요롭게

학습하고 창조하고 기억할 기회를 최대한 활용하기 원한다면 지력을 자극하는 일이 일상적인 연습으로 자리 잡아야 한다. 그리고 정신적 활력을 유지하는 가장 좋은 방법 중 하나는 새로운 지식, 경험, 기술로 뇌를 풍요롭게 하는 것이다.

* 다른 사람들과 상호작용하는 사회적인 상황을 두려워하고 이를 회피하는 경향.

새로운 경험을 창조하자

우리 뇌는 새로운 경험에서 자극을 받는다. 습관이 갖고 있는 차단 효과에 대해 인식하는 것이 도움이 되는 이유도 마찬가지다. 습관은 우리를 익숙한 맥락으로 빠져들게 만들어 불확실성에 적응하거나 대처해야 할 필요성을 차단해버린다. 그러므로 자신의 습관을 인식하고, 가끔은 능동적으로 습관을 깨트려 뇌의 성장을 자극해 새로운 신경 연결을 만들어내는 것이 좋다.

여행을 할 때 시간이 천천히 가는 듯한 경험을 해봤는지 모르겠다. 나는 여행을 하는 사람들한테는 일기를 쓰라고 권하는데, 일기를 쓰면 집으로 돌아왔을 때 여행했던 순간들을 돌아보며 자신이 경험하고 이뤄낸 일들을 놀라워할 수 있기 때문이다. 여행은 뇌의 활동을 자극하는 아주 좋은 방법이다. 습관화된 일상에서 벗어나 평소에는 무시하고 지나쳤을지 모를 사소한 부분까지 관심을 기울여야 할 상황으로 등을 떠밀어주기 때문이다.

새로운 경험을 만들어내면 뇌가 자극을 받아 뇌유래신경영양인자brain-derived neurotrophic factor, BDNF라는 물질의 분비가 증가한다. 이 물질은 기억에 필수적이며 식물에 비료를 주는 것처럼 신경세포가 성장하고 연결할 수 있도록 도와준다. 알츠하이머병이나 헌팅턴병으로 정신적 장애가 있는 환자들은 BDNF의 수치가 낮게 나온다. BDNF를 자극하는 것은 기억력을 유지하고 개선하는 전략을 뒷받침하는 화학적 토대 중 하나다. 하지만 BDNF의 힘을 활용하기 위해 꼭 외국으로 여행을 떠날 필요는 없다. 운동을 하거나 카레에 사용되는 인도 향신료 강황에 들어 있는 커큐민을 먹는 등 일상에 간단한 변화만 줘도 BDNF의 분비를 자극할 수 있다.

첫 번째 단계로 쓰기에 유용한 방법이 있다. 자신의 일상이나 환경에 가끔씩 무작위로 작은 변화를 주는 것이다. 예를 들면 직장으로 차를 몰고 가거나 걸어갈 때 가본 적 없는 길로 가보거나 식탁에서 평소와 다른 자리에 앉아보는 일, 텔레비전을 다른 위치에서 보는 일 등을 시도하는 것이다. 사람과의 소통과 교류도 새로운 경험을 창조하고 새로운 신경연결을 구축하는 데 도움이 된다. 새로운 사회활동은 새롭고 흥미로운 경험을 만들어낸다. 예를 들어 투자클럽, 독서클럽, 성경 공부모임 같은 동호회에 들어가 활동을 할 수도 있다. 아니면 다른 사람과 교류하는 기회를 활용하는 것도 방법이다. 이메일을 보내기보다는 직접 전화를 걸어봐도 좋고, 현금인출기를 사용하기보다는 은행 직원과 대면해 업무를 보는 것도 좋은 시도다.

남을 가르치는 것은 지력을 자극할 수 있는 또 다른 강력한 방법이다. 사람을 가르치려면 어쩔 수 없이 정보를 정리해서 그 내용을 전달해야만 한다. 아니면 취미나 기술을 공유할 수도 있고 자원봉사로 스포츠 코치를 할 수도 있으며 자기 전공 분야의 조직에서 멘토로 활약할 수도 있다. 심지어는 학교나 공공 도서관에서 아이들에게 책을 읽어주는 것만으로도 뇌를 자극할 수 있다.

새로운 것 익히기

지력을 자극하는 도전적이고도 만족스러운 한 가지 방법이 있다. 바로 새로운 기술이나 지식을 익히는 일이다. 외국어나 악기 연주를 배워보자. 그림이나 시 쓰기도 좋다. 춤도 배워보자. 아니면 기차철도 모형 만들기나 스크랩북 만들기, 자기 가문의 역사 배우기, 마술, 수집 같은 취미활동도 좋다. 내 노인 환자 중 한 분은 수채화로 꽃을 그리기를 좋아한다. 그분은 의뢰를 받아서 제작하는 대형 프로젝트를 진행하기도 했는데 나이가 들고 프로젝트를 계속하기는 힘들어서 지금은 크리스마스카드나 인사장 같은 것을 만든다. 그분이 말하기를 카드를 디자인하는 것도 재미있지만 누군가가 자기 앞에서 카드를 열어보고 그 카드가 손수 만든 것임을 깨달았을 때 보여주는 반응을 보는 것이 제일 즐겁다고 했다.

자신이 흥미를 느끼는 주제에 관한 지식을 습득하는 방법도 많다. 예를 들면 인터넷 온라인 강좌를 수강할 수도 있고 교육용 동영상을 관람할 수도 있으며 온라인이나 무료로 진행되는 지역 행사에서 강의를 들을 수도 있다.

이미 알고 있는 분야 넓히기

이미 즐기고 있는 취미나 활동이 있다면 관련 지식과 레퍼토리를 넓혀보자. 내 90대 환자 중 한 분은 뛰어난 콘서트 피아노 연주자였다. 이분은 자기가 좋아하는 클래식 음악을 연주하는 것이 지겨워지자 즉흥 재즈 연주로 분야를 바꾸었다. 이런 식으로 속도감에 변화를 주면 새롭게 도전하는 기분이 들어 재미를 느낄 수 있다.

몸을 이용해 정신을 갈고닦기

당연한 말이지만 정신은 진공 속에 뚝 떨어져 존재하는 것이 아니다. 정신은 몸을 뒷받침하고 몸 또한 정신을 뒷받침한다. 충분히 자고 규칙적으로 운동하고 균형 잡힌 식단을 먹는 것 모두 뇌의 건강을 유지하는 데 도움이 된다. 이에 더해 몸과 정신의 연결 관계를 이용해 신경망을 북돋우고 확장시키는 방식으로 뇌에 도전 과제를 제시해줄 수도 있다.

감각 박탈

당신의 감각 중 하나나 그 이상이 전처럼 기능을 하지 않으면 뇌는 새로운 신경망을 만들어낸다. 역사적 사례들을 살펴보면 위대한 예술가와 수학자들이 감각의 상실을 어떻게 극복해 자신의 가장 매력적인 작품을 만들어냈는지 알 수 있다. 베토벤은 20대 때부터 청각을 상실하기 시작했는데 장애가 갈수록 심해져도 계속해서 음악을 작곡했다. 그가 제9번 교향곡을 작곡해서 1824년에 빈에서 지휘했을 때 그는 귀가 완전히 먼 상태였다. 이 작품의 제4악장에는 그 유명한 〈환희의 찬가〉가 들어 있다. 연주가 끝났을 때 그는 박수 소리를 들을 수 없어 눈물을 흘렸다고 전해진다. 그래서 청중은 그가 청중들의 반응을 볼 수 있도록 손수건을 허공으로 던졌고, 연주 동안 그렇게 다섯 번이나 기립박수를 쳤다.

역사상 가장 위대한 수학자 중 한 명인 레온하르트 오일러는 만 28세가 되던 해에 오른눈의 시력을 잃었다. 그리고 59세에는 남은 왼눈마저 백내장이 생기는 바람에 실명해 완전히 장님이 되고 말았다. 그런데도 그는 1년에 논문을 거의 50편이나 쓸 만큼 수학적 생산력이 왕성해, 800편에 이르는 그의 어마어마한 논문을 목록으로 정리하려고만 해도 책 한 권 분량이 나올 정도였다. 그는 베르길리우스Vergilius 의 대서사시 『아이네이스Aeneis』 열두 권 전부를 암송할 수 있었고, 전하는 얘기로는 불면증을 극복하기 위한 처방으로 처음 등장하는 정수 100개의 여섯 제곱을 계산했다고 한다. 그리고 며칠 후에는 암기하고 있던 그 값들을 조수에게 불러줘 표로 받아 적게 했다.

　　　　　　　　　　　　　머리에 자극을 주자

감각 박탈 전략을 이용해 지력을 자극해보려면 운전을 하는 등 잠재적으로 위험한 활동을 하지 않는 동안에 귀를 솜으로 막고 있어보자. 혹은 음을 소거하고 텔레비전을 보면서 스포츠 경기가 어떤 흐름으로 흘러가고 있는지, 혹은 눈으로만 사람들의 얼굴 표정과 몸짓을 관찰해 정치적 대화가 어떻게 진행되고 있는지 파악해보자. 눈을 가리거나 코를 막은 상태에서 다양한 음식과 음료수를 먹어보자. 음식의 질감이나 다른 부분의 변화에 특히 관심을 기울이면서 음식의 다양한 풍미를 구분해보자.

잘 쓰지 않는 손 사용하기

뇌를 자극하는 아주 간단하면서도 안전한 방법이 있다. 일상적인 과제를 평소에 쓰지 않는 손으로 해보는 것이다. 당신이 오른손잡이라면 일주일에 두 번 정도는 집에서 왼손으로 식사를 해보자. 칫솔질도 평소에 안 쓰는 손을 사용해볼 수 있는 좋은 훈련 방법이다. 평소 안 쓰는 손으로 편지를 쓰거나 편지 봉투를 열어보는 것처럼 좀 더 어려운 활동도 시도해보자. 이때는 자주 쓰는 손은 뒤로 빼거나 무릎 위에 올려놓는 것이 좋다.

웃으며 놀기

웃으며 즐겁게 놀지 않는다면 성공적으로 나이가 들었다고 할 수 없다. 철학자 앨런 와츠 Alan W. Watts는 이렇게 말했다. "삶의 진짜 비밀은 이것이다. 지금 당장 자신이 하고 있는 일에 완전히 몰입하는 것, 그리고 그것을 일이라 부르는 대신 그것이 놀이임을 깨닫는 것." 어린 시절을 떠올려보자. 그 시절에는 학습과 즐거움이 똑같은 활동의 일부

일 때가 많았다. 플라톤은 이렇게 말한 적이 있다. "가장 효과적인 교육은 아이가 사랑스러운 것들 사이에서 뛰어놀게 하는 것이다." 나이가 들어서도 다를 것이 없다. 우리의 의식적 발달은 유머감각을 갖고 있느냐, 기꺼이 웃을 준비가 되어 있고 사물을 다른 측면에서 바라볼 준비가 되어 있느냐에 달려 있다. 유머감각이 없는 사람은 한자리에 갇혀버린다. 위대한 투수이자 메이저리그 야구선수로는 가장 늦은 나이에 데뷔한 사첼 페이지Satchel Paige는 이렇게 말했다. "늙어서 놀지 않는 것이 아닙니다. 놀지 않으니까 늙는 거죠."

예를 들어 컴퓨터 게임을 해보는 것도 좋다. 요즘 게임은 대화형 보드게임에서 현실적인 판타지 게임, 롤플레잉 게임에 이르기까지 상상 가능한 온갖 다양한 형태로 나와 있다. 어떤 게임은 특수 센서를 이용해 신체적으로도 활동에 참여할 수 있게 해준다. 예를 들면 시뮬레이션 볼링 게임, 테니스 게임, 골프 게임 등이 그것이다. 2014년에 엔터테인먼트 소프트웨어 협회에서는 흥미로운 통계치를 내놓았다. 전체 가정의 65퍼센트가 컴퓨터 게임을 한다. 게임을 즐기는 사람 중 29퍼센트는 50세 이상이다. 절반 정도가 여성이다. 59퍼센트는 다른 참가자들과 대화형 게임을 즐긴다. 물론 노인들의 인지 능력 강화를 위해 특별히 설계된 게임도 있다.

만약 컴퓨터 게임이 별로 끌리지 않는다면 두뇌 훈련 어플리케이션을 찾아보거나 퍼즐을 맞추거나 체스를 하는 등 다른 두뇌 자극 오락 활동을 해보자. 퍼즐 맞추기는 시각·공간 능력을 향상시키는 데 특히 도움이 된다. 상자에 나와 있는 그림을 몇 분 정도 자세히 살펴본 다음 그림을 보지 않고 퍼즐 맞추기를 하면 과제를 더 어렵게 만들 수 있다. 이렇게 하는 목적은 재미를 즐기는 동시에 인지 능력을 다듬

머리에 자극을 주자

기 위해서다.

　웃음 요가도 기억력 향상에 도움을 줄 수 있는 즐겁고 색다른 활동이다. 웃고 즐기는 것을 주요 목표로 하는 웃음 요가 클럽이 전 세계에 널리 퍼져 있다. 이 운동은 인도 의사 마단 카타리아 Madan Kataria 의 주도로 1995년에 인도에서 시작됐다. 그는 웃음이야말로 행복에 필수적인 요소라 생각했다. 이 운동은 지금까지 계속해서 성장세를 보이고 있어 큰 도시에는 대부분 웃음 요가 클럽이 있다. 웃음 요가의 목적은 그저 즐기는 것이 아니라 지적 능력을 확장하고 끌어올리며 창의력을 북돋우고 자신과 타인의 삶을 함께 개선하는 것이다.

노년을 받아들이고 사랑하라. 잘 활용하는 방법만 알면 노년의
시간 속에는 크나큰 즐거움이 들어 있다. 황혼에 점차 가까워지는
그 시간들은 사람의 일생에서 가장 달콤한 순간 중 하나이며,
내가 감히 주장컨대 노년이 극에 도달했을 때조차 그 안에는
여전히 그것만의 즐거움이 존재한다.
— 세네카

세상에서 가장 아름다운 것은 볼 수도 없고 만질 수도 없다.
그것은 마음으로 느껴야만 한다.
— 헬렌 켈러

제4부

감정을 다스리자

당신이 장수할 가능성은 대단히 높다. 그렇다면 당신은 늙는다는 사실에 어떻게 대처하려 하는가? 당신에게 늙는다는 것은 무슨 의미인가? 거기에 따라오는 상실에 당신은 어떻게 대처할 것인가? 당신은 어떤 사람이 되고 싶으며, 또 어떤 사람이 되어가고 있는가?

앞 장에서는 노화가 생물학적 과정과 정신적 과정에 미치는 영향에 대해 살펴보았다. 이런 변화들이 뜬금없이 허공에서 일어나는 것은 아니다. 이것은 모두 나이가 드는 우리의 역할을 정의하고, 우리에게 기대하는 바를 정의하는 풍부한 문화적 맥락 속에서 일어난다. 노년으로 이행하는 것은 감정적으로 엄청나게 중요하다. 그런 부분을 어떻게 다루느냐가 우리가 품위 있고 만족스럽게 나이 들지, 아니면 불행과 절망 속에 나이 들지 결정하는 데 핵심적인 역할을 한다.

고대부터 사람들은 노화와 복잡한 감정적 관계를 맺어왔다. 노인의 역할과 노인을 향한 기대는 시간의 흐름에 따라 크게 요동쳐왔고, 경제력, 종교적 관점, 계층의 차이 등에 따라 사람들은 노인들을 조롱하거나 너무 띄우기를 번갈아 했다. 나이 든 화가들이 그린 자화상을 보면 그들이 나이 들어가는 자신과 세상 사이의 관계를 어떻게 표현했는지 이해할 수 있다. 수많은 유명 사상가들도 노년에 대해 다루었는데, 당연한 얘기지만 이들도 관점이 제각각이었다. 예를 들어 아리스토텔레스는 노인들을 거의 쓸모없는 존재라 여겨 노인들이 사회에서 물러나 조용히 있는 것이 옳다고 주장했다. 반면 키케로와 몽테뉴는 중년 때 하던 일을 최대한 오랫동안 유지할 것을 제안했다. 플라톤은 그 중간 입장을 취해 노인은 그들만의 지혜를 가지고 있어 소중한 존재이며 사회에 지속적으로 기여할 수 있다고 하면서도 중년 때만큼의 활동과 참여를 기대할 수는 없다고 주장했다. 고대와 마찬가지로 오늘날에도 우리는 문화와 사회가 보내는 미묘한(때로는 노골적인) 메시지 안에서 자신이 걸어갈 노화의 길을 선택해야 한다.

나이가 들면 의미 있는 일을 하느냐, 목적의식을 갖고 있느냐가 감정 상태에 강력한 영향을 미친다. 일이 당신에게 갖는 의미는 무엇인가? 전통적인 의미의 은퇴가 당신과 사회에게 적절한 과정인가? 은퇴한 후에는 어떤 일을 해야 삶에 의미를 부여받을 수 있을까? 일을 통한 만족은 자기 정의, 자긍심, 사회적 지위에서 핵심적인 부분이다. 자기가 더 이상 중요한 존재가 아니라고 여기는 사람은 의미 있는 미래를 기대할 수 없다. 다양한 직업, 개인 프로젝트, 자원봉사 활동, 지역 활동 등을 아우르기 위해서는 일과 사회적 기여에 대한 우리의 관점을 폭넓게 확장해야 한다.

일이나 개인적인 목표와 아울러 가족관계나 친구관계 등 그물처럼 얽힌 복잡한 대인관계가 우리의 삶에 크나큰 영향을 미치고 의미를 부여해준다. 세대 사이의 관계가 특히나 강력한 영향을 미친다. 나이가 들면 우리는 가족 안에서 가장 나이 많은 세대가 된다는 것의 의미를 감당해야 한다. 이상적인 관계 속에서는 노인들이 가족의 지원과 돌봄, 존경, 높은 지위, 목적의식 등을 받는다. 그리고 그에 대한 보답으로 노인들은 문화적 의미, 안정성, 과거와의 연속성 등을 제공한다. 가족의 삶에서 노인이 맡는 역할은 무엇일까? 문화에 따라 이런 역할들은 어떤 차이가 있을까? 변화하는 역할을 우리는 어떻게 긍정적인 방식으로 다룰 수 있을까?

노인들이 가장 흔히 겪는 감정적 문제로는 스트레스, 분노, 걱정,

불안, 우울증, 비탄, 외로움 등이 있다. 자부심과 허영심도 스트레스를 야기하고, 감정적 문제를 악화시킬 수 있다. 남성과 여성은 변화하는 신체와 환경에 다르게 반응할 때가 많다. 끊임없이 쏟아지는 노화에 대한 부정적인 편견을 마주할 때 감정을 어떻게 다스려야 할까?

　우리의 마음은 사랑과 연민을 나누도록 만들어졌다. 분노와 적개심을 쌓아놓기 위해 만들어진 것이 아니다. 부정적인 감정을 내면에 꾹꾹 눌러 담고 있으면 노화가 더 빨라질 수 있다. 이것은 한 발로는 가속 페달을 밟고 다른 발로는 브레이크를 밟은 채 고속도로를 내달리는 것과 같다. 그렇게 하면 최고 속도로 달릴 수 있을지는 모르지만 그 여정은 스트레스만 잔뜩 쌓인 채 짧게 끝나버릴 것이고, 차는 얼마 타지도 못하고 망가져버릴 것이다. 삶에서 조화와 균형을 찾기 위해서는 부정적인 감정을 확인하고 잘 다루어야 한다. 그 과정에서 당신은 낭비하던 에너지를 엄청나게 아낄 수도 있을 것이다. 말, 마차, 마부, 주인의 우화에서 감정을 다스리는 것은 말을 훈련시키고 잘 관리해서 주인을 모실 수 있는 활기와 에너지, 열정으로 충만하게 만드는 것에 해당한다. 그렇다면 그 에너지로 여정을 이어나갈 수 있을 것이다.

13

과거는 서막에 불과하다.
— **윌리엄 셰익스피어**

사람은 자기 심장을 꼭 붙들고 있어야 한다. 그것을 놓쳐버리면
머지않아 머리도 자기 뜻대로 움직이지 않기 때문이다.
— **프리드리히 니체**

노화에 따라오는 감정의 응어리

살아가면서 우리는 나이가 든다는 것을 젊을 적 자아의 시선으로, 그
리고 사회가 우리 안에 심어놓은 그 모든 선입견을 통해 바라보는 경
향이 있다. 감정을 다스리는 첫 번째 단계는 그 속에 들어 있는 잘못
된 가정과 우리가 봉착한 노인 차별을 깨닫는 것이다. 그렇게 하기 위
해서는 우리의 가족, 문화, 사회 체계가 노화와 노인의 가치를 바라보
는 방식에 관한 비판적 시각이 필요하다.

고대에서 현대에 이르기까지 사람들은 노화에 복잡한 감정을 느
껴왔다. 노인들은 가치 없는 연약한 존재로 여겨지기도 하고 현명하
고 존경스러운 존재로 여겨지기도 했다. 이런 역사와 노화에 따르는
감정의 응어리를 깨닫고 나면 당신은 불필요한 부정적인 관점들을 털
어내고 자유로워져 생산적이고 충만한 노년을 보내는 데 한 걸음 더
다가서게 될 것이다.

시인이자 철학자인 조지 산타야나George Santayana는 이렇게 말했다. "과거를 기억하지 못하는 자는 그것을 그대로 반복하는 운명에 간힌다." 앞선 3장에서는 역사와 다양한 문화에 걸쳐 사람들이 노화를 어떻게 설명하고 이해해왔는지 살펴보았다. 여기서는 노화와 노인에 대한 과거의 태도들이 현재에 와서 노화에 따르는 감정의 응어리에 어떻게 영향을 미치고 있는지 살펴볼 것이다.

역사에서 배운다

역사적 시기, 문화, 사회계층에 따라 노화의 의미는 모두 제각각이었다. 과거에 노화를 어떻게 인식하고 경험했는지 그 단서를 살펴보기는 쉽지 않은 일이다. 자료들이 왜곡되어 있기 때문이다. 이런 주제를 다룬 옛 작품들은 대부분 상류층 사람들이 발표한 것이었으므로 19세기까지만 해도 이런 기록은 대체적으로 귀족들의 상황을 대변하는 경우가 많았다. 윈스턴 처칠은 이렇게 말했다. "역사는 내게 우호적일 것이다. 내가 그 역사를 쓸 테니까." 더불어 인정하고 넘어갈 것이 하나 있다. 여기에서 소개하는 학술적 내용들은 주로 서구, 특히나 유럽의 역사에 초점을 맞추고 있고, 시몬 드 보부아르의 작품에 크게 의존하고 있다는 사실이다. 비록 이렇게 제한된 시각으로 살펴볼 뿐이지만 이 내용만으로도 노화에 대한 인식과 우리와 노화 사이의 관계에 대해 소중한 통찰을 얻을 수 있다.

역사를 살펴보면 심지어 특혜층의 노인이라 해도 활발하게 활동하는 다수집단의 의지와 힘에 운명이 좌우되는, 할 일 없는 소수집단

감정을 다스리자

에 속한 경우가 많았다. 정치적으로 편리할 때는 노인들(거의 항상 남성)을 중재자, 판사, 고문 등으로 위촉하기도 했지만 이런 명예는 덧없는 것일 때가 많았고, 젊은 적수들이 노인들을 그 자리에서 몰아내기도 했다. 일반적으로 노인들은 격변기, 확장기, 혁명기 동안에는 권리를 박탈당했다.

모든 문명은 타인을 착취해왔는데 특히 아주 어린 사람들이나 나이가 아주 많은 사람 같은 취약집단을 착취했다. 여러 시대에 걸쳐 노인들은 소수집단에 해당했다. 기대수명이 지금보다 훨씬 짧았기 때문이다. 인류의 역사 대부분에서 노인을 대하고 돌보는 일은 대체로 가족에게 달려 있었다. 그래서 노인을 대하는 방식은 가족마다 천차만별일 수밖에 없었다. 어떤 노인은 제대로 보살핌을 받았고 어떤 노인은 가끔씩 보살핌을 받았으며 어떤 노인은 혼자서 방치되다 죽었다. 또 어떤 경우에는 노인을 의도적으로 살해하는 경우도 있었다.

가난한 노인들은 비참하기 이를 데 없는 미래를 직면했으며 쓸모없고 짐만 되는 존재로 여겨질 때가 많았다. 반면 부유하고 지역사회에서 사회적 지위가 높은 노인들은 훨씬 존경받았다. 일부 사회와 계층에서는 노년 그 자체가 인생의 정점을 나타내는 미덕으로 인식되었다. 재산권과 다른 권리들을 법제화해놓은 사회에서는 노인들이 권력을 얻었다. 법은 신체적 능력에 무관하게 적용되기 때문이었다. 시간의 흐름에 따라 노화에 관한 관점이 어떻게 진화되어 왔는지 뒤돌아봄으로써 우리는 현재의 가정과 이데올로기, 사회구조에 대해 새로운 비판적 시각을 얻을 수 있을 것이다.

노화를 대하는 태도에 관한 최초의 설명은 고대 그리스와 로마의 신화, 미술, 철학, 정치 기록에 일부 등장한다. 이런 기록에서 다루는 주제들은 노화에 대해 대단히 부정적인 태도를 보이며 젊은이와 노인 사이의 갈등, 늙는 것에 대한 경멸, 젊음을 유지하고 싶은 욕망에 초점을 맞추고 있다. 하지만 정치적 기록이나 철학자들의 저작을 보면 노년을 지혜, 명예와 관련짓기도 하며 때로는 정치적 권력과도 연관시키고 있다. 고대 그리스와 로마 사회 모두 노인들을 현명한 존재로 칭송하는 동시에 나약한 존재로 조롱하면서 이 주제를 가지고 밀고 당기기를 계속해왔다고 볼 수 있다.

그리스

그리스 신화에서는 불멸을 대단히 바람직한 것으로 보면서도 영원한 젊음이 없다면 불멸은 부질없다고 여겼다. 그 한 가지 사례가 새벽의 여신 에오스(불멸의 존재)와 티토노스(죽을 운명)의 사랑이다. 티토노스가 늙어가자 두 연인은 그에게 무슨 일이 일어날지 깨닫는다. 그리고 에오스는 신들의 왕인 제우스에게 티토노스를 불멸의 존재로 만들어달라고 애원한다. 제우스는 그 바람대로 그를 불멸의 존재로 만들어주지만 영원한 젊음은 함께 주지 않았다. 티토노스가 아주 늙고 쇠약해져 망령이 들자 에오스는 그를 매미로 바꾸어버렸다. 에오스는 인간의 육신으로 끝없이 늙어가는 것보다는 차라리 매미가 되는 편이 낫다고 생각한 것이다.

그리스의 연극들을 봐도 노화에 대해 신화와 비슷한 양가적인 태도가 반영되어 있다. 몸이 망가지면서 때로는 불행이 초인적인 위대함조차 상쇄해버린다. 아리스토파네스Aristophanes의 희극에서는 노년이 재밋거리로 사용된다. 노인이 두들겨 맞고 조롱받는다는 주제를 그가 처음으로 사용한 연극은 〈구름Nephelai〉이었다. 홍미롭게도 이 작품은 처음 만들어졌을 때 문학대회에서 꼴찌를 했다. 일상에 대한 통찰력 넘치는 시선으로 인기를 끌었던 극작가 메난드로스Menandros도 "사람은 너무 늙기 전에 죽어야 한다", "노인이 성생활에 대해 생각하는 것은 슬픈 일이다"라고 말하면서 노화에 대한 부정적인 관점을 널리 퍼뜨렸다. 하지만 메난드로스는 노년을 우스꽝스럽고 견딜 수 없는 것이라 취급하면서도 한편으로 나이가 들면 지혜와 친절이 따라온다고 생각하기도 했다.

노화를 폄하하는 태도는 그리스의 미술품과 조각에서도 보인다. 예를 들어 오늘날 파리의 루브르 박물관을 찾아가 보면 노화의 신 게라스와 싸우는 헤라클레스의 모습을 묘사한 그리스 꽃병을 볼 수 있다. 여기서는 노화가 자비를 구하는 주름지고 머리가 벗어진 사내의 모습으로 표현되어 있다.

철학 분야에서는 노화를 향한 태도가 더욱 다양하게 나타난다. 특히나 주목할 만한 부분은 두 위대한 지성인 플라톤과 그의 제자 아리스토텔레스 사이에 보이는 관점의 차이다. 『국가Politeia』과 『법률Nomoi』에서 플라톤은 행복을 진리에 대한 지식을 바탕으로 생기는 덕목이라 상정했고, 진리에 대한 지식을 얻기 위해서는 교육과 시간, 바꿔 말하면 나이가 필요하다고 상정했다. 그의 관점에서 보면 신체적 쇠락은 영적인 성장을 제한하지 않으며 오히려 촉진한다. 그는 이렇게 말했다. "신체적인 시력이 쇠락하면서 영적인 시력은 오히려 좋아진다." 그는 진리는 영혼 속에 들어 있으며 육신은 환상에 불과하다고 보았다. 그리고 육신의 쇠락은 영혼을 더욱 자유롭게 만든다고 했다. 플라톤은 노인들은 경험이 풍부하고 지식이 많기 때문에 젊은이들이 노인들의 말을 잘 따라야 한다고 믿었다. "사람은 노인과 함께 있으면서 배운다." 역사가들은 플라톤이 대략 80세까지 산 것으로 추정하고 있다.

반면 아리스토텔레스는 젊음을 크게 선호했다. 그는 인간은 영혼과 육신의 결합을 통해 존재하며 따라서 육신이 건강해야만 행복할 수 있다고 상정했다. 그의 책 『수사학 *Techne rhetorike*』을 보면 젊음은 열정적인 반면 노년은 냉정하고 심보가 고약한 모습으로 묘사되고 있다. 그에게 경험이란 진보가 아니라 퇴화였다. 그는 젊음은 실수를 덜한 상태이기 때문에 더 낫다고 주장했다. 『정치학 *Politica*』에서는 나이든 사람들을 권력에서 몰아내고 싶은 소망을 표현하면서 노인들은 정치인보다는 사제가 되어야 맞는다고 주장했다. 그래야 노인의 역할을 현명한 조언을 해주는 것으로 한정 지을 수 있을 터였다. 아리스토텔레스는 62세까지 살았다.

노인을 향한 경멸과 칭송 사이의 긴장감은 그리스 정치에도 반영되어 있다. 기원전 7세기경에 그리스의 도시국가들은 게루시아 *gerusia* 라는 노인들의 협의회에서 다스렸다. 그리스어 'gera'와 'geron'(오늘날에 사용하는 노인의학 *geriatrics*와 노인학 *gerontology*의 어원)은 많은 나이를 의미한다. 이런 협의회 중 일부는 구성원이 되려면 나이가 최소 60세 이상이어야 한다는 규정을 두기도 했다. 하지만 이런 협의체는 실질적인 권력 기관이라기보다는 명예직에 가까웠고, 고대 그리스 노인들의 권리와 힘은 시간의 흐름 속에서 부침이 있었다. 예를 들어 아테네에서는 솔론의 법에 따라 노인 시민들에게 커다란 권력이

감정을 다스리자

부여됐지만 그로부터 약 한 세기 후인 기원전 508년에 클레이스테네스Cleisthenes가 민주주의를 확립하자 그 권력을 상실하고 말았다.

로마

여러 세기에 걸쳐 강력하고 안정된 사회를 구성했던 고대 로마는 전체적으로 보면 노인들에게 높은 가치를 부여했지만 그들의 예술과 문화에서는 그리스에서 보았던 것과 비슷하게 늙는 것에 양가적인 태도를 보였다는 증거를 찾을 수 있다. 로마의 정치와 재산 문제에 노인들은 상당한 힘을 가지고 있었다. 부유한 사람들 중에는 부로 명망과 세력을 거머쥔 노인들이 상당수 있었다. 기원전 2세기까지만 해도 로마는 막강한 힘을 휘둘렀는데, 그 힘의 상당 부분은 나이가 꽤 들어서야 오를 수 있는 고위 관료의 손아귀에 있었다. 로마의 정치 구조는 젊은 나이에 출세할 수 있는 지름길이 존재하지 않도록 세심하게 다듬어져 있었다. 노인들의 역할은 젊은이들의 투표권보다 더 중요하게 여겨졌기 때문에 수적인 다수집단이 꼭 법적인 다수집단은 아니었다. 로마의 원로들은 가족 내에서 특권적 지위를 갖고 있었다. 원로는 사람을 죽이거나 불구로 만들거나 팔 수 있었다. 또한 남자가 결혼을 하려면 자기 아버지와 할아버지의 승낙이 있어야 했다.

하지만 노인들이 절대적인 권위를 누렸다고 해도 관습과 여론은 이런 권위를 제한하고 있었다는 증거가 있다. 노인들은 연극에서 걸핏하면 조롱의 대상이 되기 일쑤였는데 특히 로마의 극작가로 가장 인기 있는 사람 중 한 명이었던 플라우투스Plautus의 연극에서는 더욱 그랬다. 아버지와 아들의 관계를 표현할 때 플라우투스가 기본적으로 사용한 공식은 아버지의 인색함이 아들의 발전을 가로막고, 결국 나이 든 사람과 젊은 사람이 라이벌로 경쟁하게 된다는 것이었다. 아버지는 자신의 부와 사회적 지위를 이용해 더러운 계략을 세우지만 번번이 실패로 끝난다. 노인은 나이 그 자체는 존경받을 만하지만 악행에 권력을 사용한다면 가치 없는 인간으로 평가절하됐다. 로마의 문학 작품 여기저기에서도 노화 과정 그 자체에 대한 부정적인 관점을 찾아볼 수 있다. 로마의 시인 호라티우스와 오비디우스는 즐거움을 주는 모든 것이 노인이 되면 사라져버린다고 적었다. 풍자작가 유베날리스는 노년을 다음과 같이 잔인하게 묘사했다. "나이가 든다는 것은 우리가 사랑하는 이의 죽음을 본다는 것을 의미한다."

제국이 막바지로 치달을 무렵 로마의 정복 활동 탓에 노인의 권력이 약화되는 사회적, 정치적 변화가 일어났다. 존경받던 원로들은 젊은 군인들에게 권력을 내주어야 했다. 갈리에누스가 통치하던 서기 260년에서 268년 사이에는 원로들이 경제적 특권마저 잃어버렸다. 로마제국의 해체가 가까울 무렵에 일어났던 이런 일들을 뒤돌아보면 로마의 철학자 키케로가 몇 세기 앞서 했던 말이 특히나 정곡을 찌르는 듯하다. "국가를 망쳐놓는 것은 언제나 젊은이들의 몫이고 그 국가를 구원하는 것은 언제나 노인들의 몫이다."

고대 그리스와 로마의 정치제도가 노인에게 미친 한 가지 주목할 만한 영향이 있다. 바로 재산의 소유권을 개인의 힘이 아니라 법률과 제도에 의해 보호받는다는 개념이 발달한 것이다. 그리고 이 영향은 여러 세기에 걸쳐 지속되었다. 소유자의 신체적 특성이 별로 문제되지 않게 되자 개인적인 능력보다는 권리가 더 중요해졌다. 부는 일반적으로 나이가 들수록 증가하기 때문에 이런 법률의 발달은 여러 사회에서 노인들(특히나 남성)이 육체적 쇠락에도 불구하고 높은 사회적 지위를 확보하고 유지할 수 있는 메커니즘을 제공해주었다.

중세시대

중세시대는 노인으로 살기에 썩 좋은 시절이 아니었다. 늙는 것에 대한 태도는 꽤나 비관적이었고, 그런 점이 예술이나 이데올로기에도 반영되었다. 그리고 젊은 사람들이 세상을 지배하는 동안 노인들은 사실상 사회에서 배제되다시피 했다. 나이가 들 때까지 오래 살아남는 사람 자체가 많지 않았다. 이 시기의 소작농들은 대부분 최대 기대수명이 30세 정도였다.

중세시대 초기

특히나 중세시대 초기에는 지배권이 안정적인 제도를 통하기보다는 전쟁의 승패에서 비롯되는 경우가 많았다. 그래서 경험이 풍부한 노인들을 위한 여지가 거의 남지 않아 예외가 딱 두 번밖에 없었다. 그중 한 명은 7세기에 79세의 나이로 서고트족의 왕으로 뽑힌 킨다수인트, 또 한 명은 72세의 나이로 사망할 때까지 8세기와 9세기에 걸쳐 서부 유럽의 여러 지역을 다스렸던 샤를마뉴였다. 당시는 심지어 교황들도 젊었다. 가장 중요한 초기 교황 중 한 명인 성 그레고리우스 1세는 590년에 50세의 나이로 선출돼 64세에 사망했다.

　독일과 스칸디나비아의 다양한 부족들은 개인의 가치를 나이로 결정해서 한 자유민이 죽임을 당하면 그에 따라 위자료를 지급하도록 했다. 예를 들어 6세기 서고트족의 경우 아이는 금화 60개, 15~20세의 남자아이는 150개, 20~50세의 남성은 300개, 50~65세의 남성은 200개, 65세 이상의 남성은 100개, 15~40세의 여성은 250개,

40~60세의 여성은 200개 등으로 값을 매겼다. 버건디족의 법은 더 간단해서 20~50세의 사람은 금화 300개, 40~65세는 200개, 65세 이상의 사람은 150개였다.

중세시대 중기

1000년경에 봉건사회는 더욱 조직화되었고, 사람들 대부분은 싸우는 사람, 일하는 사람, 기도하는 사람 이렇게 세 가지 주요 계층으로 나뉘었다. 칼을 쥔 사람들은(전통적으로 노인들을 위한 영역은 아니었다) 일하는 사람과 기도하는 사람보다 계급이 높았으며 이때 노인들의 역할은 미미했다. 다만 나이 든 사람이 주로 맡았던 베네치아의 도제는 특별한 예외였다. 무훈시武勳詩 같은 그 시대의 서사시들은 젊은 남자들에게 영웅의 역할을 부여했다. 이 등장인물들은 장수하는 경우가 많았지만 영원히 늙지 않는 만화 같은 속성을 갖고 있었다.

이 시기의 남성들은 일반적으로 능력이 있는 동안에는 자신의 땅을 경작하다가 나이가 들면 그 땅을 장남에게 물려주었다. 그 후 더 나이가 들면 집 안의 지정된 방으로 들어가 살았다. 아일랜드의 경우이 공간은 전통적으로 서쪽에 자리 잡고 있었다. 가족이 없는 노인들은 영주나 수도원의 도움을 받기도 했고, 4세기부터 보호시설과 병원을 짓기 시작한 교회의 혜택을 받기도 했을 것이다. 하지만 많은 노인들이 극빈자로 전락하고 말았다. 리어왕의 전설에는 대를 이을 아들 없이 딸만 셋을 둔 영국의 왕 이야기가 나온다. 이 딸들은 왕이 늙자 그를 학대한다. 이 이야기는 큰 인기를 끌었는데, 이것이 일상적인 상황과 기능을 상실한 복잡한 가족 관계를 다룬 이야기였기 때문이다.

중세시대에 사람들은 회춘을 통해 노화를 극복하는 꿈을 소중히

감정을 다스리자

여겼다. 전설을 보면 이 꿈은 마법의 과일, 영약, 누구도 죽거나 늙지 않는 생명의 섬인 아발론섬에 들어가기 등 부적 형태를 띠는 경우가 많았다. 스칸디나비아 신화에서는 세대 간의 전투가 흔히 일어나고 어김없이 젊은 세대가 승리를 거둔다. 흥미롭게도 북유럽 신화의 신들은 불멸의 존재가 아니라 회춘하려면 젊음을 회복시켜주는 사과를 먹어야 한다. 몇몇 신화에서는 사과를 도둑맞거나 구할 수가 없어 사과를 찾아오기 위해 나서는 모험을 그리고 있다.

젊음이 우월하며 아버지로부터 아들에게로 힘이 이동한다는 개념은 특히 11세기부터 기독교에 영향을 미쳤다. 이 시기의 스테인드글라스나 성경 그림책을 보면 아버지인 하느님보다는 예수가 중심인물로 등장하고 각각의 삶의 단계가 중심에서 같은 거리를 두고 그려져 있다. 이런 패턴은 동양과 서양의 종교에서 나타나는 흥미로운 차이를 보여준다. 일례로 부처의 경우 삶의 모든 단계를 거친 후 80세의 나이로 죽을 때 완벽한 정점에 도달했다고 한다. 반면 예수는 33세에 죽기 전 비교적 젊은 나이에 자신의 일을 펼쳐 보였다.

중세시대에서는 도상학이 중요했다. 그림은 글을 모르는 사람에게도 내용을 분명하게 전달해주기 때문이다. 이 예술 작품들에서는 고대 그리스와 로마에서 볼 수 있었던, 노화를 대하는 양가적 태도를 똑같이 발견할 수 있다. 노인들은 현명한 상담자, 예언자, 성인으로 그려지기도 했지만 야위고 수염 많은 은둔자로 묘사되기도 했다. 예를 들어 시간의 할아버지*는 큰 낫을 들고 다니는 여위고 날개 달린 존재로 묘사되었다. 11세기와 12세기에는 '죽음의 신'이 큰 낫을 들고 다

---

* 시간을 의인화한 가상의 존재. 노인의 모습으로 나타난다.

니고, 생명의 적인 '시간의 신'은 죽음과 동맹을 맺었다.

점성가들은 가장 느리고 가장 멀리 떨어진 행성인 토성이 차갑고 건조할 것이라 생각해 이 행성을 가난, 망령, 죽음과 연관 지었다. 미술에서 토성은 보통 큰 낫과 곡괭이, 삽을 들고 지팡이를 짚고 있는 음울한 늙은이로 표현된다. 그는 때로는 나무로 된 다리에 거세가 되어 있거나 날개와 모래시계를 들고 있는 노쇠한 시간의 신으로 표현되기도 한다. 어느 그림에서는 토성이 자기 아들을 잡아먹으며 하늘을 가로지르는 모습으로 등장하기도 한다.

일반적으로 중세의 문화에서는 노화가 다소 암울하게 그려졌다. 필리프 드 노바라Philippe de Novara는 1265년 인생의 네 단계에 대해 쓰면서 이렇게 말했다. "노년의 삶은 고통과 고된 노동밖에 없다." 13세기의 한 시인은 이렇게 말했다. "10월이면 그는 딱 60이 된다. 그러면 그는 백발의 노인이 될 테고, 시간이 그를 죽음으로 이끌고 있음을 기억해야 한다." 일부 작가는 세상이 늙고 퇴락하고 있다는 일반적인 느낌을 작품에 반영했다. 독일의 주교 오토 폰 프라이징Otto von Freising은 『연대기, 또는 두 나라에 대하여Chronica sive Historia de duabus civitatibus』에서 이렇게 적었다. "우리는 세상이 무너지는 모습을 지켜본다. 말하자면 세상은 늙을 대로 늙은 노년의 마지막 흔적을 날숨으로 뱉어내고 있는 것이다." 당시에는 아담과 이브의 원죄에 초점을 맞춰 인류는 불행할 수밖에 없는 운명을 타고 났다고 믿는 사람이 많았다. 결정은 장기적인 관점 없이 그날그날 내려졌고 모든 사람이 똑같이 죽음에 가까워져 있었으며 희망은 시간의 바깥에 있었다. 인간은 세속의 삶으로부터 자유로워져야만 구원을 찾을 수 있었다.

감정을 다스리자

중세시대 말기

중세시대 말기가 되어서도 장수하는 사람은 여전히 보기 드물었다. 프랑스의 샤를 5세는 1380년에 42세라는 많지 않은 나이로 사망했는데도 죽기 전에 이미 현명한 노인으로 대접받았다. 하지만 점차 사회적, 문화적 요인이 변하면서 노인들이 경험하는 삶과 사회적 지위가 미묘하게 개선되기에 이른다. 교회가 이익 추구를 적법화하자 상업이 번성하기 시작했다. 재산 소유권에서는 육체적 힘보다는 계약이 더 큰 역할을 해 사람들은 돈과 부를 축적하고 더욱 안정적인 경제생활을 누릴 수 있게 됐다. 상류층에서는 이런 것이 노인들의 상황을 크게 바꾸어놓았다. 노인들이 부를 축적해 권력을 강화할 수 있었기 때문이다.

노인을 대하는 생각이나 문학 작품 속의 표현도 어느 정도 부드러워졌다. 『향연Convivio』에서 단테Dante Alighieri는 인생을 땅에서 시작해 올라가다가 하늘에서 정점을 찍고 다시 내려오는 곡선에 비유했다. 그 정점은 35세이고 45세부터 70세까지가 노년기였다. 또 다른 비유에서는 노화가 육지를 보고 자신의 돛을 내리고 항구로 흘러들어오는 뱃사람으로 묘사된다. 1400년부터는 「아르스 모리엔디 Ars Moriendi」라는 소책자가 엄청나게 보급된다. 이 소책자는 죽음을 준비하는 방법을 그림으로 엮은 책이었다. 이 책에서는 구원을 확실히 보장받기 위해 준비하는 시간으로 노년을 묘사하면서 종교 관련 서적을 읽고 유언장을 남길 것을 충고했다(물론 재산의 일부를 교회에 바칠 것을 충고했다).

하지만 대중문학에서는 노화에 대한 부정적 기류가 여전히 강력하게 남아 있었다. 당시에 활동했던 두 작가 이탈리아의 보카치오Boccaccio와 영국의 초서Geoffrey Chaucer는 노인을 희화화했고 특히나 노인의 성생활을 역겨운 것으로 묘사해놓았다. 예를 들어 보카치오의 작품에서는 노인이 발기 불능이고 초서의 작품에서는 노인이 혐오스러운 가짜 정력을 갖고 있다. 사회는 노인 여성들도 마찬가지로 조롱했다. 노르망디의 바이외 노트르담 대성당 남쪽 탑에는 주교의 어머니인 이사벨 드 두브르Isabelle de Douvres에 관한 낙서가 현대에 들어서 새겨져 있다. "어째서 여기 늙은 여자를 한 명만 묻었을까? 백 명을 묻을 수는 없었나?" 이 시기에 나온 소설들도 노년과 시각 장애 사이의 상관관계를 활용했다. 백내장 때문에 눈이 머는 노인이 많았기 때문이다. 문학에서 이런 시각 장애는 영적 통찰을 부여해주는 동시에 유배생활과 외로움을 상징하는 경우가 많았다.

15세기 프랑스에는 죽음에 집착하는 분위기가 있었던 것으로 보인다. '죽음의 춤', '죽음의 승리' 등을 묘사하는 수많은 섬뜩한 그림에서 그 증거를 찾아볼 수 있다. 죽음과 시간의 신은 큰 낫과 모래시계를 든 해골로 묘사되는 경우가 많았다. 사람은 그저 살아 있는 송장에 불과했다.

르네상스시대

르네상스시대의 독특한 특성 중 하나는 고대 세계의 재발견이었다. 이런 재발견을 통해 사상가와 예술가들은 고전적 가치관을 복음과 융합시키고, 삶에 대한 사랑을 기독교의 아름다움과 통합했다. 하지만 예술이 번성하는 동안 노년은 여전히 고정관념 속에서 표현됐고 그런 고정관념들은 대부분 부정적이었다. 백발의 머리카락은 얼음,

감정을 다스리자

즉 푸르게 이파리를 피우는 젊음과 대비되는 인생의 겨울을 암시했다. 노년은 일반적으로 바람직한 것으로 여겨지지 않았으며 삶의 변두리로 치부될 때가 많았다.

앞선 시대와 비슷하게 르네상스시대에는 육체적 아름다움을 칭송했고 노화와 관련된 변화들을 혐오했다. 중세시대의 여성 혐오가 그대로 이어졌으며 고대의 영향력 또한 상당했다. 페르난도 데 로하스Fernando de Rojas의 1492년 연극 〈셀레스티나Celestina〉에서는 나이 든 여성이 영웅으로 처음 등장했다. 작가는 이 주인공에게 나이 든 여성의 자질이라 생각되는 모든 악덕(몇몇 장점도)을 아낌없이 쏟아부었다. 그래서 이 여성은 현명하고 쾌락주의적이고 구두쇠에 성적으로 영악했다.

이 시기의 희극들은 노인들을 계속해서 조롱했다. 말년에 상업으로 부자가 된 벼락부자에게 가장 독설적인 공격이 퍼부어질 때가 많았다. 한 푼도 없는 중년 남성들이 보기에 이것은 불공평한 일이었기 때문이다. 특히나 늙은 상인이 돈으로 젊은 아내를 사서 젊은 남성들의 욕망을 좌절시키는 것은 참기 힘든 스캔들이었다.

일부 작가들은 노화를 좀 더 우호적으로 대했다. 유명한 학자 에라스무스Desiderius Erasmus는 『대화집 Colloquia』이라는 책의 한 대화를 노인들에게 할애했다. 그 대화에서 그는 백발이지만 시력과 혈색이 좋고 주름도 없는 60세 노인에 대해 기술했다. 노화의 사도Apostle of Aging라고 불리는 루이지 코르나로Luigi Cornaro는 83세가 되던 1547년에 『건강하게 장수하는 확실한 방법』을 썼다. 그의 책은 절제, 운동, 식이 제한을 강조했고, 100번이 넘는 수정판이 나왔다. 102세까지 살았다고 전해지는 코르나로는 이렇게 말했다. "현명한 삶이 훌륭한 노년으로 이어진다."

시인 아그리파 도비녜Agrippa d'Aubigné는 모험으로 가득한 충만한 삶을 살았고 만년에는 노년의 미덕을 극찬하는 시를 여러 편 썼다. 그는 첫째 부인을 일찍 잃었으며, 어린 프랑스 왕 프랑수아 2세를 납치하려는 위그노 모의에도 참여했다. 마리 드 메디시스Marie de Médicis가 왕위에 오르자 아그리파 도비녜는 복수의 표적이 됐고, 그는 자신보다 훨씬 젊은 새 아내와 함께 제네바의 크레스트 대저택으로 숨어들었다. 그곳에서 한가로운 시골 신사의 삶을 살면서 노년을 살을 에는 추위가 불어닥치는 불모의 시기가 아닌 차분한 여가를 즐기는 겨울이나 평화로운 피신처 같은 모습으로 그려냈다. 「비극Les Tragiques」이라는 걸작에서 그는 가을에 피는 장미는 그 어떤 장미보다도 사랑스럽다고 표현했다.

또 다른 작가 겸 철학자인 미셸 드 몽테뉴Michel de Montaigne는 대부분의 사람들이 숨기고 싶어 하는 현실을 새롭게 바라볼 만한 신선한 관점을 제공한다. "왕과 철학자도 똥을 눈다. 숙녀도 다르지 않다." 그는 노화가 자신을 풍요롭게 해주었다고 생각하지 않았지만, 나이가 들면서 그의 수필들은 더욱 심오하고 조예가 깊고 독창적이고 철학적으로 변했다. 그가 자신이 정점에 올랐다고 생각했을 때는 자신의 힘이 약해지고 있다고 느꼈을 때였다.

르네상스시대의 도상학에서는 노화가 계절로 표현될 때가 많았다. 예를 들면 11월은 12월의 죽음과 가까운 병들고 늙은 노인의 모습으로 그려졌다.

르네상스시대 미술의 또 다른 소재는 '젊음의 샘'이었다. 루카스 크라나흐Lucas Cranach the Elder의 한 그림에서는 나이 든 여성이 젊음의

감정을 다스리자

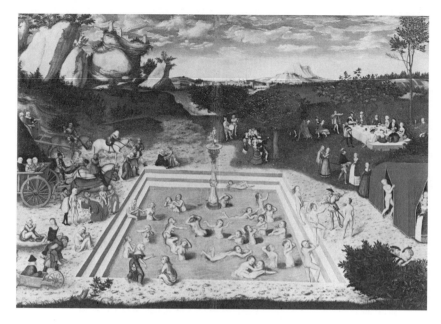

그림 13 루카스 크라나흐가 1546년에 그린 〈젊음의 샘〉. 왼쪽에서 나이 든 노인들이 샘으로 들어가서 목욕을 즐긴 후 젊은이로 변해 오른쪽으로 나오고 있다.

샘에서 놀다가 젊어져서 그 반대편으로 나온다. 누군가가 크라나흐에게 왜 여자에게 주로 초점을 맞추었느냐고 묻자 그는 여자가 젊어진 기분을 느끼면 남자는 자동적으로 젊어지기 때문이라 대답했다고 한다. 젊음의 샘에 대한 신화가 워낙 유명해지다 보니 폰세 데 레온Ponce de León은 1512년에 그것을 찾아 나섰고 결국 신대륙의 플로리다까지 갔다. 요즘에 플로리다 쪽으로 노인 인구가 많이 유입되는 것이 어쩌면 우연이 아닐지도 모른다.

17세기에는 문화적으로 새로운 상황이 전개되었는데, 이것이 노인들의 사회적 지위에 어떤 면에서는 해롭게 작용했다. 루이 14세와

트리엔트 공회의(1545~1563) 이후에 선출된 일련의 교황(대부분 60대와 70대)을 제외하면 권력은 젊은 전사들의 손에 넘어갔고, 노인들의 삶은 어려워졌다. 당시 평균 기대수명은 대략 25세 정도였다. 아동의 절반은 유아기를 넘기지 못하고 죽었으며 성인 대부분은 35세 정도에 죽었다. 사람들은 어린 시절에 가혹한 대접을 받았고 영양실조와 열악한 위생의 환경에서 고된 노동에 시달리는 삶을 견뎌야 하는 경우가 많았다. 서른 살 정도가 되면 일반 소작농들은 허리가 굽고 얼굴은 심하게 주름졌다. 어쩌다 늙을 때까지 살아남은 사람들은 보통 집에 갇혀 살았다. 상류층 남성들은 자신의 사유지로 물러나거나 성직을 맡았다.

영국에서는 1603년 엘리자베스 여왕이 빈민구호소나 병원 같은 자선기관을 세워 가혹한 가난과 열악한 생활환경에 맞서 싸우기 위해 빈민구제법을 도입했다. 빈민구제법이 도입되기 전까지만 해도 행정 교구들은 자기네 구역의 빈민들만 도왔고 장애인과 노인들은 환경이 끔찍한 빈민구호소로 보냈다. 빈민구제법은 부자는 자선단체에 넉넉하게 기부를 해야 한다는 종교적 관점을 바탕으로 제정됐다. 중요한 사회적 격동기였던 이 시기를 지나 수십 년 후에는 왕의 승인을 받은 독점상인들에 억눌려 있던 청교도들이 혁명을 일으켰다. 통합된 중산층이 없었던 상황에서 반란이 일어났고 영국 내전에서 영국 국왕은 패배를 맞이한다.

청교도 가치관의 등장은 노인과 가난한 사람들에게 커다란 영향을 미쳤다. 청교도주의는 산업경쟁의 정신에 따라 게으름을 죄악이라 여겼고, "일하지 않는 자는 먹지도 마라"라고 했다. 그나마 노년의 중산층 청교도인들은 해당 문화권의 이상적인 가족 구조, 특히나 할아

감정을 다스리자

버지를 존경하는 분위기 덕분에 형편이 나았다. 장 보댕Jean Bodin의 철학은 1606년 영국 성공회교도 협의회에 영향을 미쳐 아이의 삶과 죽음의 권리를 아버지에게 주었다. 청교도 설교 중에는 노인에게 권위가 있어야 한다는 '가정의 위계질서'를 주제로 삼는 것이 많았다. 노인은 육욕으로부터 자유롭기 때문에 금욕주의의 핵심적인 미덕을 실천에 옮길 능력이 있다고 생각한 것이다. 이것에 성공하는 것은 신의 은총을 의미했기 때문에 늙는다는 것은 분명한 미덕의 흔적이었다.

1660년에 시작된 영국 왕정복고시대는 청교도에 대한 격렬한 반발이 일어난 시기다. 찰스 2세는 극장을 열어 윌리엄 콩그리브William Congreve의 〈사랑에는 사랑Love for Love〉과 같은 세대 간의 갈등과 노인 폄하에 대한 연극을 올려 청교도 가치관에 문제를 제기했다. 이 시기의 문학 작품들은 노인을 웃음거리 취급하면서 노인 여성들을 조롱하고 노인 남성들을 날카롭게 비꼬았다.

노인에 대한 대우가 좀 더 부드러워진 경우도 있었다. 일부 작품에서는 나이 든 남성들도 여전히 남성성을 가지고 있고 인간이 느낄 수 있는 모든 감정을 느낄 수 있는 인물로 묘사됐다. 예를 들어 프랑스의 극작가 피에르 코르네유Pierre Corneille는 〈르 시드Le Cid〉라는 연극에서 노인들도 그들을 위한 자리를 가져야 하고 사랑받을 권리가 있다고 여기며 좀 더 긍정적인 감성을 옹호했다. 이 연극에는 사랑과 늙는다는 것에 대해 주목할 만한 말이 많이 나온다.

셰익스피어는 늙는다는 것에 상당히 부정적인 태도를 보였다. 겨울이나 황혼 등 전통적으로 노년을 상징하는 상투적인 표현을 모두 적용한 그의 소네트들은 늙는다는 것을 통렬하게 비꼬고 있다. 셰익스피어의 희극 〈뜻대로 하세요As You Like It〉의 2막 7장에 나오는 제이퀴

즈의 독백은 특히나 비관적이다.

세상은 하나의 무대요,

모든 남자와 여자는 배우에 불과하죠.

이들은 모두 입구와 출구가 정해져 있고

한 남자는 주어진 시간 동안 여러 가지 역할을 합니다.

그의 역할에는 일곱 단계가 있습니다. 처음에는 아기 역할입니다.

유모의 품에 안겨 울며 먹은 젖을 토해내지요.

그다음에는 징징대는 학동이 됩니다.

책가방을 메고 반질거리는 얼굴로

가기 싫은 학교를 굼벵이처럼 기어서 가지요.

그다음은 연인이 되어

풀무처럼 한숨을 내쉬며

여인의 미모를 찬양하는 슬픈 노래를 지어 바치지요.

그다음엔 병사가 됩니다.

이상한 맹세를 잔뜩 하고 표범처럼 수염을 기르고는

명예욕에 거품 같은 명성을 좇아

불을 뿜는 대포 앞에서도 빠르고 신속하게 싸움에 나서죠.

그다음은 판사입니다.

맛있는 닭고기를 먹어 배는 불룩해지고

눈빛은 진지하고 수염은 단정하게 잘랐습니다.

지혜가 담긴 옛말과 최신 판례까지 꿰뚫고 있는 그는

충실하게 자신의 역할을 합니다. 여섯 번째 나이에 이르면

말라비틀어진 노인이 되어 실내화를 신고 지내며

감정을 다스리자

코에는 안경을, 허리춤엔 쌈지를 매달고
잘 보관해두었던, 젊은 시절의 바지를 입으려 해도
몸이 너무 말라버렸고, 사내답게 우렁찼던 목소리도
다시 아이 같은 가는 목소리로 바뀌어버립니다.
그러다 마지막 장면에 가서는
탈도 많았던 이 이상한 역사를 마감하면서
이도 잃고 시력도 잃고 입맛도 잃고 모든 것을 잃고서
망각에 빠져 다시 어린애가 되고 말죠.

셰익스피어의 『리어왕』은 위대한 역사적 작품 중에서는 소포클레스의 『콜로노이의 오이디푸스』 말고는 노인이 영웅으로 등장하는 유일한 작품이다. 여기서는 사람이 처한 상황에 담긴 진실과 인간과 삶을 이해하는 토대로 노년이 제시되고 있다. 이 작품 속에서 셰익스피어는 노년 속에서 지혜가 아니라 방황하는 마음을 보았다.

18세기에서 근대까지

많은 노인들이 끊임없이 가난과 결핍, 학대를 겪었고 이런 문제들이 오늘날까지도 이어지고 있는 것이 사실이지만 과학, 경제, 문화, 사회 분야에서 일어난 변화들은 18세기부터 노인들의 삶의 질을 상당히 개선해주었다.

18세기

1700년대부터 위생이 획기적으로 개선되면서 조기 사망률이 극적으로 낮아져 더 많은 사람이 늙을 때까지 생존할 수 있는 길이 닦였다. 또한 이 시기에는 가난을 개인의 잘못이 아니라 사회적 문제로 보는 사람이 점차 늘어났다. 예를 들어 1782년에 영국에서 제정된 구빈법은 행정 교구에 가난한 사람을 돕기 위해 모금하고 지출하는 조합을 결성할 권리를 부여했다. 영국 시골 지역인 스핀햄랜드의 행정장관들은 1795년에 빈민구호법을 공표했다. 이 법은 사람이 생계활동을 할 수 없는 경우에는 사회가 생계를 지원해야 한다고 명시하고 있어 노인뿐만 아니라 미망인, 고아, 몸이 아프거나 실직 상태에 있는 사람들의 기본적인 복지를 위한 토대가 마련되었다.

18세기의 기술적 진보 덕분에 산업, 경제, 무역의 규모가 확대되고, 재력과 막강한 권력을 휘두르는 새로운 상인 계층이 탄생했다. 당시 유럽에서는 정직하고 솔직하고 생산적인 사람이 이상적인 사람이었다. 이제 사람들은 돈 많고 나이 많은 상인을, 성공한 사업가를 질투하고 그에 복수하는 초서풍의 낡은 고정관념 대신 그들을 존경받을 가치가 있는 사람으로 바라보았다. 나이 들어 부유한 것은 특별한 존경심을 불러일으켰다. 재산을 그 사람이 지혜롭고 미덕을 갖춘 덕분에 생긴 결과라 여겼기 때문이다. 부유한 상인들은 예술성보다 도덕적 가치를 더 높이 샀고 겉만 번지르르한 것을 싫어했다.

부유한 사람들은 삶이 점점 더 편해졌으며 여행하기도 더 쉬워졌다. 사업에서 성공을 거두거나 풍요로운 사회생활을 하려면 물리적인 힘보다 머리와 경험이 필요했다. 예를 들어 작센 주의 백작 마우리스는 통풍과 말초부종이 갑자기 재발했는데도 퐁트누아 전투에서 컴벌

감정을 다스리자

랜드 공작을 상대로 압도적 승리를 거두었다. 이처럼 사회활동에 참여하는 수명이 더 길어졌으며 남성 노인이 젊은 아내를 두는 것을 봐도 사람들은 놀라지 않았다.

문학작품들을 보면 노인들에 대한 태도가 다양하게 혼재하는 것을 알 수 있다. 18세기 프랑스의 문학작품에는 냉혹하고 악의적인 사람들이 등장해서 만들어내는 갈등으로 가득했다. 마르키 드 사드Marquis de Sade의 작품들이 그 예다. 또 다른 사람들은 더욱 낙관적이고 인도주의적인 태도를 보여주었다. 그 예로 제네바의 철학자였던 루소는 어른들에게 그들도 한때는 아이였음을 떠올리게 해주었다. 노인은 가족의 안정성, 지속성, 통일성을 상징했다. 가문은 상속을 통해 부유해졌고, 나이가 많은 가장에 대한 존경이 자본주의의 밑바탕이 되었으며, 박애주의의 실천을 통해 사람의 행복을 돈으로 사는 것이 가능해졌다.

어찌 보면 18세기는 감성의 시대라 볼 수도 있다. 사람들은 마음속 깊이 진리를 추구하고 미덕을 찬양했다. 나이 든 부모나 어린아이 같이 취약한 가족 구성원은 애정 어린 감정의 대상이었다. 행복을 절제 및 여가시간과 한데 묶어 생각했기 때문에 노년은 행복하고 모범적인 시기로 여겨졌다. 부가 증대되는 상황이었음에도 소유보다는 욕망이 없는 상태가 더 가치 있다고 여겨졌다. 피에르 보마르셰Pierre Beaumarchais가 쓴 희곡 가운데 피가로 연작은 노인들에게 나타나는 다양한 성격을 보여준다. 예를 들어 〈세비야의 이발사Le Barbier de Séville〉에서 사람들은 태어날 때부터 끔찍하게 사악한 사람들 빼고는 대부분 나이가 들면서 착해지는 것으로 나온다.

하지만 노화를 향한 비관적 태도도 상당히 많이 남아 있었다. 『걸리버 여행기 _Gulliver's Travels_』에서 조너선 스위프트 Jonathan Swift는 노망을 믿기 어려울 정도로 비관적으로 표현해 노년을 기존의 그 어떤 작품보다도 가혹하게 묘사해놓았다. 이 소설에 등장하는 스트럴드브러그는 불멸이지만 영원히 늙기만 하는 비참한 존재들이다. 스위프트에게 노년이란 노쇠해지는 것만을 의미하지 않고 변해가는 세상에서 소외돼 외톨이가 된다는 의미이기도 했다. 자신의 조국에서 외국인이 된다는 것은 그가 만들어낸 새로운 개념이었다.

노년에 대한 비관적 태도는 사람들이 회춘의 방법을 지속적으로 찾아 나섰다는 사실에서도 알 수 있다. 역사를 통틀어 봐도 사람이 죽지 않는 노인이 되고 싶어 했던 경우는 하나도 없었다. 그 대신 사람들은 젊음의 샘을 꿈꾸었다. 괴테 Johann Wolfgang von Goethe의 소설 『파우스트 _Faust_』는 이런 주제를 반영하고 있다. 만약 메피스토펠레스가 파우스트에게 젊음을 되돌려주었다면 그는 쾌락에 속아 넘어가 시간의 신을 멈추고 싶어 하지 않았을 것이다. 괴테는 그의 피부를 바꿀 수 있기를 원했고, 여기서 핵심은 회춘의 가능성이었다.

19세기

산업혁명, 도시 인구 유입, 프롤레타리아 노동자라는 새로운 계층의 출현으로 19세기 유럽은 새로운 모습으로 탈바꿈한다. 1800년에는 1억 8,700만 명이었던 인구가 1850년에는 2억 6,600만, 1870년에는 3억 명으로 치솟는다. 인구 증가와 함께 수명이 증가하면서 이제는 노인 인구가 무시할 수 없을 정도로 많아졌다. 과학의 발전으로 일부 편견이 산산이 부서졌고 의학의 발달로 노인은 더욱 실질적인 돌봄을 제공받을 수 있게 됐다. 하지만 이 모든 변화에도 불구하고 노인들에 대한 대우가 크게 좋아지지는 않았다.

1840년과 1850년 사이에 시골에서는 사람들이 먹고살 일이 막막했고, 산업화된 지역에서는 기술 발전 때문에 가난한 사람들이 부자들과 경쟁하기가 어려웠다. 이런 변화들이 노인 대부분에게 재앙으로 다가왔다. 산업혁명은 믿기 어려울 정도로 사람의 생명을 함부로 대하는 결과를 불러왔다. 노동자들은 젊은 나이에 죽어나갔으며 살아남은 사람도 나이가 들어 더 이상 노동을 할 수 없게 되면 가난으로 쪼들릴 수밖에 없었다. 영국과 프랑스에서는 노숙자, 탁발 수도사, 궁핍한 노인들이 어마어마하게 많아졌다. 노인들의 운명은 가족의 처신에 달려 있었다. 노인들이 착취당하거나 방치되는 경우가 생기지 않도록 법으로 보호하려는 시도가 있었지만 이런 노력은 오히려 역효과를 낳아 노인들이 영문을 알 수 없이 실종되기도 했다. 어쩌면 존속살인이 일어났던 것인지도 모른다.

1812년에 발표된 그림 형제의 동화는 독일 민속이야기를 담고 있는데, 노인들을 놀라울 정도로 폄하하는 관점을 보여준다. 여기서는 노인들이 일반적으로 가련하고 빈곤한 모습으로 묘사됐고 늙은 여자들은 사악하고 위험한 존재로 등장하는 경우가 많았다. 「생명의 지속 기간」이라는 이야기는 특히나 가슴 아프다. 이 작품 속에서는 모든 생명체가 30년이라는 수명을 부여받는다. 그런데 당나귀, 개, 원숭이가 신에게 자신의 수명에서 각각 18년, 12년, 10년을 줄여달라고 부탁한다. 너무 수명이 길면 지루하다는 이유에서였다. 반면 인간은 이들이 뺀 도합 40년의 수명을 자신에게 보태달라고 한다. 그래서 인간은 첫 30년의 수명은 자신의 수명으로 받고 나서 그다음에 짐을 지고 다니는 당나귀의 18년, 그리고 이도 없이 으르렁거리며 기어 다니는 개의

12년, 마지막으로 아무런 지혜도 없이 아이들의 비웃음을 사는 원숭이의 10년을 덤으로 받는다.

하지만 이런 폄하가 보편적인 현상은 결코 아니었다. 어떤 이야기에서는 노화의 이미지가 초월, 성장, 지혜 등으로 표현되었다. 젊은 영웅들은 인내심, 용기, 자제력, 자기 수양 등의 덕목을 필요로 하는 반면 나이 든 영웅들은 의식, 진지함, 호기심, 넓은 마음 등의 미덕을 보여준다. 나이 든 주인공이 겪는 고난은 외부의 위협이 아니라 자기 내부의 악마고, 그 싸움은 개인적인 변화를 이루어내는 싸움이다. 그리고 승리를 거두었을 때의 전리품은 보석이나 물질이 아니라 깨달음과 초월이다. 이런 싸움을 통해 나온 결과는 그저 승리한 사람뿐만이 아니라 모든 인류에게 이롭게 작용한다. 이때 적은 주로 허영심, 자만심, 오해다.

부정적인 고정관념이 계속 남아 있는 데다 가난한 노인들은 최악의 조건 속에 살고 있었는데도 사회구조의 최상층부에 속하는 노인들은 매우 좋은 대접을 받았다. 19세기 후반에는 부자 노인과 가난한 노인 사이의 격차가 굉장히 컸다. 프랑스 왕정복고의 왕정주의자들은 재산을 바탕으로 하는 정치권력을 가지고 장로정치를 펼쳤다. 투자는 이윤 창출의 주요 수단이 되었으며 임대료가 주요 경제 수입원으로 자리 잡았다. 나이 많은 할아버지로 상징되는 공동의 이익이 가족 구성원들을 하나로 결속시켰다.

1800년대 중반 즈음에는 은행과 산업체들이 정치권력을 장악했다. 상류층에서는 세대 간 갈등이 사라지는 경향이 있었는데 이는 위협적인 하류층에 맞설 수 있는 결속을 제공해주었다. 아들은 아버지보다 더 높은 자리를 차지하는 경우가 많았고 아버지는 아들의 성공을 자랑스러워했다. 삶은 더욱 복잡해졌으며 성공하기 위해서는 연장자라는 전제 조건이 붙는 분야가 많아졌다. 빅토리아시대에 영국은 엄격한 도덕, 이윤, 금욕 등 청교도적인 가치관을 고수했다. 이 모든 것들이 노인들에게는 혜택으로 돌아갔다. 노화에 대한 관점이 변하면서 나이가 들면 유대, 지식, 지혜도 함께 늘어난다는 생각이 널리 퍼졌다.

물론 예술작품에서는 중년을 정점으로 보고 나이가 드는 것을 쇠락으로 보는 시각이 연이어 등장했다.

19세기 문학은 노년에 대해 좀 더 진실한 관점을 반영하기 시작해 최초로 모든 계층, 특히나 그중에서도 착취당하는 계층을 현실감 넘치게 다루었다. 일례로 헌신적인 늙은 하인이라는 새로운 소재가 등장했다. 가난한 노인이 수줍은 모습으로 문학에 뛰어든 것이다. 19세기 초반의 통속극들은 실수는 저지르지만 고결한 마음으로 그런 실수를 만회하는 위엄 있고 감동적인 노인들을 이야기에 등장시켰다. 찰스 디킨스는 노년과 아동기가 비슷한 과정이라는 관점에 반대했다. 아르투어 쇼펜하우어 Arthur Schopenhauer 는 완전한 염세주의를 표방했으며 그런 염세주의의 결과로 노년에 큰 가치를 두었다.『삶의 지혜 Aphorismen zur Lebensweisheit』라는 책 6장에서 그는 이렇게 적었다. "노년이 되면 젊었을 때보다 인생의 부담이 더 가볍다." 랠프 월도 에머슨 Ralph waldo Emerson 은 노년의 가치를 이렇게 칭송했다. "위험으로부터 벗어나고 무언가 달성해야 한다는 긴장감이 없어지며 더 이상 의심하거나 불편해할 일이 없고 지식과 경험을 습득했음에 크게 기뻐할 일이다." 빅토르 위고 Victor Hugo 또한 노년을 찬미했다. 그는『레 미제라블 Les Misérables』에서 닳고 닳은 육신과 고귀한 영혼의 이미지를 활용했고 아이와 노인들 사이의 친밀감을 조심스럽게 드러내 보였다.

20세기

20세기에는 도시화가 지속되고, 사람들의 경험도 놀라울 정도로 다양해졌다. 사람들이 더 나은 삶을 찾아 가족 농장과 작은 시골마을을 떠나 도시로 몰려들면서 전통적인 가족 구조가 뒤집혔다. 가부장제도는 쇠락의 길을 걷게 됐다. 젊은이들은 격렬한 정치운동을 벌였다. 좀더 최근에는 기술이 발달하면서 개인의 지식이 시간과 함께 성장하기보다는 오히려 쓸모없는 것으로 전락했다. 어떤 면에서 보면 노화에 따르는 이점은 줄어들고 젊음이 칭송받게 된 것이다.

인류의 역사에서 각각의 시대를 살펴보면 모든 것이 변하고 있는데도 모든 것이 똑같은 상태로 남아 있는 듯하다. 상투적인 고대의 사상들이 현대적으로 변형되어 다시 등장하고 재활용된다. 세계 여러 나라에서 수명이 놀랄 정도로 늘어나고 생활조건도 극적으로 개선된 것은 사실이지만 노인을 약하고 사악한 존재로 폄하하거나 반대로 현명하고 도덕적인 존재로 승격시키는 감정적, 사회적, 문화적 맥락은 계속해서 남아 있다. 우리가 알아야 할 진실은 우리 모두 나이에 상관없이 한 사람의 인간이며, 자신의 잠재력을 최대로 펼치며 살기 위해서는 오랜 세월 동안 이어져온 부정적인 가정들을 떨쳐내야 한다는 것이다. 노년을 현실적으로 바라보고 있는 그대로 존중할 줄 아는 관점을 갖추었을 때 우리는 비로소 자신의 운명을 통제할 수 있다.

감정을 다스리자

나이는 늙고 있는 사람에게만 중요하다. 나는 이제 굉장한 나이에
도달했으니 스무 살이나 마찬가지다.
— 파블로 피카소

자기가 몇 살인지 모르는 사람은 대체 몇 살일까?
— 사첼 페이지

자아상과 달라지는 역할

젊을 때는 저 멀리 지평선이 끝없이 펼쳐져 있는 듯 보인다. 그러다
세월이 지나 갑자기 어떤 역치를 넘어서면 자기에게 남은 시간이 제
한되어 있다는 사실을 문득 깨닫는다. 자신의 수명이 대부분 흘러갔
다는 것은 어떤 의미일까? 기존의 자신과 다른 사람이 되는 것이 정
말로 가능할까? 남아 있는 유한한 미래에 무슨 할 일이 있을까? 직장,
가정, 사회에서 변화하는 자신의 역할에 어떻게 적응해야 할까? 노화
에 따르는 은밀한 내면의 경험에는 어떤 요소들이 영향을 미칠까?

노화에 대해 부정적인 고정관념을 가지고 있으면 그것이 자기충
족적 예언으로 작용할 수 있다. 당신이 노화와 노인을 적대적인 관점
으로 바라보면 그것으로 당신의 운명이 결정되어버린다. 나이가 들
면서 우리는 점점 더 자신의 본래 모습에 가까워지는 것 같다. 내면에
잠재해 있는 성격적 특성이 더욱더 분명하게 드러나는 것이다. 의심

많은 성격의 노인은 자기 주변 사람들이 자신의 노화를 늦추려고 돕기보다는 오히려 더 부추긴다고 의심할 수도 있다. 질병, 쇠약, 경제적 불안정에 대한 두려움이 마음을 완전히 사로잡아버려 타인과의 관계를 망치고 삶의 즐거움을 빼앗아가 버릴 수도 있다. 반면 너그러운 마음을 가진 사람은 작은 것에도 감사하는 마음으로 살기 때문에 노년에 오히려 인생이 꽃을 피울 수도 있다. 자신감이 있고 미래를 낙관하는 사람은 자신의 내적 경험, 일, 가정으로부터 더 큰 즐거움을 얻을 수 있다. 자신의 자아상을 깨닫고 사회의 영향력에 당당히 맞서면 당신은 풍요롭고 건강한 생활을 가꿔나갈 자유를 얻게 될 것이다.

내면에서 바라보는 관점

우리 몸은 신체적인 변화를 평생 꾸준히 겪는다. 이런 변화들은 아주 어릴 때나 아주 나이가 들었을 때 더 분명하게 드러난다. 우리가 거울로 자신의 모습을 볼 때는 낯선 사람이 바라보는 객관적인 모습으로 자신을 관찰할 수 없다. 그 결과 우리는 어느 날 갑자기 자기가 늙었다는 사실을 깨닫고 깜짝 놀라는데 그것이 마음에 상처로 다가올 수도 있다.

하지만 꼭 그럴 필요는 없다. 미국 작가 막스 드 프리Max De Pree는 이렇게 말했다. "지금의 모습으로 남아 있어서는 자기가 되어야 할 사람이 될 수 없다." 자신감이 넘치는 사람들에게는 나이가 그저 숫자에 불과할 수도 있다. 마크 트웨인은 이렇게 적었다. "젊은이나 노인이나 앉아 있는 상태에서는 다를 게 없다." 당신이 자신의 모습을 만족과

감정을 다스리자

감사의 마음으로 바라보고, 노화 과정을 불편하게 생각하지 않는다면 나이는 사소한 문제일 것이다.

나이 든 화가들의 자화상을 보면 사람들이 자신의 노화를 인식하는 다양한 방식을 엿볼 수 있다. 예를 들어 '모지스 할머니'라는 애칭으로 불리는 화가 애나 메리 로버트슨 모지스Anna Mary Robertson Moses는 90세쯤에 그린 자화상에서 자신을 밝고 감성 넘치는 모습으로 표현했다. 레오나르도 다빈치는 60세의 나이에 열렬한 활기와 지혜가 묻어나는 수염과 눈썹으로 자신을 표현했다. 그가 힘이 넘쳤다는 것은 분명하지만 그림에는 냉소에 가까운 실망의 흔적 또한 존재한다. 틴토레토는 70세의 나이에 의기소침하고 기진맥진하고 당황한 듯한 모습을 보여주었다. 63세의 렘브란트는 자부심 넘치고 충만하며 미래를 바라보는 성공한 모습으로 보인다. 80세나 90세 정도의 티치아노의 자화상은 근엄하고 평온한 모습이 상투적으로 반영되어 있다. 모네가 75세에 그린 자화상은 맑은 피부와 밝고 명랑한 눈동자를 가지고 있고, 이런 자화상들 중에는 유일하게 쾌활하며 심지어 생동감이 넘치는 모습이다. 노먼 록웰Norman Rockwell의 〈3중 자화상The Triple Self-Portrait〉은 나이 들어가는 화가 자신의 모습을 유쾌하게 묘사한 자화상이다. 이 자화상에서 나이 든 록웰은 거울을 보며 자신의 모습을 그리면서도 실제보다 훨씬 젊게 표현한다. 마치 자신이 그렇게 젊게 보인다는 듯 말이다.

형편이 좋아서 선택의 여지가 있었던 사람들 중에는 나이가 드는 것에 대한 반응에 자신의 성격과 가치관을 증폭된 형태로 드러내는 경우가 종종 있다. 작가들 중에서 월트 휘트먼Walt Whitman은 유쾌한 낙관주의를 유지했다. 루이지 코르나로는 절제와 너그러움을 보여주었다. 괴테와 톨스토이는 끝이 없는 몸부림에 대해 다루었다. 어니스트 헤밍웨이는 자신의 활력이 사라지는 것을 결코 받아들이지 않았다.

질병은 보통 타인보다는 그 병을 참고 견디고 있는 사람이 더 분명하게 느낀다. 반면 노화는 당사자보다 타인의 눈에 더 잘 보일 때가 많다. 일부 노인은 일종의 방어로 노화를 자신이 늙은 것이 아니라 몸이 좀 안 좋은 것이라 생각해버린다. 내 80세 환자 한 분은 이렇게 말했다. "나는 내가 그냥 몸이 어디 살짝 안 좋은 젊은이 같아요." 아무래도 우리는 타인의 시선 속에서 나이가 들어가고 차츰 그 타인들에게 늙었다고 설득을 당하는 것 같다. 이것이 한 사람의 관점, 태도, 기대에 어떻게 영향을 미칠지는 사람마다 제각각이다. 그리고 우리가 통제할 수 있는 부분이기도 하다.

시간에 대한 인식 변화

초등학교 시절의 10분 휴식 시간을 기억하는가? 10분이다! 그 짧은 시간 동안에도 우리는 친구들과 편을 나눠 축구나 야구 같은 경기를 즐기곤 했다. 그때만 해도 시간은 느리게 흘러갔고, 목 빠지게 기다리는 크리스마스는 절대로 오지 않을 것만 같았다. 하지만 세월이 흐를수록 시간은 점점 더 빨리 흘러가는 것만 같다. 이렇게 시간에 대한 인식이 변하는 이유는 무엇일까?

어린 시절에는 어른들이 시간에 틀을 부여해놓는다. 일어나는 시간, 학교 가는 시간, 텔레비전을 보거나 컴퓨터를 하는 시간, 밥 먹는 시간, 잠자리에 드는 시간 등등. 하루는 너무 길어서 언제 끝날지 알

감정을 다스리자

수 없다. 그렇기 때문에 시간이 영원하다는 느낌을 받는다. 반면 노인은 미래를 이해하고 인생의 유한함을 이해할 수 있다. 여행을 생각해보면 떠날 때보다는 돌아올 때가 보통 시간이 덜 걸리는 기분이 든다. 그 길에 익숙하고 어떤 일이 일어날지 대충 예상할 수 있기 때문이다. 더군다나 어린 시절에는 그때까지 보낸 시간이 얼마 되지 않으므로 비율로 보면 한 해, 한 해가 무척 길게 느껴진다. 일례로 6세 때 나는 2세 이후로 4년 동안의 기억을 갖고 있기 때문에 1년은 내 인생의 4분의 1에 해당하는 긴 시간이었다. 60세가 넘은 지금은 내 기억의 4분의 1이면 15년이 넘는 세월이다. 따라서 비율로 따지면 요즘에 내가 1년 동안에 느끼는 세월의 흐름은 6세 때 3.5주 동안에 느꼈던 시간의 흐름과 대략 비슷하다.

시간이 흐르면서 우리 미래의 질은 분명하게 결정되지 않고, 무한한 상태에서 더 많은 부분이 결정돼 유한한 상태로 바뀐다. 12장에서 얘기했듯이 습관은 시간을 더 빨리 흐르는 것처럼 느끼게 만든다. 일정이 미리 정해진 틀을 따라 진행되므로 미래가 쉽게 예측 가능하기 때문이다. 습관에서 벗어나 뜻밖의 경험을 만들고 기대감을 키워주면 시간의 흐름이 느려지는 것처럼 느껴진다. 일례로 여행을 한 후의 추억은 슬로모션으로 재생되는 것처럼 느껴질 때가 많다. 나이가 들면서 인생을 경험하는 속도가 자연스럽게 빨라지기 마련이지만 시간을 아무 생각 없이 보내지 말고 마음 챙김mindfulness하면서 보내면 시간을 음미하며 매 순간 좀 더 충만한 삶을 누리는 것이 가능하다.

우리 모두는 노화가 우리 몸에 변화를 가져오고 자기 자신과의 관계, 그리고 타인과의 관계에도 영향을 미친다는 사실을 직시해야 한다. 한 가지 중요한 도전 과제는 이런 변천의 시기 동안에 자신을 진정으로 행복하게 만드는 것이 무엇인지, 그리고 그것을 사회에서 기대하는 부분과 맞춰나갈 수 있을지 알아내는 일이다.

『수사학』에서 아리스토텔레스는 필연적으로 찾아오는 노쇠와 상실을 운명으로 받아들여 체념하고, 사람들과의 관계, 사회에 기여하는 활동으로부터 물러나야 한다는 철학적 관점을 주장했다. 하지만 고대부터 오늘날에 이르기까지 수많은 철학자들은 그런 주장에 반대하면서 노인의 잠재력을 훨씬 낙관적으로 바라보는 주장을 펼쳐왔다. 예를 들어 『노년에 관하여』에서 키케로는 노화에 대한 네 가지 부정적인 관점을 제시한 뒤 그 자리에서 바로 그런 관점을 말이 안 되는 소리로 만들어버린다. "첫째, 노화는 우리로부터 능동적인 일자리를 빼앗아간다는 관점, 둘째, 노화는 우리를 쇠약하게 만든다는 관점, 셋째, 노화는 우리로부터 거의 모든 육체적 즐거움을 빼앗아간다는 관점, 넷째, 노화는 죽음의 전 단계라는 관점." 그는 노인들도 일과 사업에서 할 수 있는 것이 많다고 주장했다. 그리고 이것을 부정하는 사람들은 돛배를 타고 항해할 때 조타수가 아무런 일도 하지 않는다고 주장하는 것이나 마찬가지라 했다. "다른 선원들은 열심히 돛대를 기어오르고 통로를 뛰어다니고 바닥에 괸 물을 퍼내는 동안 조타수는 선미에 조용히 앉아서 키만 쥐고 있으니 하는 일이 없다고 생각할 수도 있다. 조타수는 다른 젊은 선원들이 하는 일을 하지 않는다. 그러나 그는 훨씬 더 중요한 일을 하고 있다." 근력과 능력이 떨어지는 것에 대해 키케로는 이렇게 말했다. "자기가 가진 것을 모두 동원해야 한다. 그리고 어떤 일을 하게 되든 간에 온 힘을 다해 그 일을 해야 한다." 그의 관점에서 보면 노인들은 미덕을 베풀고 추론하고 신중하게 생각하는 능력이 젊은이들보다 뛰어나다.

플라톤에 의해 가장 분명하게 표현됐던 또 다른 관점에서는 노년이 성격과 성숙도에 질적인 차이를 만들며, 이것이 사회에 이롭게 작용할 수 있음을 인정한다. 노화가 진행되면서 일부 쇠락하는 부분이 없지는 않지만 그런 부분도 보상과 적응을 통해 상쇄된다. 노인들이 세상을 등지고 살아야 할 하등의 이유가 없으며, 노인들은 계속해서 사회의 필수 불가결한 구성원으로 남아 있어야 한다는 것이다.

노년은 공허한 인생으로부터의 도피처가 결코 아니며, 만족스러운 자아상을 만들어냈든 그렇지 못했든 간에 결국에는 당신도 언젠가는 노인으로 살아가야 한다. 자신의 한계와 유한한 미래를 받아들이는 것은 성숙을 말해주는 지표이지 세상을 등지고 물러나거나 패배하는 문제가 아니다. 노화에 대해 어떤 태도를 가질지는 전적으로 당신의 선택이다.

일과 만족

자신을 정의하고 자긍심을 느끼고 사회적 지위를 따질 때 일에서 얻는 만족을 가장 중요하게 여기는 사람이 많다. 하지만 현대 사회에서 제시하는 관점을 보면 은퇴 후에 노인들이 사회에 기여할 수 있는 부분이 여러 면에서 너무 협소하다. 타인이나 세상에 도움이 되어야만 자신이 가치 있는 존재라 믿는 사람들은 은퇴에서 만족을 얻지 못하고 자신과 타인에게 크나큰 고통을 안겨준다.

은퇴에 대해 다시 생각하기

기술은 은퇴의 의미에 상당한 영향을 미쳤다. 산업혁명 이전만 해도 노인들은 그들이 가지고 있는 유용한 정보 덕분에 귀한 대접을 받았다. 예를 들면 오래 전에 일어났던 홍수를 기억하거나 동물의 이동 같은 장기적인 패턴을 이해하는 사람들이 바로 노인들이었기 때문이다. 하지만 인쇄기술의 발명으로 개념들을 활자로 기록해 대량으로 생산할 수 있게 되자 개인이 가지고 있는 기억의 중요성이 떨어졌다.

산업의 등장과 함께 사람의 가치를 생산성과 이윤 창출로 측정하게 됐다. 오늘날에는 직장에서 일어난 변화로 노인들의 지위가 훨씬 더 애매해졌다. 기술 변화의 속도가 점점 빨라지면서 사람들이 배운 기술은 오래가지 않아 구식으로 전락해버린다. 내 개인의 경험만 봐도 그렇다. 나는 전에는 모스부호나 계산자slide rules를 능숙하게 다루고, 펀칭 카드를 이용해 메인프레임 컴퓨터에서 통계 프로그램을 돌릴 수 있었지만 이런 기술들이 지금은 모두 쓸모없어졌다. 내 아이들은 계산자가 무엇인지, 그것이 어디에 쓰이는 물건인지도 모른다.

연재만화 〈딜버트Dilbert〉를 볼 때마다 직장에서 일어나는 일들이 항상 공평하지는 않다는 생각이 떠오른다. 나이에 따른 고용차별은 불법이지만 합병, 인수, 인원 삭감에서 일어나는 기업 조직개편은 나이가 많은 노동자들에게 더 큰 영향을 미치는 듯하다. 정년제가 꼭 나이를 바탕으로 이루어져야 할까? 몇몇 사례를 보면 정년을 불과 몇

주 앞둔 비행기 조종사들 덕분에 큰 재앙이 일어날 뻔한 상황을 성공적으로 면하게 된 일이 있다. 참 아이러니하다. 또 하나의 아이러니한 일이 있다. 미국의 상원의원과 하원의원, 대법원 판사, 외국의 국가 원수들, 군사 지도자와 종교 지도자 등 세계적으로 가장 막강한 권력을 가진 사람들 중 상당수는 나이가 아주 많은 사람들이라는 점이다. 이 사람들이 만약 미국 기업에 다니고 있었다면 등 떠밀려 은퇴할 수밖에 없었을 것이다.

오늘날의 전문직 종사자들은 은퇴 후에도 애매한 대접을 받을 때가 많다. 사람들은 은퇴한 의사를 존경하기는 하지만 임상적인 문제에 관해 의견을 구하지는 않는다. 운동선수나 행위예술가 등 육체적으로 고된 직종의 경우 대단히 이른 나이에 조기 은퇴한다. 예를 들어 일부 올림픽 종목에서는 20대 여성들이 선수에서 코치로 전향하는 것은 가능할지 몰라도 직접 선수로 나가 경쟁하기에는 너무 나이가 많다고 여겨지기도 한다.

나는 노인들도 전문 분야에서 상당한 기여를 할 수 있다고 주장하고 싶다. 나이가 들면 지식과 경험, 통찰력이 자연스레 축적되고 지혜도 생긴다. 나이가 들어서도 훌륭하게 자기 일을 수행하는 사람들의 사례는 넘친다. 예를 들어 철학 분야의 경우 철학을 심화시킬 시간이 필요하며, 일반적으로 철학자들의 사상은 나이가 들수록 풍요로워진다. 삶의 경험 속에 담긴 함축적 의미를 제대로 이해할 수 있기 때문이다. 지식인, 작곡가, 화가도 나이가 들수록 자신의 미래가 얼마 남지 않았다는 사실과 자신이 경험한 독특한 역사를 바탕으로 삼아 작품의 깊이가 깊어지는 경향이 있다. 작곡가들 중에서는 바흐, 베토벤, 몬테베르디, 베르디, 스트라빈스키, 화가들 중에는 조반니 벨리니, 알브

레히트 뒤러, 프란스 할스, 오귀스트 르누아르, 폴 세잔, 조지아 오키프 등이 나이가 들면서 거의 완벽하게 무르익은 자신의 스타일과 기량을 보여준 주목할 만한 인물들이다. 어쩌면 이것은 음악과 그림의 복잡성 때문에 생기는 일인지도 모르겠다. 이런 분야는 완전히 통달하는 데 시간이 걸리고 기존의 규칙으로부터 벗어날 수 있는 자신감이 필요하기 때문이다.

정치인에게 노년은 복잡한 모험이다. 노년 그 자체와 그 안에 담긴 경험은 현재를 예견할 수 있게 해준다. 그리고 이것이 바로 정치인이 해야 할 일로, 실제로 현대 사회의 수많은 정치인들이 삶의 마지막 시기까지도 선출직 공무원의 업무를 이어가고 있다. 하지만 역사의 흐름에 자기가 영향력을 행사해야 한다고 느끼는 사람들에게는 정계 은퇴가 그동안 누리던 힘과 인정을 잃어버리는 순간으로 여겨질 수도 있다.

물론 이와 똑같은 패턴을 여러 다양한 직종에서 찾아볼 수 있다. 이제 아동기와 청소년기보다 은퇴 후에 보내는 기간이 더 많아지는 형편이고 경우에 따라서는 직장에서 일을 하면서 보내는 시간보다 은퇴 후의 시간이 더 길어지는 경우도 있는 것을 보면 이 부분에 대한 사회적 인식의 변화가 절실하게 필요하다. 원자를 쪼개고 줄기세포와 DNA를 분석하는 능력이 더욱 훌륭해질수록 우리에게는 능력 있고 경험 많은 노동자, 지도자, 사상가들의 목소리가 더욱더 필요하다. 어쩌면 우리 사회의 나이 든 노동자들은 더 이상 쓸 곳이 없는 부담스러운 존재가 아니라 사회에 없어서는 안 될 존재인지도 모른다. 이런 소중한 인력을 그냥 낭비할 수는 없다.

의미 있는 활동의 가치

일부 노인들은 경제적 필요와는 상관없이 그저 직업에서 얻는 목적의
식과 즐거움 때문에 능력이 닿는 한 전문가로 일을 계속한다. 하지만
대부분의 사람은 일하는 동안에는 누릴 수 없었던 시간의 여유를 누
리기 위해 일에서 은퇴하고 싶어 한다. 그러나 은퇴가 공허한 미래의
시작인 경우가 너무도 많다.

　여러 면에서 우리는 세상, 그리고 그 세상 속에서 자신이 있을 자
리를 활동을 통해 이해한다. 따라서 활동이 줄어들면 우리의 세상도
빈곤해진다. 관심을 쏟을 활동이 없어지면 머리가 둔해진다. 나는 의
미 있는 활동에 참여하지 않아 정서적으로나 감정적으로 사실상 정지
해버리다시피 한 노인들을 너무도 많이 보았다. 활동이 없어지면 알
고자 하는 욕망이 죽어버린다. 임상적 우울증이 더해지면 동기 부여
가 더욱 약해진다. "귀찮게 뭐하러? 그거 해봐야 뭐 나올 게 있다고?"
아무것도 바라는 것이 없고 아무 일도 하지 않으면 무관심의 어두운
나락으로 빠져들고 만다. 무관심과 무활동이 꼬리에 꼬리를 무는 악
순환 고리에 빠져들기는 너무도 쉽다.

　다양한 관심 분야를 가꾸고 의미 있는 활동을 하는 사람들은 노년
의 생활에서 최대의 즐거움을 이끌어낼 수 있다. 이렇게 하기 위해서
는 어느 정도의 유연성이 필요하다. 찰스 다윈은 이런 말을 했다고 한
다. "결국 살아남는 종은 가장 강한 종이나 가장 똑똑한 종이 아니라
변화에 가장 잘 적응하는 종이다." 목표가 없다면 자유와 맑은 정신
은 다 부질없는 것이 되고 말지만 그 사람의 머릿속이 활동 프로젝트
로 채워져 있다면 모든 것은 매우 소중해진다. 노년은 자유와 함께 탐
구적이고 도전적인 마음 상태를 가져다준다. 이것이 문제 해결을 북

돋고 더욱 심오한 지식으로 이어지게 한다. 노년에는 다양한 활동을 즐기는 것만큼 큰 행운이 없다. 우리는 쓸모 있는 존재가 되어 바쁜 일을 할 때 비로소 지겨움과 쇠락으로부터 벗어날 수 있다. 아리스토텔레스는 이런 말로 우리를 상기시킨다. "삶은 순간 속에 들어 있다.", "행복을 위해서는 활동이 필수적이다."

우리가 현재를 어떻게 느끼는지는 과거 및 미래에 달려 있다. 거의 모든 분야에서 노인과 그들이 살고 있는 시대 사이의 관계가 극적으로 변하고 있다. 우리가 느끼는 '우리의 시간'은 활동 프로젝트를 완수했을 때의 시간이다. 활동이 멈추면 우리의 시간도 닫혀버린다. 이 시점이 되면 시간은 자신의 목표를 달성하려고 노력하는 더 젊은 남녀의 것으로 넘어가 버린다. 이 시점이 되면 모든 시대에 남은 노인들은 시간이 자신들의 것이었고 스스로를 완벽한 사람이라 여기던 과거를 뒤돌아본다. 이제 은퇴 후의 의미 있는 활동 참여에 대한 시야를 더욱 넓혀 다양한 대체 직업, 개인적 활동 프로젝트, 자원봉사 활동, 지역사회 등을 그 안에 포함할 수 있어야 한다.

돈의 역할

심각한 경제적 어려움에 처하는 노인이 대단히 많다. 이런 우려는 몹시 실질적인 것이며 삶의 질에 상당한 영향을 미치기 때문에 사회적 수준에서 연민 어린 마음으로 다루어야 한다. 하지만 운이 좋아 편안히 살 수 있는 충분한 돈을 모으고 은퇴한 사람도 돈 때문에 다른 유형의 문제에 처할 수 있다. 일부 노인들, 특히 매일 일하는 직업에서 은퇴한 후로 의미 있는 프로젝트 활동에 참여하지 않는 노인들은 돈과 재산을 자신의 존재와 동일시하는 우를 범할 수 있다. 돈에는 분명한 가치가 있다. 돈은 미래를 대비하는 보험이며, 더 이상 돈을 벌 수 없을 때 자신을 돌보기 위해서도 중요하다. 하지만 돈의 중요성이 과장될 수도 있다. 그래서 어떤 사람들은 나이가 들면서 돈에 지나치게 집착한다. 돈 많은 노인들은 자신을 우스운 존재로 바라보는 사람들로부터 자신의 정체성을 방어하려고 돈에 의지하기도 한다. 하지만 이런 방어체계는 취약할 수밖에 없다. 돈은 언제든지 사라질 수 있기 때문이다. 돈 많은 노인들은 자기 자녀에 대한 통제력을 유지하려고 경제적 도움을 주지 않겠다고 자녀를 위협하기도 하는데 이런 노력은 거의 항상 역효과를 낳는다. 감정을 관리하기 위해서는 나이가 들수록 돈과 그 중요성에 대해 건강하고 현실적인 관점을 유지하려고 의식적으로 노력해야 한다.

가족생활

우리 문화권에서 가족은 하나의 작은 우주고, 세대 간의 관계는 삶에 강력한 영향력을 미친다. 이상적인 상황이라면 노인들은 가족으로부터 지원, 돌봄, 존경, 지위, 목적의식, 가족 안에서의 역할을 부여받는다. 그리고 그에 대한 보답으로 노인들은 문화적 의미, 안정성, 과거와의 연속성 등을 제공한다. 할아버지, 할머니와 손자들 사이의 상호작용을 보면 보통 즐거움, 상호간의 애정, 지식을 전달하고 존경을 받는 관계 등으로 특징지을 수 있다. 우리가 우리 아이들을 돌보고, 우리가 우리 부모님을 돌보는 모습을 아이들이 지켜본다면 나중에는 그 아이들도 우리를 돌보아줄 것이다.

늙으면서 찾아오는 가장 큰 두려움은 존경받는 어른의 위치에 있다가 타인의 도움에 의지해야 하는 상황으로 떨어지지 않을까 하는 걱정이다. 나이가 들어 누군가에게 의존해야 할 때가 오면 노인들은 타인이 있어야 생활이 가능하므로 이것 때문에 불편한 기분을 느낀다. 노인들은 중년의 사람들을 믿지 못하는 경우가 많다. 어쩌면 이것은 타인과 자기 자신의 내면에 위선과 가식, 이중 잣대가 존재한다는 것을 잘 알고 있기 때문인지도 모른다. 일례로 나는 일부 노인들이 혹시나 가족이 자기를 노인 요양시설에 서둘러 보내려는 마음을 먹을까 봐 자기에게 병이 생겼다는 것을 부정하거나 병의 심각성을 줄여서 표현하는 경우를 많이 봤다. 이런 긴장 상태는 나이 든 부모와 그 자녀 사이의 관계에만 국한되지 않는다. 결혼한 부부는 서로를 보살피고 지원해주는 역할을 하지만 불안과 미래에 대한 불확실성이 더해 서로를 압박하다 보면 결국 배우자들 각자가 짊어지는 부담이 두 배로 커진다.

세대 간 갈등

페르시아에는 이런 속담이 있다. "아이들은 천국으로 이어지는 다리다." 그리고 노인의 정서적 안정은 자기 자녀들과의 관계에 좌우될 때가 많다. 노년이 되면 이제는 어른이 된 자녀들과의 관계를 새로이 구축하고 만들어가야 한다. 이것의 성공 여부가 자녀들이 우리를 향해 애정을 느낄지 아니면 양가적 감정이나 적대감을 느낄지 결정한다. 마크 트웨인은 1937년 《리더스 다이제스트 *Reader's Digest*》에서 자신의 말을 인용해 이렇게 빈정댔다. "내가 14세 소년이었을 때 내 아버지는 아주 무식해서 나는 아버지와 함께 있는 것이 너무도 싫었다. 하지만

감정을 다스리자

21세가 되고 보니 그 7년 동안 아버지가 참 많은 것을 배웠구나 싶어 놀랐다." 어떤 아이들은 어린 시절에 부모에게 느꼈던 분한 마음을 끝내 극복하지 못하기도 한다. 요구하는 것이 지나치게 많고 의심이 많은 부모들뿐만 아니라 자기가 타인에게 의존할 수밖에 없다는 사실을 절실하게 느끼면서 자신이 자녀에게 짐이 되었다고 여기는 부모들은 이런 상황에 따라오는 정서적 충격이 더욱 클 수 있다.

여러 시대를 거쳐 문학작품들을 살펴보면 부모와 자식 간의 관계에 대한 수많은 고정관념을 접할 수 있다. 이런 고정관념들은 잘못된 가정이나 낡은 가정을 바탕으로 희화화된 부분이 많지만 그 내용을 이해하고 그것이 당신 자신의 삶과 어떤 관계가 있는지 알아두면 유용할 수 있다. 예를 들어 아버지와 아들은 권위를 세우거나 우위를 차지하기 위해 서로 싸우는 모습으로 표현될 때가 많다. 반면 아버지와 딸 사이의 관계는 그보다 애정 어린 사이로 표현된다. 그리스의 극작가 에우리피데스는 이렇게 결론 내렸다. "나이 드는 아버지에게 딸보다 사랑스러운 존재는 없다." 이런 관계가 질투 때문에 혹은 딸이 결혼한 뒤 태도가 거만해지는 바람에 손상되기도 한다. 어쩌면 어머니와 아들의 관계가 제일 덜 복잡한지도 모르겠다. 하지만 나이 든 어머니는 며느리를 못살게 굴거나 질투하는 시어머니의 모습으로 묘사되기도 한다. 어머니와 딸 사이의 관계는 청소년기에 이루어지는 순종과 반항 사이의 싸움에 갇혀버릴 수 있다. 작가 에르마 봄벡Erma Bombeck은 이런 정서를 재미있게 표현했다. "우리 엄마는 인정하지 않으시겠지만 엄마에게 나는 언제나 실망스러운 존재였다. 우리 엄마는 알루미늄 포일을 씻어서 다시 쓰기를 거부하는 딸을 낳은 자신을 마음 깊숙한 곳에서는 결코 용서하지 않을 것이다." 어머니는 딸의 젊음

에 위협을 느낄 수도 있다. 이들의 관계는 이런 갈등이 어떻게 해소되
느냐에 큰 영향을 받는다.

우화와 동화들은 세대 간 관계의 복잡성에 대해 날카로운 통찰을
보여준다. 특히나 가슴 저미는 한 가지 사례로 그림 형제의 동화 「할
아버지와 손자」를 들 수 있다.

옛날에 한 늙은 노인이 살았다. 노인은 눈도 침침하고 귀도 잘 들리
지 않고 다리에 힘이 없어 서 있기도 힘들었다. 밥을 먹으려고 식탁에
앉아도 숟가락을 들기가 어려웠고, 국물을 식탁보에 엎지르거나 흘
리면서 먹는 경우가 잦았다. 이 모습이 너무 역겨웠던 그의 아들과 며
느리는 결국 늙은 할아버지를 난로 뒤쪽 구석에 앉힌 후에 그러지 않
아도 부족한 음식을 질그릇에 담아주었다. 노인은 눈물이 가득 고인
눈으로 식탁 쪽을 바라보고는 했다.

한번은 노인이 그릇을 제대로 쥐지 못해 그릇이 바닥에 떨어져 깨
져버렸다. 젊은 며느리는 짜증을 부렸지만 노인은 아무 말도 하지 않
고 그저 한숨만 내쉬었다. 아들 부부는 노인에게 몇 푼을 주고 산 목
기 사발을 가져다주었고, 노인은 이제 그 그릇으로 밥을 먹어야 했다.

어느 날 모두들 그렇게 앉아 있는데 어린 네 살짜리 손자가 땅 위
에 놓인 나뭇조각들을 주워 모으기 시작했다. 노인의 아들이 뭘 하는
것이냐고 아이에게 물었다. 그러자 아이는 자기가 컸을 때 아빠, 엄마
에게 밥을 담아줄 여물통을 만들고 있다고 대답했다.

아들과 며느리는 서로를 잠시 바라보다가 이내 울음을 터트렸다.
그러고는 노인을 다시 식탁으로 모셔왔고 그 후로는 항상 함께 식사
했으며 식사 도중 노인이 음식을 흘려도 아무 말 하지 않았다.

감정을 다스리자

세대 간의 사랑

세대 간 관계는 갈등의 가능성을 품고 있지만 반대로 사랑과 든든한 뒷받침의 원천이기도 하다. 이런 상호작용은 모든 사람에게 중요하다. 출처를 정확히 찾을 수는 없지만 마거릿 미드가 하지 않았나 싶은 말이 있다. "노인들은 젊은이들에게 늙어도 괜찮다는 것을 가르쳐줄 수 있다. 그리고 젊은이들은 노인들에게 죽어도 괜찮다는 것을 가르쳐줄 수 있다." 어쩌면 노인이 경험할 수 있는 가장 따뜻하고 행복한 기분은 손자들과의 상호작용에서 찾아오는 것일지도 모르겠다. 이제는 고인이 된, 〈디어 애비Dear Abby〉 인생 상담 칼럼니스트 애비게일 밴 뷰런Abigail Van Buren의 말을 빌려보자. "나는 손주 사진을 들고 다니면서 자랑하는 할머니는 아니에요. 하지만 내 손자들을 보면 미국 본토에서 가장 잘생기고 똑똑하고 예의 바른 아이들이라 생각합니다. 캐나다하고 버진아일랜드까지 통틀어도 그럴 거예요." 손주와 소통이 열려 있고 서로 존중하는 사이라면 할아버지나 할머니가 되는 것은 마음에 큰 위안을 줄 수 있다. 조부모와 손주들은 아무런 편견 없이 너그러운 마음으로 서로를 사랑할 수 있다. 부모와 자식 간에 느끼는 감정적 앙금이 덜한 경우가 많기 때문이다. 조부모들은 일반적으로 손주를 직접 키워야 할 필요가 없고, 아이들에게 "안 돼"라고 말하며 미래를 위해 현재를 희생할 필요도 없다. 또한 손주들은 할아버지, 할머니에게 애정을 느끼고, 부모님의 통제를 피해 할아버지, 할머니를 즐거운 피난처로 삼을 수도 있다.

세월이 흐르면서 가족 구조와 거주 형태가 큰 변화를 맞았다. 이혼과 재혼, 다른 여러 변화들로 가족이 나뉘고 합쳐지면서 현대 사회에서는 가족 구조가 어마어마하게 다양해졌다. 내가 아는 어느 혼합 가족에서는 한 어린아이에게 살아 계신 할머니가 모두 일곱 명이나 된다. 이것의 긍정적인 면을 꼽자면 오늘날의 노인들은 감성적 영역 안에 아주 다양한 사람들이 들어와 있는 경우가 많고 평생에 걸쳐 깊고 풍요로운 관계를 구축할 수 있다는 점이다. 이제는 '가족'의 의미가 엄격한 생물학적 가족보다 훨씬 넓어질 수 있다.

인류 역사에서 가족 구성원이 지금처럼 멀리 흩어져 살았던 경우는 없다. 하지만 기술의 발달 덕분에 수없이 다양한 형태로 즉각적인 소통이 가능해졌다. 예를 들어 일본에 살고 있는 할머니가 보스턴 집의 거실에서 첫 걸음마를 내딛는 손자의 모습을 마법 같은 화상통화 기술을 통해서 지켜볼 수 있게 된 것이다. 물리적으로는 더욱 멀어지고 있는 상황에서도 심리적, 정서적 친밀함 덕분에 이런 중요한 세대 간 관계는 더욱 풍요로워질 수 있다.

성적 에너지의 힘

사람들은 노년에 사랑하는 파트너의 감정적, 심리적 뒷받침으로부터도 큰 즐거움을 얻는다. 나이가 들어 자신의 감정을 다스리는 법을 배울 때는 성적 에너지의 본질과 힘을 이해하는 것이 중요하다. 아마도 우리는 누구를 만날 때 그 사람의 성별을 가장 먼저 알아차릴 것이다. 이 삶의 요소는 우리가 하는 일, 그중에서도 특히 레크리에이션의 많은 부분에 끼어든다. 관심을 받고 싶은 욕망을 느끼고 스포츠나 다른 활동에서 최고 기록을 달성하려고 노력하는 것은 그저 활동을 즐기고 신체와 정신의 건강을 증진시키려는 욕망이 아니라 우리의 성적 정체성의 일부로 기능하고 있는 것인지도 모른다. 우리가 어떤 활동에 참여하는 이유를 다른 동기로 설명하려고 들면 자기기만의 기회가 만

감정을 다스리자

들어진다. 반면 행복한 공동의 관계에서처럼 적절한 목적에 사용되는 성적 에너지는 자기기만이 아니라 커다란 깨달음의 잠재적 원천이 되어준다.

성적 에너지는 다른 욕구, 열정, 에너지보다 더욱 강력하고 신속하게 반응한다. 병이 생긴 경우가 아닌 정상적인 상태에서는 성적 에너지가 파괴되는 일이 없다. 그리고 그 에너지는 보통 표현될 배출구를 찾아낸다. 그럴 만한 일이 아닌 일에 과도한 격정이나 열정에 사로잡히는 등의 모습을 통해 이런 부분을 알아차릴 수 있다. 운동이나 레크리에이션에 참여하면서 과도하게 경쟁하려 들고, 기록을 세우려는 욕망에 물들기도 한다. 그리고 우리가 생각하고 소통하는 방식도 비판적, 공격적, 시비조로 변할 수 있다. 타인을 향한 반응에서 복수심, 질투심, 잔인성 등이 나타날 수도 있다. 우리의 목표는 성적 에너지를 억누르는 것이 아니라 그 힘과 잠재력을 이해하는 것이다.

낭만적 관계

이혼하거나 배우자가 사망해 사랑하는 배우자 없이 혼자 남은 노인들이 많다. 그리고 이런 것이 성적 관념에 영향을 미칠 수 있다. 배우자 부재 상태는 특히나 여성들에게 영향을 미친다. 여성의 수명이 더 길기 때문이다. 그렇기에 여성이 혼자가 될 가능성이 더 클 뿐 아니라 만날 수 있는 남성의 수가 줄어드는 결과가 생기기도 한다. 더군다나 새로운 관계를 시작하는 것은 죄책감이나 배신하는 느낌 등 복잡한 감정을 낳을 수 있다. 내가 새로 만나는 사람에게 매력적으로 느껴질까? 내 늙은 몸을 보여주기 부끄럽지 않을까? 내가 성적인 흥분을 느끼고 성생활을 잘할 수 있을까? 성생활을 해본 지 몇 달(혹은 몇 년)이나 됐는데 뭘 어떻게 해야 하지?

어떤 노부부들은 수십 년 동안 행복하게 지낸다. 이때 중요한 한 가지는 배우자들이 자신이 시간의 흐름 속에 변화하고 있다는 사실을 깨닫고 그런 변화를 인정하고 축하하는 것이다. 의견이 엇갈리는 경우도 끊임없이 생기지만 화를 내거나 적개심을 드러내는 일 없이 그런 부분에 대해 솔직한 대화를 나눈다. 화목한 부부들은 노화와 함께 서로가 신체적 변화에 더욱 취약해지고 의존성이 늘어날 수도 있다는 사실을 이해한다. 하지만 이런 부분을 이해한다고 해서 꼭 불안을 느낄 필요는 없다. 이것이 오히려 신뢰와 지지의 토대로 작용할 수도 있다. 하지만 그렇다고 해도 병든 배우자를 돌보는 일은 인생에서 접하는 스트레스가 가장 큰 상황 중 하나다.

오래 지속된 관계에서 뒤늦게 갈등이 생긴다는 것은 한쪽 배우자에게서 인지 기능의 장애가 나타났다는 징조일 수도 있다. 그런 증상으로는 질투, 의심, 배우자가 부정을 저지르고 있다는 망상 등이 있다. 이 주제에 대해 자세히 파고드는 것은 이 책의 범위를 넘어서는 일이지만 여기서 가장 기본적인 열쇠는 스스로를 돌보고, 필요하다면 가족, 친구, 주치의, 상담사들에게 도움을 요청하는 것이다.

감정을 다스리자

15

여러분 같은 사람이 관심을 갖지 않으면 세상은 달라지지 않아요,
아무것도.
— 닥터 수스, 『로렉스』

우리가 결정해야 할 것은 우리에게 주어진 시간을 가지고 무엇을
할 것인가, 이것 하나뿐이야.
— J. R. R. 톨킨, 『반지의 제왕』

구체적인 감정과 관리법

체로키 인디언의 추장이 장남과 함께 불가에 앉아 있었다. 아들이 물
었다. "아버지는 제가 어떤 가르침을 기억하기를 바라세요?" 그러자
추장이 대답했다. "우리 안에서 두 마리 늑대가 항상 서로 전쟁을 벌
이고 있다는 것을 늘 기억해라. 한 마리는 악한 늑대로 너를 분노, 탐
욕, 좌절, 질투, 적개심, 슬픔으로 채우려 하지. 그리고 다른 한 마리는
착한 늑대로 너를 사랑, 연민, 친절, 관용, 인내심, 자기 수양, 자제력으
로 채우려 한단다." 아들은 한동안 말없이 사색에 잠겨 있다가 물었
다. "결국은 어느 쪽 늑대가 이길까요?" 그러자 추장이 대답했다. "네
가 먹이를 챙겨주는 늑대가 이기지."

감정은 인간을 움직이는 데 없어서는 안 되는 부분이다. 감정을 부
정할 수는 없기 때문에 우리는 감정을 추스르고 감독하고 관리하고
통제하는 법을 배워야 한다. 감정은 저절로 관리되지 않는다. 신경을

쓰고 노력해야만 관리가 가능하다. 몸은 우리가 굳이 신경 쓰지 않아
도 유전자가 신체적 성장을 이끌어내지만 내면의 성장은 그렇게 자
연히 이루어지는 일이 아니다. 감정을 관리하려면 정직, 인내, 자기 수
양, 자제력 같은 미덕들이 필요하다. 이 책에서 언급하고 있는 말, 마
차, 마부, 주인의 비유 같은 틀을 가지고 있으면 어떤 것이 장애물로
작용하는지 이해하는 데 도움이 된다.

　우리는 동시에 두 세계에서 살고 있다. 생각과 감정으로 이루어진
내면의 개인적인 세계와 육신과 우리가 살고 있는 사회로 이루어진
외부의 물리적 세계다. 이 둘의 관계를 조화롭게 구축하는 것이 삶의
과제다. 적절한 사회 규범을 따를 필요가 있지만 자신이 어떻게 생각
하고 어떻게 살 것인지를 사회가 결정하게 두어서도 안 된다.

　머리가 해야 할 일을 통제되지 않은 감정이 넘겨받으면 문제가 생
긴다. 감정이 머리에 지시를 내리면 차분하고 객관적으로 심사숙고해
야 할 상황에서 충동적이고 급하게 반응할 수 있다. 이렇게 비효율적
으로 반응하다 보면 에너지가 고갈돼버린다. 하지만 잘 관리된 감정
은 머리와 긴밀하게 얽히고 새로운 지식, 새로운 이해, 개인적인 조화
에 핵심적인 역할을 한다. 아르키메데스가 복잡한 문제(왕의 왕관이 순
금으로 만들어졌는지 알아내는 문제)를 해결한 후에 "유레카!"라고 외쳤
다는 일화는 새로운 지식을 이해한 데 따르는 감정적 반응의 사례를
잘 보여준다.

　감정을 다스리는 일이 가끔은 불편하게 느껴질 수 있다. 일과 편
안함 사이의 갈등이 존재하기 때문이다. 생산적인 내면의 작업과 영
속적인 평화는 양립하지 못하는 경향이 있다. 무른 버터 조각으로 칼
을 갈 수는 없는 법이다. 우리는 감정을 좀 더 통제할 필요가 있음을

자각하면서 의식의 성장을 개시하고, 기계적이고 반사적인 반응을 길들이기 시작할 수 있다. 이 책에서 든 비유에서 보면 감정을 다스리는 일은 마부를 술집에서 나오게 하고 여정을 다시 시작할 수 있도록 말과 마차를 준비하는 데 핵심적인 단계다.

내가 어린 시절에 배운 한 가지 교훈은 절대로 거짓말을 하지 말라는 것이었다. 모든 종교적, 도덕적 이유를 차치하더라도 거짓말을 하지 말아야 할 대단히 실질적인 이유가 존재한다. 항상 정직하게 행동하면 기억해야 할 것이 훨씬 줄어든다. 서로 모순되는 이야기를 억지로 짜 맞추려고 애쓸 필요가 없기 때문이다. 나중에 나는 진실한 사람은 진실을 마주하는 것이 불쾌하게 느껴질지라도 그 진실을 외면하지 않을 능력을 얻어 더욱 강해진다는 것을 깨달았다. 우리는 자기 자신에게 완벽하게 솔직해지려고 노력해야 한다. 그래야 비로소 진정 자유로울 수 있다.

걱정, 불안, 두려움, 무능하다는 느낌에 대처하기

걱정, 불안, 두려움, 무능하다는 느낌 등은 인생의 모든 단계에서 흔히 찾아오는 감정적 고통이지만 노년에 들어서면 더욱 절실하게 다가오는 경우가 많다. 걱정은 '이러면 어쩌지, 저러면 어쩌지?' 하고 우리를 끝없이 괴롭히며 찾아드는 생각을 말한다. 이것은 잠재적으로 비극적인 결과를 낳을 수 있고, 현실 파악 능력에 과부하를 줘 현재의 상황을 제대로 파악할 수 없게 만든다. "비행기가 추락하면 어쩌지?", "사업이 실패하면 어쩌지?", "아이가 아프면 어쩌지?"

걱정과 염려의 미묘한 차이를 이해하면 자기 내면의 삶을 밝히고 감정을 관리하는 데 도움을 얻을 수 있다. 걱정은 대단히 자기중심적인 경향이 있다. 걱정은 어떤 대상에 관해 개인적으로 비합리적인 책임을 느끼는 것이다. 우리는 날씨처럼 자기가 어떻게 해볼 수 없는 것을, 그리고 자신의 통제를 벗어난 결과를 걱정한다. 반면 염려는 좀 더 외부지향적이고 우리가 통제할 수 있을지도 모르는 일부 현실에 바탕을 두고 있다. 예를 들어 불안을 느끼거나 잠을 설치지 않으면서도 다른 사람들을 염려할 수 있다. 그리고 각각의 기회마다 최선을 다하는 태도로 염려되는 것에 조치를 취할 수 있다. 걱정에 압도당할 때는 자신을 신뢰하는 법을 배워야 한다. 걱정이 들면 생산적으로 조치가 가능한 염려로 바꾸거나 혹은 자기가 통제할 수 없는 부분이라면 아예 내려놓는 방법을 찾아내자.

불안과 두려움은 지켜봐야 할 또 다른 감정이다. 불안은 자신이 미래를 제대로 감당할 수 있을지 확신이 서지 않을 때 경험하는 감정이다. 두려움과 달리 불안은 어떤 즉각적인 외부의 위협이나 위험(실제 위험이든 인식된 위험이든)에 대한 반응이 아니다. 두려움은 안절부절못하는 모습으로 발현될 수도 있는데 이때 지루함은 우리를 두려움으로 더 가까이 데려가는 경향이 있다. 두려움을 줄여주는 것이 불안을 줄여주기도 한다. 용감하다는 것의 진짜 의미는 두려움이 없다는 것이 아니라 두려움을 받아들이고 그것을 뛰어넘는 것을 의미한다. 겸손, 공감, 연민 등은 용감함을 낳을 수 있다. 용감함은 저항하거나 부끄러워하지 않고 마음을 열어 세상을 마주하고 자신의 마음을 타인과 나누는 데에서 온다. 연민을 받아들이는 과정에서 우리는 자신의 이해관계를 벗어나 인류애로 마음을 열게 된다. 눈에 보이는 사랑을 표현하는 것이다. 겁쟁이의 본질은 두려움의 실재를 인정하지 않는 것이다.

무능력한 느낌은 세상이 요구하는 바를 감당할 수 없다는 두려움에서 나온다. 자신이 처한 상황의 실제 모습을 스스로 자각하는 것이 두려움을 없애고 바깥 세상에 적절하게 반응할 수 있도록 준비하는 데 도움을 준다. 이런 균형 잡힌 각성이 일어나게 하려면 존재의 현실을 보고 듣고 만져봐야 한다. 「두려움 없음」이라는 선禪 이야기를 생각해보자.

일본 봉건시대 내전 기간 동안 한 침입군이 한 마을을 순식간에 장악했다. 마을 사람들 모두는 군대가 도착하기 전에 달아났는데 단 한 사람, 선사禪師만 달아나지 않았다. 그 이야기를 듣고 호기심이 발동한 장군은 그 선사가 대체 어떤 사람인지 보려고 절을 찾았다.

하지만 다른 사람들은 모두 자기 앞에서 굽실거리는데 이 선사는 그러지 않는 것을 보고 장군은 화를 버럭 냈다. 그리고 손을 칼로 가져가며 고함을 질렀다. "이런 바보 같은 놈! 지금 네가 눈 깜짝할 사이에 칼로 네 몸을 두 동강 낼 수 있는 사람 앞에 서 있다는 것을 모르겠느냐!" 하지만 이런 위협에도 선사는 미동도 하지 않았다. 선사는 차분하게 이렇게 대답했다. "그러는 당신은 자기가 지금 눈 깜짝할 사이에 칼에 몸이 두 동강 날 수도 있는 사람 앞에 서 있다는 것을 알고 계십니까?"

당신의 몸이 균형 잡히고 조화로운 상태에 있다면 의심을 품을 필요가 없다. 그러고 나면 그 결과로 정직과 자신에 대한 겸손한 신뢰에서 부드러움이 나온다.

사람들은 침묵을 두려워하는 경향이 있다. 현대생활이 사람을 얼마나 산만하게 만드는지 생각해보자. 우리는 친구에게 문자 메시지를 보내고, 텔레비전을 켜고, 헤드폰을 끼고 음악을 듣는다. 침묵을 대화나 활동으로 채워 넣으려는 경향이 생기는 것은 무언가를 보고, 스스로에게 무언가를 고백하기를 주저하기 때문인 경우가 많다. 정신을 산만하게 만들면 그런 느낌을 일시적으로나마 피할 수 있다. 이런 경향은 사실상 보편적으로 나타난다. 이번에는 「침묵의 소리」라는 또 다른 선 이야기를 생각해보자. 이 이야기에서 수도승들은 각각 다른 이유로 침묵을 깬다.

네 명의 수도승이 2주 동안 침묵 속에서 명상을 하기로 했다. 첫날 밤이 찾아왔을 무렵 촛불이 흔들거리더니 꺼져버렸다. 첫 번째 수도승이 말했다. "아, 안 돼! 촛불이 꺼졌어." 그때 두 번째 수도승이 말했다. "우리 말 안 하기로 한 것 아니었나?" 세 번째 수도승이 말했다. "두 사람 그렇게 침묵의 맹세를 꼭 깨야 했나?" 그러자 네 번째 수도승이 웃으며 말했다. "하하! 이제 말을 하지 않은 사람은 나밖에 안 남았군."

침묵과 함께하는 것을 편안하게 여기고 자신의 마음속에 머무는 능력을 키우면 도움이 된다. 침묵 속에 있을 때 우리는 비로소 명료함과 진실을 찾고 두려움을 극복한다.

감정을 다스리자

스트레스를 정의하기는 쉽지 않지만 자기가 스트레스를 받고 있다는 사실은 어렵지 않게 알 수 있다. 스트레스를 받으면 곤경을 마주했을 때 대처 능력의 한계로 내몰리는 느낌을 받는다. 우리는 자신이 처한 상황에 위협을 느끼고, 그 위협에 성공적으로 대처할 수 있을지 자신의 능력을 의심한다. 이런 스트레스의 원천은 신체적인 것일 수도 있고, 정신적이거나 사회심리적인 것일 수도 있다. 심각한 스트레스의 최종 결과는 탈진과 소진이다. 소진이 일어나면 그 아래 자리 잡은 환멸감에 우리의 정신이 손상을 입는다. 이렇게 되면 부정적인 감정으로 가득 찬, 냉소적이고 적의를 품은 사람이 되는 악순환에 빠질 수 있다.

우리 몸은 '투쟁 도피fight or flight' 반응을 통해 즉각적인 스트레스 상황에 대처하도록 프로그램되어 있다. 부신은 스트레스의 화학 메신저인 아드레날린과 코르티솔을 뿜어낸다. 갑상선은 싸우거나 달아나는 데 필요한 에너지를 더 많이 공급하기 위해 대사를 가속화한다. 그리고 뇌 깊숙한 곳에서는 시상하부가 곤란한 일이 생길 것을 예상하고 천연 진통제인 엔도르핀을 분비한다. 혈류는 위장관에서 근육으로 전용된다. 그리고 모든 감각이 경계 상태에 돌입한다.

위협의 성격이 어떤 것인가에 따라 단기적으로는 이런 반응이 목숨을 구할 수도 있다. 하지만 만성 스트레스는 건강에 파괴적인 영향을 미친다. 아드레날린과 코르티솔이 너무 많이 분비되면 감염, 악성 종양, 질병에 대한 저항력이 떨어져 면역계에 문제를 일으킨다. 과도한 갑상선 호르몬은 불면증과 체중 감소를 야기하고, 예민하고 불안정한 기분이 들게 할 수 있다. 엔도르핀이 고갈되면 관절통이 더욱 심해질 수 있다.

스트레스를 줄이는 핵심 비결은 그것을 직접 마주해 대처할 방법을 만들어내는 것이다. 스트레스를 부정하거나 아예 회피하는 것은 역효과를 내고 오히려 스트레스를 더 키울 가능성을 높인다. 스트레스를 만들어내는 문제에 접근하는 최고의 방법이 무엇인지는 자신이 처한 상황에 달려 있다. 스스로가 어느 정도 통제할 수 있는 상황이라면 시간을 효과적으로 관리하고 좋아하는 사람들과 교류하며 직장 일이나 취미활동에서 개인적 목표를 세워 목록으로 작성해보는 등의 활동을 하면서 스트레스를 능동적으로 줄여나갈 수 있다. 반면 자신이 상황을 변화시킬 수 없는 경우라면 스트레스를 야기하는 환경에 반응하는 방식을 변화시키는 것이 최선이 방법이다. 스트레스를 대하는 태도는 너무나도 중요하고, 냉소주의보다는 낙관주의적 태도가 스트레스 대처에 훨씬 효과적이다. 내가 보기에는 실망은 기대 나누기 현실이라는 것이 우주의 공식이 아닌가 싶다. 그러므로 이 공식에서 현실을 바꿀 수 없다면 기대를 바꿔야 한다.

자신의 현실 인정하기, 몸에 자극 주기, 지력 자극하기, 영혼에 자양분 공급하기 등 성공적인 노화를 위한 네 가지 비밀을 기억하고 있으면 스트레스에 효과적으로 대처하는 능력을 키울 수 있다. 건강에 좋은 행동도 도움이 된다. 건강한 식생활을 하고 담배를 피우지 않고 충분한 휴식을 취하고 휴가를 보내고 몸 상태에 관심을 기울이고 반려동물을 키우고 매일매일 웃으며 지내는 일 등은 모두 스트레스를 줄이는 데 좋은 행동들이다. 그 외에 스트레스를 관리하는 다른 기법으로는 규칙적인 운동, 사교 활동 늘리기, 명상, 자기최면, 과거의 즐거웠던 상황이나 경험을 떠올려 긍정적인 이미지 사용하기 등이 있다. 이처럼 스트레스를 줄이는 데 사용할 수 있는 기법은 무궁무진하다. 신체활동에서 가장 중요하고 가장 어려운 것은 자기에게 효과적인 운동 방법을 찾아 게으름을 부리지 않고 규칙적으로 열심히 하는 것이다.

분노와 공격성 다스리기

> 평화로울 때에는 조심스러움과 겸손함만큼
> 남자다운 것이 없다.
> 하지만 전쟁의 폭풍 소리가 귓가에 울릴 때는
> 그 행동이 호랑이 같아야 하느니.
> 힘줄을 바짝 조이고 피를 끌어모으고,
> 온순한 얼굴을 분노에 일그러진 험악한 얼굴로 바꾸라.
> 그리고 무서운 눈매로 바라보라.
> (……)
> 이제 이빨을 세우고, 콧구멍을 넓히고,
> 거친 숨을 참고, 모든 영혼을 그러모아
> 곧게 서서 앞으로 나아가라, 너 숭고한 영국이여!
> —「헨리 5세」, 3막 1장

분노는 불행에서 나오는 증상이다. 부처는 이렇게 말했다. "분노에 매달리는 것은 다른 누군가에게 던지려고 뜨거운 석탄을 손에 쥐고 있는 것과 같다. 결국 화상을 입는 것은 자신이다." 분노는 좌절에서 격노에 이르기까지 다양하게 나타날 수 있고, 보통 충족되지 못한 기대나 욕구가 있음을 암시한다. 분노에는 누군가를 해치거나 복수하려는 욕망이 함께 담겨 있다. 억눌리거나 표출되지 못한 분노는 노화를 크게 가속시킨다. 앞에서 언급했듯이 이것은 한 발로는 가속페달을 밟고, 한 발로는 브레이크를 밟은 채 고속도로를 차로 달리는 것과 비슷하다. 그렇게 한다면 제한속도에 가까운 속도로 달릴 수 있을지 모르지만 모든 것이 목적과는 어긋나게 작동한다. 표출하지 못한 분노는 내면으로 향해 고혈압, 수면 장애, 심장질환, 그리고 수동공격성향이나 우울증 같은 심리적 문제를 야기할 수 있다.

두 수도승이 진흙투성이 길을 함께 가고 있는 것으로 시작하는 이야기가 있다. 비가 세차게 내리고 있었다. 길을 돌아나가다가 두 수도승은 비단 기모노와 띠를 두른 아리따운 처자가 교차로를 건너지 못해 발을 구르고 있는 것을 보았다. 첫 번째 수도승이 말했다. "이리 오세요." 그 수도승은 처자를 두 팔로 안아들고 진흙탕 너머로 옮겨주었다. 그 모습을 본 다른 수도승은 그날 밤에 머물 절에 도착할 때까지 한마디도 하지 않다가 결국 참지 못하고 입을 열었다. "우리 수도승들은 여자를 가까이 해서는 안 됩니다. 위험한 일이에요. 왜 그런 짓을 했습니까?" 그러자 첫 번째 수도승이 말했다. "나는 그 처자를 그곳에 두고 왔는데 당신은 아직도 데리고 있나 보군요?"

일반적으로 분노에 대처할 때 우리가 선택할 수 있는 방법은 결국 분노를 표출할 것이냐, 아니면 분노가 일깨워낸 에너지를 다른 방향으로 전용할 것이냐의 문제로 귀결된다. 우리가 분노한 자신의 감정을 적극적이면서도 공손한 태도로 솔직하게 표현할 수 있다면 부정적

감정을 다스리자

인 에너지는 흩어져버린다. 또 다른 접근 방법으로는 분노를 유발하는 자극에 대한 반응에 변화를 주는 것이다. 분노는 일종의 감정적 반사작용이기 때문에 우리는 그것을 파괴적인 반응이 아니라 계획적이고 사려 깊은 반응으로 돌려놓을 수 있다는 사실을 알아야 한다. 마크 트웨인은 『얼간이 윌슨*Pudd'nhead Wilson*』에서 이렇게 적었다. "화가 나면 넷을 세. 그리고 아주 화가 나면 욕을 해." 몇 번 천천히 심호흡을 하거나 마음을 차분하게 하는 이미지 혹은 문구를 떠올리는 것도 도움이 된다. 이때 목적은 부정적인 감정이 행동으로 이어지는 것을 피하는 것이다.

분노의 또 다른 해독제는 인내심이다. 실망은 기대 나누기 현실이라는 앞서 언급한 공식으로 되돌아가 보면 우리의 감정적 문제와 부정적인 감정 대부분은 현실을 있는 그대로 받아들이지 못해서 생기는 것임을 이해할 수 있다. 바꿔 말하면 우리가 자신의 모든 희망을 충족시킬 가능성은 전혀 없기 때문에 이런 실망감에 대처할 건설적인 방법이 필요하다는 것이다. 인내심은 어떤 일이 일어나더라도 열린 마음으로 온전히 그 일을 받아들일 수 있는 능력을 말한다. UCLA의 전설적인 농구 코치 존 우든*John Wooden*은 이렇게 말했다. "어떤 일이 벌어져도 그 속에서 최선을 다하는 사람 앞에 최선의 일들이 벌어지는 법이다." 대부분의 문제는 당신의 머릿속에 들어 있고, 인내심을 키우면 이해와 연민의 핵심으로 들어가는 문이 열린다. 8세기의 불교학자 샨티데바*Shantideva*는 『입보살행론*The Guide to the Bodhisattva's Way of Life*』에서 다음과 같이 말했다.

무언가를 바로잡는 것이 가능하다면

그것 때문에 불행해할 이유가 무엇인가?

그리고 그것을 바로잡을 방법이 없다면

그때도 역시 불행해하는 것이 아무런 의미가 없다.

이런 접근 방식은 나약함이나 수동적인 무기력함을 의미하지 않는다. 이것은 우리가 통제 불가능한 감정의 불길에 휩싸여 맹목적으로 반응하기보다는 자신이 바로잡을 수 있는 것들을 의식적으로 다루어나가야 한다는 것을 의미한다.

자부심과 자만심 이해하기

성공을 거둔 똑똑한 사람이 다른 사람들에게 인정받고 싶다는 야망과 욕망에 사로잡히는 경우가 꽤 많다. 이런 감정이 인간의 생산성을 높여주는 훌륭한 촉진제이기는 하지만 감정적으로는 양날의 칼로 작용할 수도 있다. 자기가 하는 일의 가치에 대한 믿음이 강하고, 그것을 자기 자신의 가치와 밀접하게 연관 지어 생각하는 노인을 가정해보자. 이런 사람들은 자기에게 주어진 시간이 한계가 있음을 자각하고 나면 자신의 잠재력이 상실되는 것에 불안을 느끼고 이것이 부정적인 감정으로 이어진다. 다른 한편으로는 더 이상 아무런 흥미도, 호기심도, 애착도 없는 사람은 공허한 야망, 그리고 그와 가까운 상태인 자만심에 빠져들 조건이 무르익은 사람이다. 자만심이 강한 사람은 자기가 하는 일의 미래에는 별로 관심이 없고 자신의 명성에 더 신경을 쓴다. 자부심은 만족의 느낌을 부여해준다.

감정을 다스리자

자기가 한 일에 대한 자부심, 그 일이 타인에게 어떻게 이롭게 작용했는지에 대한 자부심은 자만심이 함께하지만 않는다면 노년의 삶을 더욱 풍요롭게 만들어준다. 하지만 자만심이 함께하거나 타인에 대한 우월감(자신이 전능하다는 착각) 등으로 부적절하게 표출되는 경우에는 자부심이 우리에게서 겸손을 빼앗아간다. 겸손이야말로 연대감을 부여해주고, 도덕성의 본질인 타인에 대한 이해를 가능하게 해주는 덕목인데 말이다.

자만심은 언제나 자신을 알아봐줄 청중을 필요로 한다. 거짓된 인격(자기가 생각하는 자신의 모습)이 자신을 대단히 가치 있는 존재라 옹호하려 들기 때문에 그런 감정이 결국 자기 정당화로 이어진다. 자만심의 첫 증상은 눈이 멀어 자신이 자만심에 빠져 있다는 사실을 알아차리지 못하는 것이다. 또 다른 증상은 타인의 자만심은 오히려 눈에 잘 들어오는 반면 자신은 겸손한 사람이라는 허황된 느낌을 갖는 것이다. 이런 느낌은 우리가 타인과 대화를 나누는 내용에 큰 영향을 미치고 더욱 과한 행동과 활동을 유도한다. 자신이 너그러운 행동을 하고 있다고 생각해도 사실은 그 행동이 자만심과 허영심에서 나왔을 수도 있다. 진정한 너그러움은 사람들의 인정을 비롯해 어떤 형태의 보답도 기대하지 않는다.

자부심과 자만심은 여러 원천에서 나올 수 있다. 사람들은 자신의 소유물을 보며 의기양양할 때가 많다. 신체적인 능력이 뛰어나거나 가문이 좋은 사람 중에는 다른 이들을 깔보는 사람도 있다. 육체적 매력에 과하게 집착하는 사람들은 나이를 먹어가며 위기를 맞는 경우가 많다. 젊은 시절의 아름다움이 나이 들면서 변화를 겪기 때문이다. 종교에 헌신하면 사람들로부터 더 많은 존경과 칭찬을 받는다고 느낄 수도 있지만 이런 내면의 만족감이 우월감 또는 자기만 사랑받고 있다는 착각을 만들어낼 수도 있다.

자만심과 자부심은 어떻게 상호작용할까? 자만심은 겉모습만을 다루는 반면 자부심은 현실을 반영한다. 아리스토텔레스는 이 두 가지를 측정하기 위해 가치의 척도를 이용했다. 가치 있는 사람이라면 자부심을 느끼는 것이 적절하지만 가치가 없는 사람이 자부심이 가득한 행동을 하는 것은 자만심에 해당한다. 예를 들어 칭찬을 들을 때 자부심은 쑥스러운 기분이 들게 하지만 자만심은 스스로를 기쁘게 만든다. 우리는 자기의 행동(혹은 소유물)에는 자만심을 느끼지만 자신의 본질적 모습에는 자부심을 느낀다.

자만심에 타격을 받으면 분노에 휩싸이며, 마음이 아프기보다는 불쾌한 기분이 들 때가 많다. 자기중심주의에 관한 선 이야기에서 이 점이 잘 드러난다.

당나라의 재상은 정치인이자 군사 지도자로 모두 성공을 거두어 국민적 영웅인 인물이었다. 하지만 명성과 권력, 부에도 불구하고 그는 자신을 보잘것없는 독실한 불교신자라 여겼다. 그는 자기가 좋아하는 선사를 찾아가 그 밑에서 공부할 때가 많았는데 두 사람은 무척 잘 지내는 듯 보였다. 그가 재상이라는 사실은 두 사람의 관계에 아무런 영향을 미치지 않는 듯했고 두 사람은 그저 제자의 존경을 받는 스승과 스승을 존경하는 제자의 관계로 보였다. 어느 날 평소와 다름없이 선사를 찾아온 재상이 스승에게 물어보았다. "스승님, 불교에서 말하는 자기중심주의는 어떤 것입니까?" 이 말에 선사는 얼굴이 붉으락푸르락해지더니 아주 거들먹거리는 모욕적인 목소리로 이렇게

감정을 다스리자

쏘아붙였다. "그런 멍청한 질문이 어디 있습니까?" 예상치 못했던 반응에 충격을 받은 수상은 화가 나서 입을 다물었다. 그 모습에 선사가 미소를 지으며 이렇게 말했다. "영감, 이것이 바로 자기중심주의입니다."

자부심에 타격을 받으면 마음이 크게 아파오면서 자기보호본능이 발동된다. 자부심이 외부를 향할 때는 자만심의 공범이 될 수 있고 내부를 향하면 수치심으로 이어질 수 있다. 자만심은 삶의 덧없는 것들에 더 관심이 많은 반면 자부심은 자아의 더욱 영구적이고 내면적인 부분에 속해 있는 듯 보인다. 자부심은 게으름에 굴복하기를 거부할 때가 많은 반면 자만심은 게으름과 자부심을 함께 충족시킬 수 있는 접근 방법을 마련할 때가 많다.

우리 모두는 각자 자기만의 자부심과 자만심을 가지고 있기 때문에 자신의 내면에서 그 둘을 잘 관찰해야만 한다. 자기 내면을 관찰하면 감정을 다루고 의식을 발달시키는 데 도움이 될 뿐만 아니라 이 두 가지 내적 과정 사이에서 일어나는 미묘한 상호작용을 이해하는 일도 수월할 것이다.

관심 추구 인정하기

사람끼리의 상호작용은 항상 관심이라는 요소를 포함하고 있는 것 같다. 개인 간의 상호작용에서 어떤 식으로든 관심을 받고 싶어 하는 마음과 관심을 기울이는 마음이 없는 경우를 상상할 수 있겠는가? 관심을 끌고 싶어 하는 욕망은 유아기에 시작되는데 이때의 욕망은 수유, 안락함, 보호와 연결되어 있다. 이런 욕망은 보통 평생 원초적 욕망으로 남아 있으며, 그저 만족하는 수준을 뛰어넘을 수도 있다. 관심의 초점은 사람이 될 수도 있고 어떤 사물이나 개념이 될 수도 있다. 관심에 대한 갈망은 커졌다가 줄어들기를 반복할 수 있으며, 친근하고 따뜻한 관심을 통해 충족될 수도 있고 부정적이고 불쾌한 관심으로 충족될 수도 있다. 권위자를 따르는 사람은 그 권위자나 다른 사람으로부터 관심을 구하고 있거나 아니면 관심을 주고 싶은 욕망을 표현하고 있는 것일 때가 많다. 어떤 사람의 의견이나 태도가 뜻하지 않게 갑자기 변하는 것은 그 사람의 관심의 원천에 변화가 일어났음을 반영하고 있는 것일지도 모른다. 어떤 사람이 관심을 깊이 갈망하고 있을 때는 그 관심의 원천에 너무 쉽게 영향을 받거나 휘둘리게 된다. 감정의 요동을 키우는 것은 관심의 원천으로부터 관심을 이끌어내는 한 가지 방법이며 이것이 세뇌나 착취의 전주가 될 수도 있다.

감정을 관리하고 개인적으로 성장하는 데 자신이 관심을 추구하고 있음을 이해하는 일은 무척 중요하다. 자기가 사람들의 관심을 끌려는 동기가 무엇인지 자명하게 드러나지 않을 수 있기 때문에 자신에 대한 관찰이 필요하다. 당신의 관심 추구가 겉으로 드러나는 너그러움, 거짓 겸손, 자기 비하 등의 수단을 통해 충족되고 있다면 그 결과는 자기기만과 다른 생산적인 내적 활동 능력의 저하로 나타난다. 관심이 너무 많아도, 너무 적어도 당신에게 해로울 수 있다. 개인의 성장에 비효율적이기 때문이다. 반면 관심에 대한 자신의 욕망을 조사해 그것을 통제 아래 두는 법을 배우는 것이 가능한데, 그렇게만 된다면 관심을 조절하는 일에 무척 유용할 것이다. 이런 것을 배우려면 성실, 겸손, 노력, 자제력, 상식이 필요하다.

대립에 대처하기

대립은 지배나 강압과 마찬가지로 부자연스러운 상황이다. 대립은 가끔 일어나기 마련이지만 정기적으로 일어나는 사건이 되어서는 안 된다. 당신이 대립 상황을 자주 경험하고 있다면 몇 걸음 뒤로 물러서서 스스로에게 잘못이 있을지도 모른다는 가정 아래 객관적인 시각으로 상황을 검토해볼 필요가 있다. 자신의 태도, 기분, 생각, 동기, 조건 등을 꼼꼼히 검토해 자신의 에너지를 왜곡하고 있는 것이 무엇인지 파악해보자. 이것이 꼭 모든 것을 자기 탓이라 생각해야 한다는 의미는 아니다. 대립을 통해 그저 자신의 태만한 생각, 탐욕, 오만, 혹은 다른 결점이나 단점이 표출되고 있는 것일지 모른다는 가능성을 인정하자는 것이다. 가끔 우리는 상황을 너무 세게 밀어붙이려 드는데 이것이 과도한 긴장감이나 압박으로 이어질 수 있다.

예를 들어 당신이 남을 비판하려 든다고 가정해보자. 여기서 중요한 첫 번째 단계는 이런 대립을 만들어내려는 자신의 의도가 무엇인지 살펴보는 일이다. 이 비판이 자기중심적이고 이기적이며 은밀한 동기가 있기 때문일까, 아니면 더 나은 결과를 위해 긍정적으로 한 걸음 앞으로 내딛기 위한 솔직하고 객관적인 시도일까? 머피의 법칙 중 한 가지를 기억하자. 바로 무언가 어리석은 일을 할 가능성이 있을 경우 그 일을 가장 안 좋은 시점에서 저지를 가능성이 크다는 것이다. 일이 제대로 풀리지 않을 때는 그 상황을 최대한 냉정하고 객관적이고 온화하게 검토해보자. 무슨 일이 벌어지는지 살펴보고 자신의 주요 의도를 재정립해보자.

조화 이루기

조화란 주변과 공존하면서 다른 것들에 유용하고 이로운 위치에 있는 것을 말한다. 조화는 강제로 주입할 수 없는 균형 잡힌 이해이며, 다른 사람들에게 더욱 큰 조화를 전해준다. 괴로운 마음과 긴장감, 실망감 등은 조화롭지 못한 상태지만 조화를 회복하려는 노력을 낳는다. 예를 들어 자장가는 잠자리에서 겁을 먹고 있는 아이를 차분하게 달래줄 수 있다.

　조화는 거기에 따라오는 다른 내면 활동들과 협력해 작용한다. 이런 내면의 활동으로는 공정한 판단, 객관성, 명료성, 기존에 겹겹이 형성되어 있던 조건화 제거하기 등이 있다. 조화는 우리의 의식으로 천천히 들어오며 우리는 조화가 존재할 때는 그 조화가 만들어내는 공명을 알아보고, 부조화의 긴장감이 사라지는 것을 느낄 수 있다. 조화는 내면의 생산적인 발달에 필수적이다.

　당신은 의도를 통해서만 내면의 조화를 달성할 수 있다. 스스로에게 자신의 의도가 무엇인지 말하고 그것을 어떻게 달성할지 집중해보자. 의도, 타이밍, 상황이 적절하다면 조화를 얻는 데 필요한 에너지를 손에 넣을 수 있다. 하지만 의도는 '행복해지고 싶어' 같은 애매모호한 것이 아니라 구체적인 것이어야 한다.

　조화로운 영향력은 은밀하게 느껴진다. 조화는 관심을 얻는 사건

　　　　　　　　감정을 다스리자

이 아니며, 이것이 효과를 내게 만드는 것은 의도다. 자신의 의도가 무엇인지 알고 이것을 마주해서 처리할 능력이 있다면 그 의도가 행동을 낳는다. 의도가 분명하지 않은 경우에는 조심해야 한다. 그럴 땐 검토되지 않은 수많은 가정으로 이루어진 상상이 내면을 장악해버리는 일이 많기 때문이다. 그럼 자만심으로 가득하고 자기중심적인 쓸데없는 조화로 이어질 수 있다.

조화를 불어넣고 이용하겠다는 의도는 아주 신중하고 사려 깊은 결정이다. 모든 것이 조화를 이뤄야 할 필요는 없기 때문에 어떤 상황에 인위적인 조화를 부여하려 들어서는 안 된다. 조화를 구축하는 것은 긴장을 푸는 법을 배우는 것과 비슷하다. 이것을 강제로 할 수는 없다. 우리는 모든 것과 조화를 이룰 수는 없다. 거기에 필요한 지식과 능력이 결여되어 있을지도 모르기 때문이다.

공감능력 가꾸기

공감이란 자신의 감정을 타인과 공명시켜 그들의 느낌을 이해하고 그들의 시점에서 세상을 바라보는 것을 말한다. 공감이란 다른 사람의 신발을 신고 먼 길을 걷는 것이라는 아메리카 인디언들의 비유처럼 공감은 성공적인 노화 과정에 필수적이다. 우리 대부분은 자신의 욕구보다는 경제적 문제를 우선하는 인간미 없는 비즈니스 영역에서 사람들을 만나다 보니 거의 매일 공감이 결여되어 있는 상황과 마주한다. 심지어는 병원도 항상 공감이 넘치는 것은 아니다. 우리의 보건의료체계는 의료의 질을 결정하는 데 공감이 얼마나 중요한지를 이제야

막 이해하기 시작했다. 미국에서 대부분의 사람들은 병원에 들어서는 순간 어디가 불편해서 왔느냐는 질문보다는 보험에 가입되어 있느냐는 질문을 먼저 듣는다.

다른 사람들의 마음속으로 들어가는 이 공감의 여정은 본질적으로 비언어적인 과정이다. 공감은 다른 사람의 얼굴 표정이나 몸짓을 통해 드러나는 감정 상태를 알아차린다. 심리학자 폴 에크먼 Paul Ekman 은 40년 동안 진행한 일련의 연구를 통해 얼굴 표정이 문화적으로 결정되는 것이 아니라 문화권에 상관없이 보편적임을 밝혀냈다. 예를 들어 그는 분노, 깜짝 놀람 등 다양한 감정이 담긴 얼굴 표정 사진을 브라질 사람, 일본 사람, 텔레비전이 전혀 없는 뉴기니 고지대 부족민 등에게 보여주었는데 모두 얼굴 표정을 똑같은 감정으로 해석했다.

자신의 감정을 잘 이해할수록 타인에게 공감하기도 더 쉽다. 자신을 관찰하면서 자신의 감정에 변화를 일으키는 것에 집중할 수 있고 이것이 타인의 느낌을 이해하는 데 도움을 준다. 식당이나 카페에 앉아 있는데 근처에 앉은 사람이 대화하는 소리가 들리면 그 사람들의 삶이 어떠할지 상상해보자. 저 사람들은 몇 살일까? 어떻게 생겼을까? 저들이 입은 옷의 스타일과 색은 어떨까? 그러다가 적절한 순간이 오면 고개를 돌려 자신이 공감하며 상상했던 사람과 실제의 사람을 비교해보자. 이 훈련은 감정적인 면보다 서술적인 측면이 더 강하기는 하지만 의식과 공감 능력을 발달시키는 데 도움을 준다. 공감 능력을 향상시키는 또 다른 방법은 논픽션과 아울러 픽션을 읽는 것이다. 이것은 타인과 그들의 감정 상태를 의식할 수 있도록 도와준다. 데일 카네기 Dale Carnegie의 고전 『인간관계론 How to Win Friends and Influence People』에는 여기에 도움이 될 만한 제안들이 가득하다. 그리고 반드시

감정을 다스리자

다양한 유형의 사람들과 교류하도록 하자. 그러면 시야가 넓어지고 다양한 관점에서 현상을 바라볼 수 있게 될 것이다.

공감의 반대말은 무관심이고, 이기적이고 자기중심적인 사람은 다른 사람의 욕구를 배려하지 못한다. 우리 모두는 타인을 돌보는 능력을 키울 필요가 있다. 보답을 받거나 인정받고자 하는 욕구 없이 작은 친절을 베푸는 연습을 하면 의미 있는 공감 능력을 가꿔 삶의 지평을 넓히는 데 도움이 된다.

종합적으로 생각하기

감정 상태는 신체 건강, 영양의 질, 수면의 질, 지력 자극 수준이 핵심적인 부분을 차지한다. 이런 신체적, 정신적 필요에 대처하지 않고는 자신의 감정을 성공적으로 관리하지도, 조화로운 삶을 유지할 수도 없다. 잠을 제대로 못 잔 다음 날에는 성격이 얼마나 급해지는지 느껴본 적이 있는가? 아니면 배고프거나 피곤한 기분이 들 때 다른 사람을 감정적으로 뒷받침해주기가 얼마나 어려운지 느껴본 적이 있는가?

당신이 당면한 중요한 문제가 미래에 대한 불안이든, 즉각적인 위협에 대한 두려움이든, 자신이 통제할 수 없는 것에 대한 걱정이든, 낮아진 자긍심이든, 무능한 느낌이든, 자신이나 타인에 대한 분노든, 혹은 다른 어떤 감정적 압박이든 간에 성공적인 개인적 성장이 가능하기 위해서는 종합적인 접근 방식이 대단히 중요하다. 이것이 의미하는 바는 자신을 관찰하고 의식을 높이고 조화와 공감 능력을 마음속에 키우는 것뿐만 아니라 몸 상태와 지력을 이런 내면의 활동을 유지할 수 있는 상태로 만들어야 한다는 것이다. 몸은 피로에 절어 있고, 만성적으로 수면 부족에 시달리고, 머리가 멍해진 상태로는 반드시 이루어져야 할 감정적 작업의 적절한 토대가 마련되지 않는다. 나머지 노화의 비밀들을 잘 기억하고 있으면 당신은 자신의 감정을 성공적으로 관리할 준비가 된 것이다.

감정을 다스리자

우리는 외로워져야 한다. 아주 철저히 외로워져야 한다. 그래야 자신의 가장 깊숙한 곳에 자리 잡고 있는 자아로 들어갈 수 있다. 이것은 쓰라린 고통을 맛보는 방법이지만 그제야 우리는 고독을 극복하고 더 이상은 외롭지 않게 된다. 우리의 가장 깊숙한 곳에 자리 잡은 자아가 나뉠 수 없는 영혼, 즉 신이라는 것을 발견하기 때문이다. 그리고 우리는 세상 한가운데에 놓여 있으면서도 그 다중성에 구애받지 않는 자신을 발견하게 된다. 우리 내면 가장 깊숙한 곳의 영혼은 자신이 모든 존재와 하나로 이어져 있음을 알기 때문이다. ─ 헤르만 헤세

내일 당장 죽을 것처럼 살고, 영원히 살 것처럼 배워라.
─ 마하트마 간디

제5부

영혼에 자양분을 공급하자

영혼에 자양분 공급하기는 건강하게 늙기에서 가장 무시되는 경향이 크다. 삶의 마지막 단계가 갖는 의미와 사회적 중요성을 이해하지 않고서는 노화를 새롭게 마주하는 과정이 온전히 마무리될 수 없다. 그리고 이 과정은 죽음과 함께 끝나야 한다. 노년을 제대로 인식한다는 것은 삶의 많은 의미들이 한계가 지닌 힘에서 나온다는 사실을 인정한다는 의미다. 죽음은 궁극의 한계다. 우리의 마지막 순간에 필연적으로 죽음이 기다리고 있다는 사실이야말로 우리의 삶에 거대한 힘과 잠재력을 부여해준다. 이런 삶의 한계 속에도 거의 무한에 가까운 다양성이 존재한다. 26개의 영어 알파벳으로 만들어내는 문장, 12가지 반음계로 완성되는 음악, 4개의 DNA 염기로 탄생하는 생명체가 무한히 다양한 것처럼 말이다. 생명은 결코 정적이지 않으며 노년이 되어서도 우리는 무언가가 되어가는 과정에 지속적으로 참여한다. 삶의 마지막 몇십 년은 지속적으로 성장과 변화가 이루어지는 풍요롭고 다채로운 기간이다. 최근의 노인학 연구도 이런 사실을 뒷받침하고 있다. 대성당은 몇백 년에 걸쳐 지어졌다가 시간이 흐르면서 허물어지고 다시 지어지고 또 장식된다. 그와 마찬가지로 우리 몸도 나이가 들면서 더욱 독특하게 분화해가고 우리의 성격도 더욱 복잡하게 다층화된다.

성숙해지기 위해서는 감정적으로 안정되어 있어야 하고, 내려놓는 법을 배워야 한다. 대부분의 사람들은 삶의 마지막 단계에서 결국 경제적 지원이든 일상 활동에 대한 도움이든 의학적 도움이든 감정적 지지든, 강력한 사회적 지원을 필요로 한다. 이런 지원은 가족에게 받을 수도 있고, 소중한 사람 혹은 사회 전반으로부터 받을 수도 있다.

하지만 여러 문화권에서 노년에 필요한 것에 대한 지원이 적절히 이루어지지 않는 경우가 너무도 많다. 젊음을 강조하는 분위기 이면에는 죽음이라는 진실을 외면하려는 의도가 숨어 있다. 우리는 죽음에 임박한 사람들을 좀 더 편안하게 고립시킬 수 있게 됐다. 죽음에 대해, 그리고 우리 사회의 노인들을 지원하는 데 모든 연령대의 사람들이 맡아야 할 역할에 대해 새로운 사회적 인식이 절실히 필요하다.

살아가는 매 순간은 모두 소중하고 다시 되돌아올 수 없다. 이것을 인정하고 나면 자신의 마지막 삶을 더욱 생산적으로 만들 수 있고, 마지막 순간까지 개인적 성장을 지속할 수 있다. 노년이 가진 거대한 영적 잠재력을 이해하려면 우리에게 존재의 의미를 부여해주는 목적을 지속적으로 추구할 수 있어야 한다. 이것은 개인이나 집단, 혹은 어떤 대의에 대한 헌신일 수도 있고, 사회적, 정치적, 지적, 창조적 과업에 대한 헌신일 수도 있다. 반면 목적의식을 결여한 노년은 두려움이나 우울증의 온상이 될 수 있다. 사랑, 우정, 연민을 통해 다른 사람의 삶을 가치 있게 여기고 그 삶을 향상시키는 한 우리 삶은 의미가 있다.

우리는 계속해서 늙어가다가 결국에는 죽어야만 하는 운명을 다른 모든 살아 있는 생명체와 함께 나누고 있다. 그러므로 자신의 한계를 알아야만 주어진 삶을 최대한 활용하고, 죽는 날까지 삶과 사회에 계속해서 능동적으로 참여할 수 있다.

내가 예순넷이 되어도 당신은 여전히 나를 필요로 할까요?
여전히 나를 먹여줄까요?
— 폴 매카트니

인간의 가장 오래된 욕구 중 하나는 자기가 밤늦도록 집에
돌아오지 않을 때 자기가 어디에 있는지 궁금하게 여길 누군가가
곁에 있었으면 하는 것이다.
— 마거릿 미드

누가 신경이나 쓸까

사람은 죽기 전 한동안, 보통은 삶이 막바지에 다다랐을 때 기본적인
일상생활에서 타인의 도움을 필요로 한다. 일부는 경제적 지원도 필
요할 것이지만, 모든 사람에게 감정적 지원이 필요할 것이다. 이런 지
원을 어떻게 제공받을까? 많은 사람들은 이런 질문을 떠올리는 것만
으로도 근본적인 불편함을 느낀다. 이런 기분은 죽음의 공포보다도
훨씬 강할 수 있다. 바로 의존성의 공포다.

요즘은 은퇴 후 보내는 시간이 아동기와 청소년기를 합친 시간보
다도 긴 경우가 많다. 어떤 사람은 일을 한 시간보다 은퇴 후 보내는
시간이 더 길기도 하다. 중년의 사람들은 자기 부모와 그 세대 사람들
이 할 수 있는 일의 범위가 점점 좁아지는 것을 지켜보면서 그들이 어
떤 지원이나 대접을 받게 될지를 몇 년, 심지어는 몇십 년 동안 염려
하며 지내는 경우가 많다. 그러다가 결국에는 자기도 늙어간다. 그러

면 이번에는 자신의 독립성, 그리고 자기 배우자와 친구들의 독립성이 차츰 줄어드는 것을 목도한다.

의존성의 반대는 자율성이다. 자율성이란 자기 행동 기준이 자신에게서 비롯되는 것을 말한다. 아침에 몇 시에 일어날까, 아침 식사로 무엇을 먹을까, 뭘 하면서 시간을 보낼까 등등 자신의 규칙을 자기가 정할 수 있다는 사실을 알 때의 기분이다. 우리가 직면하는 궁극의 질문은 이것이다. 필연적으로 찾아올 죽음과 노쇠의 운명 앞에서 어떻게 하면 내 자율성을 극대화할 수 있을까? 그 해답은 한 사람의 개인으로, 그리고 하나의 가족, 하나의 사회로 의미 있는 선택을 장려하고 외롭게 고립된 사람을 줄여나가며 사람들이 자신의 개인적 가치와 자기 정체성을 보존할 수 있도록 도와야 한다는 것이다. 이런 목표에 초점을 맞춘다면 구성원 모두가 지속적으로 사회에 기여하고 개인적 만족을 누리며 삶의 마지막 시기에도 자신의 영혼에 자양분을 공급할 수 있는 사회구조를 창조할 수 있다.

노화와 관련된 쇠락이 너무 빨리 시작된 경우, 이런 변화의 속도가 빠르고 고통스러운 경우, 노인이 적절한 지원을 받지 못하는 경우에는 사회도 일부 잘못이 있다. 노년은 사회를 시험에 들게 한다. 노년에 대한 지원을 보면 사회가 생명을 얼마나 가치 있게 여기는지를 여러 각도에서 알 수 있다. 사회가 보살핌을 필요로 하는 사람을 위해 얼마만큼의 비용을 들여 어디까지 보살펴줄까? 노화는 언제나 사회의 맥락 안에서 일어나므로 미국의 다양한 문화 스펙트럼에 속한 사람들에게 양질의 보살핌을 제공하기 위해서는 노인들이 현재 처해 있는 사회적 지위가 개선되어야만 한다. 노인들이 사람으로 대접받아야 한다는 것을 인정하고 사회정책에 인간의 가치에 대한 책무를 반영하는 것이 중요하다. 앞에서 논의했듯 노인들은 나하고는 별개인 타인들의 집단이 아니라 미래의 나 자신이다. 사회가 노인들을 제대로 보살피지 못하면 우리 모두가 고통받는다.

장기요양, 무너진 시스템에 대해 생각해보자

미국에서는 1970년대 중반 이후로 장기요양병원의 침상 수가 단기치료용 병원 침상 수를 넘어섰다. 오늘날에는 미국 내 1만 7,000개 이상의 기관이 메디케어*나 메디케이드**에서 노인 장기요양 보호시설로 승인을 받아 운영 중이다. 이 산업은 삶의 마지막 단계를 보내는 사람들에게 새로운 삶의 양식을 만들어주었다. 바로 담에 둘러싸인 곳에서 상대적으로 고립되어 살아가는 삶이다. 하지만 이런 양식은 삶의 마지막 과정이 오늘날보다 훨씬 짧고 좁았던 시대에 적합하도록 구성된 것이다. 이대로 노령화 문제를 장기요양시설에 의존하는 것은 노인들에게도, 사회에도 더 이상 이롭지 않다.

대부분의 사람들은 자기가 언젠가는 요양원에 들어갈지도 모른다는 가능성을 두려워한다. 그럴 만하다. 사생활과 밀접하게 관련된 서비스를 명목상의 훈련만 거치고 쥐꼬리만 한 임금을 받는 비숙련 노동자들이 제공하는 경우가 많기 때문이다. 양로원의 이직률은 대단히 높다. 매년 직원들이 한 명도 빠짐없이 모두 물갈이되는 사례도 있

---

*   Medicare. 미국의 노인의료보험제도.
** Medicaid. 미국의 저소득층 의료보장제도.

다. 엄청나게 많은 규제가 있는데도(이 분야보다 규제가 더 많은 곳은 핵발전소밖에 없다고 단언할 수 있다!) 보살핌의 질이 적절한 수준 이하로 떨어지는 경우가 많다. 가끔씩 방문하는 의사의 검진도 피상적이고 형식적이다.

이런 문제점 말고도 요양원에서 보내는 삶에는 한 가지 핵심적인 문제가 있다. 사회로부터 격리되어 나의 자율성을 희생해야 한다는 점이다. 문에는 잠금장치가 없고 룸메이트를 선택할 권한도 없어서 사생활이 제대로 보장되지 않을 때가 많다. 그뿐 아니라 식사를 하고 휴식을 취하고 레크리에이션을 즐기는 일정 모두 기관에서 정해주는 대로 따라야 한다. 심지어 고급 요양시설에서도 환자들의 결정 권한을 빼앗아 간다.

예를 들면 한 고급 노인주택지구에서는 독립적으로 살아가는 거주자들에게 쓰러져 있는 사람을 발견하더라도 911에 연락하지 말라고 요구한다. 그 대신 당직을 서고 있는 간호사에게 연락하면 그 간호사가 911에 연락을 할지 말지 결정한다는 것이다. 요양원에 갈 바에야 차라리 감방에 들어가면 가족에게 재산도 남길 수 있고 끼니 걱정 안 해도 되고 의료보장도 확실하니, 중죄를 지어 감방에 들어가는 편이 더 낫다는 이야기가 노인들 사이에서 나도는 것은 슬픈 일이 아닐 수 없다.

이렇듯 오늘날 일부 노인들이 비참한 취급을 당하면서 안락한 삶을 누릴 기회를 불필요하게 박탈당해, 몸과 지력을 자극하고 감정을 다스리고 영혼을 보살필 여지가 거의 남지 않게 됐다. 이런 상황은 건강하게 늙어가겠다는 목표에 반하는 것이다.

영혼에 자양분을 공급하자

현대 미국에서는 보살핌이 필요한 사람을 최고의 서비스를 제공받을 수 있는 곳으로 옮기는 것이 서비스의 질과 효율성을 가장 높이는 방법이라 생각한다. 예를 들면 사람들을 병원으로 불러 CT 촬영을 하는 것이 CT 촬영을 필요로 하는 사람을 찾아 장비를 들고 일일이 돌아다니는 것보다 더 효율적이다. 그리고 그런 장비들을 병원이라는 환경에 보관해야 치료 환경을 더 낫게 통제하고 진료의 질과 안전도 담보할 수 있다. 하지만 독립적인 생활이 불가능한 사람을 일상적으로 보살필 때도 이와 똑같은 원리를 그대로 적용할 수 있을까?

'연속적 보살핌'이라는 개념의 본질은 이런 개념을 노인의 보살핌에 적용한 것이다. 이론적으로 보면 연속적 보살핌은 다양한 기관에 의해 운영되고 있는 지역 기반 서비스들이 추가적인 보살핌을 필요로 하는 개인들을 위한 상호 관련된 서비스를 중단 없이 매끄럽게 이어갈 수 있는 환경을 만드는 것을 의미한다. 사람들은 독립적으로 살다가 나중에는 생활지원 주거시설에 들어가 살고, 결국 의존성이 더 높아지면 요양원에 들어가 산다. 이론적으로 따지면 칭찬받을 만한 개념이지만 실제로 이 개념은 미묘하게 의존성을 강화하고 불필요하게 자율성을 희생하는 안타까운 현실로 이어지고 있다. 많은 사람들에게 이 연속적 보살핌은 사실상 요양원으로 향하는 일방통행 고속도로 역할을 하고 있다.

연속적 보살핌에서 주장하는 접근 방식은 전문 영역 간의 경계가 확실하게 나뉘어 있는 파편화되고 구획화된 의료공급체계를 부추긴다. 이런 방식에서는 사람들이 연속적 보살핌 시스템을 따라가는 동안 계속 좌충우돌하기 때문에 실제로는 오히려 연속성이 크게 저해된다. 독립적으로 살던 사람들을 생활지원 주거시설로 억지로 집어넣고 그다음에는 요양원으로 보내면 그때마다 생활환경이 크게 변하고 가까운 친구들과도 멀어지며 보살핌을 받는 장소도 변하기 때문에 심리적 타격을 받을 수밖에 없다. 이런 개념은 또한 사람들에게 시설의 기준과 필요에 순응하도록 강제하는 역할도 한다. 전문 영역 간에 상호 배타적일 때가 많은 경계선 안에서 사람들의 필요가 거기에 완전히 맞아떨어지는 경우는 무척 드물다.

연속적 보살핌의 서비스 전달체계의 정의만 봐서는 기능 장애가 가장 사적이고 일상적인 기능을 위태롭게 만들 수 있다는 현실이 보이지 않는다. 화장실 사용, 목욕, 성생활, 식사 같은 사적 생활이 침해받아서는 안 된다. 하지만 요양시설에서는 보조 인력들이 사적 공간의 일부로 자리 잡는다. 장기요양시설에 있다 보면 필연적으로 사생활이 노출될 수밖에 없다. 더군다나 서비스 전달체계를 말 그대로 협의의 의미로 접근하면 우리가 익숙해진 자연스러운 방식이나 타이밍은 고려하지 않고 목욕이나 화장실 사용을 돕는 일 그 자체를 목적으로 여기게 된다. 그 결과 실제 현장에서는 연속적 보살핌 과정에서 오히려 가족 구성원이나 좋은 뜻으로 일하고 있는 전문가에 의해 당사자의 자율성이 무시당하는 경우가 많다. 이 전문가들도 수십 명, 혹은 수백 명 사람들의 욕구를 효율적으로 충족시켜야 하는 '시스템'에 묶여 있기 때문이다.

미국의 연속적 보살핌은 연속적 노화와의 조화를 잃어버렸다. 현재의 보건의료체계는 인구집단이 필요로 하는 것과 점점 더 공존하기 힘들어지고 있다. 특히 만성질환과 장기요양 부문에서 그렇다. 요

　　　　　　　　　영혼에 자양분을 공급하자

양원은 보살핌의 질이 떨어지는 경우가 많은데도 공공자금을 갈수록 더 많이 잡아먹고 있다. 사람들의 불만이 분명하게 드러나고 있는데도 개혁의 기미는 어디에서도 보이지 않는다. 왜 이렇게 됐을까? 현실을 마주하기를 꺼리는 것은 그저 부정하는 것보다 더 심각한 일이다. 장기요양에 대해 적절히 대응하지 못하고 있는 현실에서는 어차피 할 수 있는 일이 아무것도 없다는 사회적 믿음이 반영되고 있는 것이다. 이런 관점이 유지되는 한 요양원은 노인이란 모두 냄새나고 우중충한 걱정거리라는 부정적인 고정관념에서 결코 벗어날 수 없다.

사람들은 노년의 사회구성원을 위해 질 좋은 보살핌을 제공하는 일이 돈을 투자할 가치가 있다고 여기지 않는 한 거기에 돈을 투자하지 않을 것이다. 그보다는 현란한 최첨단 의학시술에 투자하는 편을 택한다. 이런 시술을 통해 기대할 수 있는 의학적 효과가 대단히 낮을 때가 많은데도 말이다. 장기요양에 대한 이미지가 개선되지 않는 한, 절박하게 필요한 새로운 형태의 보건의료체계를 실험해볼 수 있도록 이 산업 분야에 더 많은 재량을 부여해야 한다고 주장하며 나서는 사람은 별로 없을 것이다. 하지만 이것은 닭이 먼저냐, 달걀이 먼저냐 하는 문제이기도 하다. 혁신 없이는 요양원에 대한 이미지나 그 이미지를 개선할 수 있다는 희망이 변할 것 같지 않기 때문이다.

우리는 장기요양시설에 살고 있는 사람이 그 환경을 개선해준다고 해서 그 사실을 알아차릴지, 거기에 관심을 갖기나 할지 의문을 갖곤 한다. 그러나 당연히 그들도 그 사실을 알아차리고 관심을 갖는다! 이런 인식을 바꾸는 것이야말로 장기요양시설을 변화시키는 핵심 요소다. 현재 사회로부터 버려진 이 환자들이야말로 혜택을 받을 잠재력이 가장 큰 사람들이다. 훌륭한 보살핌은 실질적인 변화를 이끌어낸다. 전면적인 변화가 필요한 상황이지만 아주 작은 변화에서도 효과를 이끌어낼 수 있다. 여러 연구에서 식물을 가꾸고 반려동물을 키우는 등, 고작 그 정도로 무슨 효과가 있을까 싶은 사소한 변화만으로도 의존성이 있는 사람들의 건강과 삶의 질이 크게 개선될 수 있다는 것이 밝혀졌다.

새로운 접근 방법

북유럽 국가들은 접근 방식이 반대인 모델을 채용하고 있다. 비용도 많이 들고 품질도 들쑥날쑥한 수많은 요양시설로 사람을 보내는 것이 아니라 지원 서비스가 사람을 찾아간다. 미국은 사회적 보살핌과 의학적 보살핌을 더욱 바람직한 방향으로 통합할 수 있는 잠재력이 크다. 의료 서비스를 숙식 제공 시설과 분리하면 집에서 돌보는 것과 시설에서 돌보는 것 사이의 차이도 없앨 수 있다. 아울러 만성질환은 시간의 흐름에 따라 노쇠를 야기하기 때문에 현실적으로 달성하기 힘든 완치를 목표로 삼기보다는 쇠퇴의 속도를 늦추는 것으로 달리 생각해야 한다.

무엇을 해야 할까?

우리는 연속적 보살핌이라는 개념을 버리고, 일상의 활동에서 도움을 필요로 하는 사람들을 보살피는 것으로 목표를 재설정해야 한다. 나는 노인정책이 안전하고 편안한 환경을 제공하고 기능을 최고 수준으로 보존하며 개인의 자율성을 유지하고 삶의 질을 극대화하며 질병에

영혼에 자양분을 공급하자

대해 최적의 진료를 제공하고 양질의 생애 마지막 관리를 제공하는 것을 목표로 삼아야 한다고 생각한다.

어떻게 하면 이것을 달성할 수 있을까? 특히나 절박하게 필요한 부분은 의료의 핵심 가치를 강화하고 노인의학 분야를 강화하는 것이다. 역사적으로 의료의 핵심 가치 중 하나는 연민과 타인에 대한 보살핌이었다. 의료체계에서 이런 목적을 달성하기 위해서는 환자의 필요 사항이 일차 관심사가 되어야 한다. 하지만 1980년대 이후로 연민과 보살핌은 점점 더 시장의 가치로 대체되어왔다. 의료의 가치체계와 경제의 가치체계가 서로 충돌하면 의료의 핵심 가치가 위기를 맞을 위험이 커 보인다. 경제적 현실을 부정할 수는 없지만, 경제적 현실을 핑계 삼아 보살핌의 질을 희생하고 돈을 벌려는 끝없는 욕망을 채우려 드는 경우가 너무도 많다. 의사와 환자들도 이런 충돌이 일어나고 있음을 잘 알고 있으며, 이것이 의사와 환자 사이의 관계에서 신뢰를 좀먹는 데 일조했다.

뛰어난 노인의학 치료에는 인내심, 솔직함, 연민, 돌봄이 중요하게 작용한다. 안타깝게도 의사들이 이런 기준을 달성하기가 점점 어려워지고 있다. 의사들이 복잡한 행정, 생산성을 높이라는 요구, 환자에게 가장 효과적이고 연민 어린 보살핌을 제공하는 것을 가로막는 다른 압력에 일상적으로 시달리고 있기 때문이다. 노인 환자를 돌보는 일은 시간이 걸린다. 노인들은 생물학적으로 믿기 어려울 정도로 다양한, 젊은 사람들과는 다른 방식으로 질병을 경험한다. 노인들 중에는 여러 가지 만성질환을 한꺼번에 앓으며 여러 종류의 약을 복용하는 사람이 많다. 이런 요인들 때문에 임상적 결정을 내리기가 더욱 복잡하고 시간이 걸린다. 더군다나 노인 환자들 중에는 운동 능력, 시력,

청력에 장애가 있는 경우가 많고, 임상과 관련해 복잡한 부분을 논의하고 결정할 때 가족이나 다른 대리인이 필요할 때가 많다. 그래서 적절한 진단을 내리고 조화로운 진료를 제공하려면 더 많은 시간과 관심이 필요하다.

우리는 의료의 핵심 가치를 충족시킬 수 있도록 다양한 형태의 의료산업이 지닌 경제적 가치를 결정하는 체계를 개정해야 한다. 보험 급여를 위해 각각의 임상 서비스에 인센티브가 부여되는데, 이런 인센티브가 서비스 제공에 강력한 영향을 미친다. 현재의 체계는 '환자와의 접촉high touch'보다는 '최신 기술high tech'에 더 높은 점수를 주고 있다. 하지만 진단 능력이 개선되고 최첨단 치료기술을 제공한다고 해서 진료의 질이 반드시 향상되는 것은 아니다. 특히 노인 환자들의 경우에는 더욱 그렇다. 노인의학과 의사들은 전문의 가운데 수입이 가장 낮은 축에 속한다.

변화가 필요한 또 다른 부분은 의료인들에게 노인의 요양과 진료에 대해 좀 더 효과적인 교육을 하는 것이다. 최근의 의대 졸업생을 비롯해서 대다수의 의사는 사실상 노인의학에 관한 정식 교육을 전혀 받지 못한 상태다. 의식이 있는 임상의들은 스스로 필요성을 느끼고 임상 노인의학을 공부하기도 하지만 의원성 손상iatrogenesis(약물의 상호작용이나 부작용 등 진료로 인해 발생하는 잠재적인 부정적 결과)은 여전히 노인들을 크게 위협하는 요소로 남아 있다. 기초적 지식과의 심각한 격차를 메우고, 임상의들이 새로운 정보와 발전을 따라잡을 수 있도록 도우려면 노인의학에 대한 계속교육이 필수다. 우리는 노화와 만성질환의 유전학에 대해, 새로운 의학기술과 외과기술에 대해, 증상을 완화시킬 수 있는 더 나은 방법에 대해, 새로운 정보를 빠른 속

영혼에 자양분을 공급하자

도로 전파할 수 있게 해주는 기술 발전에 대해 더 많은 것을 배워가고 있다.

노인의학 계속교육에서 강조해야 할 부분이 있다. 나이가 들수록 생물학적 다양성이 커지기 때문에 지금 임상에 널리 퍼져 있는 알고리즘, 임상 지침, 단순화된 의사결정 과정에 의문이 제기되고 있다는 점이다. 나이가 들면서 동년배의 사람들도 비슷한 점이 점점 줄어들기 때문에 노인의학 진료는 개인에 초점을 맞춰야 하며 획일화된 접근 방식으로는 효과를 보지 못한다.

노인의학에 대한 지속적인 교육도 필수적이다. 노인의학에서 바라보는 임상적 관점은 일반 성인이나 아동을 진료할 때 의료종사자들이 바라보는 관점과 근본적으로 다르기 때문이다. 다른 삶의 단계와 달리 노년은 다가올 것이 확실한 죽음을 마주하고 있는 상황이다. 필연적으로 언젠가는 죽음을 맞이할 운명이고, 만성질환과 장애로 인한 부담이 점점 늘어난다는 것은 노인들에게는 삶의 양보다는 삶의 질이 더욱 중요하다는 사실을 의미한다. 따라서 예방의 목표가 수명 연장이 아니라 기능을 보존하고 장애를 줄이는 쪽으로 바뀌어야 한다. 노인을 치료하는 임상의들은 이런 심오한 차이를 인정하고 독립성과 삶의 질을 유지하는 전략을 강조해야 한다.

노인들의 삶의 질을 높이기 위해서는 요양원 직원들, 특히 노인 환자들과 직접 접촉하는 직원들을 위해 현실적이고 매력적인 경력사다리를 개발하여 교육을 많이 받고, 경력이 많은 사람에게 승진과 임금 상승의 인센티브를 제공해야 한다. 그리고 간호사, 의사, 약사, 물리치료사, 작업치료사, 언어치료사 등으로 이루어진 학제 간 팀 모델을 더욱 확장할 필요가 있다.

또한 더 많은 자율성을 허용하고 성공적인 시도에는 보상이 따르도록 요양원 정책을 새로 정립할 필요가 있다. 효과적인 혁신을 받아들이도록 북돋울 수 있는 정책 환경을 만들어내야 한다. 위험 회피와 징벌적 지급은 그런 행동을 단념시켜 버린다. 의료의 결과가 아니라 서비스(이런 서비스는 가치나 질에 의문이 들 때가 너무도 많다) 자체에 지급이 이루어지는 방식은 전통적 관행만 강화할 뿐이다.

노년은 다른 어떤 인생의 시기 못지않게 개인적 진화에서 핵심적인 시기다. 노인들은 우리 공동체의 성격을 규정하고 사회구조를 응집하는 데 빠질 수 없는 요소다. 이 시기를 대수롭지 않은 시기로 취급해버리면 우리 공동체는 이 소중한 생명선을 박탈당하고 노인들은 장수의 특권인 활기를 부정당하고 만다. 20세기에 일어난 놀라운 인구통계학적 변화는 노인들의 보살핌에 관해 새로운 윤리를 요구하고 있다. 오늘날 노인들을 별 볼 일 없는 존재로 취급하는 것은 우리의 운명 또한 그런 식으로 결정지어버리는 것이나 마찬가지다. 노인들을 그저 과거만 존재하는 사람이 아니라 미래 또한 존재하는 사람으로 대접해주어야 한다.

이 분야를 잘 알지도 못하는 외부인들이 맡아 진행할 또 하나의 탁상공론식 프로그램을 만들자고 주장하는 것이 아니다. 우리는 지금까지 기존의 기관과 정부 프로그램에 사회의 자원을 이미 너무 많이 쏟아부었다. 이제는 노인의 존재와 경험에서 혜택을 입을 수 있는 사람들과 노인들이 함께 살아가는 세대 통합 공동체를 육성하는 일에 자원을 사용하자. 그래서 모든 세대가 노인들에 관해 알고 노인들과 함께 살고 삶의 도전을 노인들과 함께하는 공동체를 만들자. 그리하여 죽음의 순간이 찾아오면 우리는 공동체 사람들의 배웅 속에 자기가

　　　　　　　　　　영혼에 자양분을 공급하자

살던 동네, 자기가 자던 침대 위에서 죽음을 맞이할 수 있어야 한다. 우리의 기억은 공동체의 기억이 되어야 한다. 그것이 바로 하늘의 깊은 뜻이다.

17

영혼도 하나뿐이고 죽음도 한 번뿐이고 목숨도 하나뿐임을 기억하라. (……) 이것을 기억하면 무관심해지는 것이 많아질 것이다.
— 아빌라의 테레사 성녀

난 죽음이 무섭지 않다. 그저 죽음이 일어날 때 그곳에 있지 않기를 바랄 뿐이다.
— 우디 앨런

영원한 안식

죽음은 초월을 위해서는 반드시 필요한 조건이며, 개체성을 부여받은 대가로 우리가 필연적으로 치러야 할 값이다. 의식적인 진화와 함께 "나는 언젠가 결국 죽는다"라는 자각이 따라온다. 따라서 노화는 죽음의 확실성과 균형을 이룬다고 할 수 있다. 사람은 대부분 수십 년에 걸쳐 성숙한 후에야 자기는 죽음을 면할 수 있는 존재라는 확신에서 벗어난다. 처음에는 자기가 죽기에는 너무 젊다고 생각한다. 그러다가 죽음의 공포를 자각하면서 자기 보존의 본능이 발동한다. 때로 이런 본능이 마지막에 가서는 필연적으로 찾아올 수밖에 없는 운명에 대한 받아들임으로 대체된다. 죽음이 임박한 것으로 예상되면 아이는 그 사실에 압도되면서도 용감해질 수 있다. 젊은 사람은 죽음을 혐오하지만 더 높은 이상을 위해 아무런 대가도 바라지 않고 자신의 목숨을 기꺼이 내놓기도 한다. 성인들은 보통 죽음에 대해 생각하지 않는

영혼에 자양분을 공급하자

다. 죽음 따위를 생각하고 있기에는 너무 바쁘기 때문이다. 하지만 위험요소를 줄이려 하며 자신의 건강에 더 많이 신경 쓰기도 한다. 노인에게는 죽음이 추상적인 운명이 아니라 바로 코앞에 닥친 현실이다.

사실 죽음은 나이가 들면서 더 가까워지는 것이 아니다. 죽음은 언제나 피할 수 없는 가까운 거리에 있다. 죽음이 찾아드는 시간이 정해져 있는 것이 아니기 때문이다. '이제 곧'이라는 말은 70세 때만큼이나 80세 때도 여전히 모호하게 남아 있다. 오슨 웰스Orson Welles는 이렇게 말했다고 한다. "죽음이란 아이에게 아주 멋진 장난감을 주고 놀게 한 후에 잠자리로 보내는 것과 비슷한 일이다."

'죽음에 대한 공포'는 흔하지만 그것이 '삶에 대한 사랑'의 반대말은 아니다. 극단적인 육체적 고통이나 고립같이 죽음보다도 끔찍한 운명이 존재한다. 인생에 고통 받을 일밖에 남지 않았을 때는 차라리 죽음이 더 나아 보일 때도 있다. 하지만 편안하고 즐거운 인생을 살고 있다고 해도 죽음에 대한 공포는 불필요하다. 로마의 철학자 키케로는 젊은이나 노인이나 모두 죽기 마련이지만 노인은 이미 삶의 즐거움을 맛보았으니 죽음을 두려워할 이유가 없다고 생각했다. "노인은 젊은이보다 사정이 낫다. 젊은이가 얻은 것이라고는 희망밖에 없기 때문이다. 젊은이는 오래 살기를 바라는 사람인 반면 노인은 이미 오래 산 사람이다."

자연과 죽음

젊어서 죽는 경우도 있기 때문에 삶의 마지막을 꼭 노년에 맞이해야 한다는 법은 없다. 진짜 질문은 우리가 왜 늙느냐가 아니라 우리가 왜 그렇게 오래 사느냐다. 생명체 중에는 번식을 하고서 얼마 지나지 않아 죽는 것이 많다. 죽음은 인류가 등장하기 오래전, 세포가 특화되기 시작하고 생명체가 복잡해지면서 등장했다. 세포들은 다른 세포들에게 길을 내주기 위해 늙어서 죽을 필요가 있었다. 단세포 생명체의 경우 세포분열은 사실 죽음이 아니다. 어떤 벌레에게 죽음은 모든 세포에서 동시에 일어나지 않고 대사가 높은 영역에서 대사가 느린 영역으로 점진적으로 찾아온다. 죽음이 마치 세포에서 세포로 전염병 퍼지듯 천천히 번지는 것이다. 고등생명체에서는 불멸의 세포가 유기체에게 오히려 좋지 않다. 현대 용어로는 이런 불멸의 세포를 악성종양이라 부른다. 암세포는 세포 노화의 정상적인 유전적 통제를 벗어난 세포다.

죽음 유전자가 존재한다는 것은 거의 분명하다. 유전적으로 결정된 부위에서 세포로 하여금 소화되어 죽게 만드는 효소를 갖고 있는 세포가 많다. 이것은 많은 생명체에서 정상적으로 일어난다. 올챙이가 꼬리를 잃는 것도 이런 경우다. 살아가는 동안 우리의 몸은 불필요한 부분들을 계속 떨궈내면서 형태가 점차 바뀌어간다. 예를 들면 우리는 영구치가 나올 공간을 확보하기 위해 젖니를 떨군다. 그리고 감염을 성공적으로 극복한 후에는 과도하게 많아진 백혈구세포들을 일부러 죽인다.

진화하는 동안 생물종의 일부 구성원들은 지상에서 살 준비가 되어 있지 않았다. 적응을 잘 못하는 구성원을 유지하고 있으면 종 자체가 약해졌기 때문에 죽음은 진화에서 변화와 진보를 이루어내는 도구로 자리 잡게 됐다. 적응을 소홀히 한 다세포 생명체들은 도태됐다.

영혼에 자양분을 공급하자

일부 생물종은 부분적인 죽음을 통해 전진했다. 예를 들어 나무의 몸통을 위아래로 가로지르고 있는 물관은 죽은 다음부터는 나무의 나머지 부분들을 위해 생명의 물을 실어 나르는 통로 역할을 한다. 애벌레는 고치를 지은 후에 죽처럼 형체가 없는 걸쭉한 덩어리로 변한다. 이것은 사실상의 죽음이다. 그리고 그다음에는 이 덩어리가 다시 조직화되어 나비라는 완전히 다른 생명체로 부활한다. 또 다른 사례로는 피부를 떨궈내 반복해서 자신을 새로이 하는 뱀이 있다. 그와 유사하게 초기의 신화나 종교의식에서는 삶의 한 단계에서 다른 단계로 이어지는 통로를 극화하고 있다. 그리스 신화에서는 공주 프시케가 제우스에 의해 영혼의 화신으로 영생을 얻어 나비의 모습으로 거듭난다. 그러고 보니 무언가 죽을 때마다 그것을 대신해 항상 다른 무언가가 생명을 얻는 듯 보인다.

인류의 역사와 죽음

인류의 모든 역사를 관통하는 한 가지 주제가 있다. 바로 우리가 이 세상으로부터 분리되는 미스터리한 과정인 죽음이다. 고고학자들이 선사시대의 매장의식을 보여주는 여러 유적지를 발굴해본 바에 따르면 역사의 시작부터 죽음에 직면하는 일은 인간의 관심사였음이 분명하게 드러난다. 가장 오래된 고대의 신화와 종교들을 보면 그 시대 사람들 역시 죽음을 이해하려 시도하고 있음을 알 수 있다. 신화 속에 등장하는 죽음이라는 주제는 보통 최종 소멸 행위가 아니라 더 큰 과정의 일부로 묘사된다. 이런 관점은 힌두교의 성서 『바가바드 기타*Bhagavad Gita*』에서도 나타난다. 『바가바드 기타』에서는 죽음을 파괴의 신이 아니라 해체의 신인 시바신의 영역에 놔두었다. 기원전 1세기 로마의 시인이자 철학자였던 루크레티우스*Lucretius*는 시 「사물의 본질에 관해서*De rerum natura*」에서 죽음을 소멸이 아니라 기존의 연결을 끊고 새로운 조합으로 연결해주는 과정이라 적었다.

여러 문화권에서는 죽음을 부활 주기의 일부로 보았다. 수확의 여신 데메테르의 신화를 생각해보자. 데메테르의 하나밖에 없는 딸인 페르세포네는 지하세계의 왕 하데스에 의해 죽은 자들의 나라로 끌려간다. 페르세포네가 죽은 자들의 나라에 잡혀 있다는 것을 아무도 말해주지 않았고, 데메테르의 슬픔이 너무도 컸기 때문에 땅에서 아무것도 자라지 않았다. 제우스는 자신이 인류를 기아에서 구원해야 한다는 것을 깨닫고 하데스와 거래한다. 페르세포네가 1년 중 8개월은 땅 위에서 어머니와 살고, 나머지 기간 동안에는 명계로 내려가 있기로 한 것이다. 그 뒤 매년 페르세포네가 죽은 자의 나라에서 돌아와 있는 동안에는 땅이 비옥하고 풍성하지만 그녀가 지하세계로 돌아가 있는 동안에는 죽음 같은 겨울이 찾아오게 됐다. 2,000년 동안 이 신화는 그리스 엘레우시스 제전에서 재연되었다. 수확 축제는 5년마다 9월과 10월에 9일 동안 열렸다. 순환에 초점을 맞추었던 것과 더불어 신화들은 개인적인 부활을 통해서든 계속해서 이어지는 미래 세대의 행군을 통해서든 자신의 삶을 초월하기 위해서는 죽음이 반드시 필요한 것이라 생각했다.

사춘기로의 이행에 초점을 맞추는 초기 신화와 의식에서는 또 다른 변형이 유래했다. 여기서는 죽음을 또 다른 존재의 양식으로 넘어가는 통과의례로 바라본다. 로마의 스토아학파 철학자 세네카는 이렇

영혼에 자양분을 공급하자

게 말했다. "누구든 아무 때라도 목숨을 잃을 수는 있으나 죽음을 잃을 수 있는 사람은 없다."

농경사회의 확산은 생명을 담보하기 위해서는 죽음이 필수적이라는 것을 새로운 방식으로 드러내 보였다. 작년에 말라죽은 줄기에서 봄꽃의 새싹이 돋아난다. 땅의 비옥함을 바라며 피투성이 제물을 바친다. 실제로 식물이나 동물이나 모든 살아 있는 생명체는 다른 생명체의 죽음을 통해서만 생존하고 앞으로 나갈 수 있다. 수천 년 동안 이런 과정은 여러 전통의 일부로 존재해왔다. 이것은 또한 영적인 영역이나 심리적인 영역에서 자기 갱신의 비유이기도 했다. 대부분의 종교와 심리학에서 핵심 요소는 낡은 자아가 죽어야만 비로소 앞으로 나아가고 탈바꿈할 수 있다는 것이다. 예수는 이렇게 말했다. "누구든지 제 목숨을 구원하고자 하면 잃을 것이요, 누구든지 나를 위하여 제 목숨을 잃으면 구원하리라.(「마태복음」 16장 25절, 「누가복음」 9장 24절)"

또한 죽음의 필연성이야말로 뛰어나기를 추구하고, 진지하고 열정적인 삶을 살아가게 만드는 위대한 동기라는 주장도 가능하다. 목표를 달성할 수 있는 시간이 별로 없기 때문이다. 선사 야마모토 겐포山本玄峰는 이렇게 말했다. "시간을 죽이는 것만큼 나쁜 살인자는 없다." 역설적이게도 죽음은 변화와 진보의 도구이고, 숲이 계속 살아남기 위해서는 산불이 반드시 일어나야 하는 것처럼 죽음 또한 삶을 이어가는 데 있어 필수적인 요소다.

죽음을 부정하기

인간의 역사를 돌아보면 죽음을 대하는 태도가 대단히 흥미로울 정도로 다양하다. 어떤 사람에게는 죽음이 근원적인 공포다. 어떤 사람은 죽음이 필연적인 것이라는 생각조차 하지 않는다. 그렇다면 궁금할 것이다. 멀쩡하고 합리적인 생각을 가진 사람이 어째서 죽음을 부정할까? 사실 본질적으로는 죽음을 무시하거나 부정하는 것으로 귀결되는 여러 계통의 생각과 행위가 존재한다.

고대 그리스의 철학자 에피쿠로스Epicouros는 이렇게 말했다. "우리에게 죽음은 아무런 의미도 없다. 우리가 존재하고 있다면 그것은 우리가 죽지 않았다는 말이고, 죽음이 찾아왔다면 그때는 우리가 존재하지 않는다는 말이기 때문이다!" 시간과 장소를 막론하고 쾌락주의자들은 죽음을 진지하게 받아들이기를 거부함으로써 죽음을 거부한다. 이들은 죽음을 못 본 척하고 사치스러울 정도로 먹고 마시며 즐겁게 향락에 빠져들 뿐 그 결과는 신경 쓰지 않는다. 권위에 복종하지 않는 프로메테우스 같은 태도로 신을 거역하고, 죽음의 필연성에 분노해 죽음을 거부한다. 웨일스의 시인 딜런 토머스Dylan Thomas는 이렇게 적었다. "순순히 어둠으로 들어가지 마라. 노인이라도 하루가 저무는 것에 열을 내며 분노해야 하느니 / 분노하라, 꺼져가는 불빛에 분노하라." 이런 관점에서 보면 죽음은 인생 주기의 자연적이고 내재적인 일부라기보다는 외부의 적이자 견딜 수 없을 만큼 사악한 모욕이다. 인간은 죽음에 저항하기 위해 온 힘을 다해 끝없이 몸부림쳐야 한다.

과학과 산업에 대한 과장된 기대, 인생의 비극적인 차원을 수용하기를 거부하는 태도 등 현대 산업 기술에서 드러나는 자만심의 뿌리를 이런 생각에서 찾아볼 수 있다. 기술적으로 볼 때 죽음이란 우리가 발휘할 수 있는 영적인 이해를 총동원해야 할 미스터리라기보다는 해결이 필요한 또 하나의 문제에 불과하다. 여기서 우리는 또한 현대 허

영혼에 자양분을 공급하자

무주의의 고뇌를 발견한다. 바로 생명과 합리성을 요구하는 인간과 무의미해 보이는 죽음으로 거기에 화답하는 세상 사이의 화해할 수 없는 갈등이다. 현대 기술 시대가 낳은 산물인 순전한 무無에 대한 이런 공포가 21세기의 수많은 실존주의자들에 앞에 닥쳐온 것이다.

과거에 사람들이 죽음이라는 형벌을 피하려고 어떤 노력을 했는지 검토해보면 무척 흥미롭다. 폰세 데 레온이 1513년에 플로리다를 발견했을 때 그는 3년째 젊음의 샘을 찾던 중이었다. 르네상스시대의 유럽 연금술사들은 불사의 영약을 발견하기 위해 끝없이 실험을 했다. 이집트와 남아메리카에서는 생명의 물질 재료를 공급해주면 어떤 형태로든 생명을 연장할 수 있다는 듯 죽은 육신을 미라로 만들었다. 이런 식으로 죽음에 맞서려 했던 시도 중 아마도 이집트 피라미드가 가장 유명할 것이다. 피라미드는 파라오를 기억하기 위한 기념비로 파라오들은 미래의 여정을 하는 데 필요한 용품들과 함께 미라가 되어 그 안에 묻혔다.

피라미드가 막강한 권력과 부를 휘두르는 사람들에게만 허용된 특권이었음은 분명하다. 우리는 사람들에게 명성과 어떤 유산을 남김으로써 죽음이라는 변경 불가능한 최후를 우회할 가능성이 크다. 당신이 재능이 뛰어나고 운도 좋다면 사람들은 당신 삶의 기억들을 축복하고 기념하게 될 것이다. 하지만 그것이 몇천 년이나 이어질 수 있을까? 이것도 결국 불안정한 불멸의 상태고, 잘한 일이 아니라 잘못했던 일이 사람들의 기억에 남을 수도 있다. 그럼에도 무언가 유산을 남겨 사람들의 기억에 남고 싶어 하는 마음은 인간의 거의 보편적인 소망이다.

죽음을 반기기

죽음을 부정하려 드는 대신 오히려 반길 수도 있다. 일부 문화권, 종교, 철학에서는 죽음을 인생의 고통보다는 그래도 덜 사악한 것으로 취급한다. 구약성서 전도서의 저자는 대단히 비관적인 분위기 속에서 '죽음의 순간'을 반겼다. 이러한 내용은 불교에서도 찾아볼 수 있다. 부처는 인생을 본질적으로 고통이라 보았고 이 고통의 뿌리에는 욕망이 있다고 생각했다. 힘겨운 영적 수행을 통한 욕망의 소멸만이 죽음과 부활의 끝없는 윤회를 멈추게 해 열반 혹은 영원한 소멸이라는 축복받은 상태에 도달할 수 있다.

일부 문화권에서는 자살을 통해 죽음을 추구하는 것이 존경받아 왔다. 오스트레일리아의 한 채집생활자 공동체는 이주하는 동안에 노인들이 자기를 수발하는 데 따르는 부담을 덜어주기 위해 가끔 자발적으로 무리에서 빠져나와 죽기도 한다. 그와 유사하게 나이 든 에스키모 여성들은 남편이 죽은 후에는 집 밖으로 나와 떠다니는 얼음 덩어리 위에서 얼어 죽는다. 힌두교에서는 서티*라는 관습이 있어서 과부들이 남편의 시신을 태우기 위해 쌓아놓은 장작더미에 몸을 던졌다. 고대 그리스·로마 시대에는 자살이 허용됐다. 데모크리토스를 비롯한 일부 철학자와 웅변가였던 데모스테네스를 비롯한 정치가가 이를 실천에 옮겼지만, 이런 관행을 정당화시킨 사람은 제노 및 그리스와 로마의 스토아학파 철학자들이었다. "사는 것이 선이 아니라 잘 사는 것이 선이다"라는 이들의 문구는 현대에 들어서도 섬뜩할 정도로 울림이 있다. 훨씬 후에 몽테뉴, 프랑스의 몽테스키외와 영국의 흄 등

---

* suttee. 옛날 인도에서 아내가 남편의 시체와 함께 산 채로 화장되던 풍습.

의 18세기 계몽주의 철학자들은 모두 자살이 개인의 정당한 권리라 여겼다. 오늘날 자살은 극동 지역의 많은 지역에서 받아들여지고 있지만 일반적으로 불교도들과 달리 기독교도들은 자신의 삶을 스스로 마감할 권리가 없다고 배우며 자란다.

죽음을 받아들이기

사실 대부분의 사람은 죽음을 부정하지도, 죽음을 반기지도 않는다. 하지만 이것 말고도 또 다른 대안이 존재한다. 바로 죽음을 받아들이는 것이다. 어쩌면 궁극의 품위란 피할 수 없는 운명을 고귀하고 용감하게 마주하는 태도에 있는 것인지도 모른다. 17세기에 영국의 계관 시인 에드먼드 월러Edmund Waller는 이렇게 적었다.

> 영원의 집에 가까워지면서
> 사람은 나약해짐으로써 더욱 강하고 현명해진다.
> 그들은 낡은 것을 떠나며 새로운 것의 문턱에 서서
> 양쪽 세계를 동시에 바라본다.

스스로를 초월해 자신이 죽고 나서도 계속해서 존재하게 될 무언가와 자신을 동일시하면 죽음을 받아들이기가 더 쉬울 수 있다. 사람들은 자기가 자녀들 속에 계속 살아남게 되리라는 생각에서 거의 보편적으로 위안을 얻는다. 신은 아브라함에게 개인적인 영생이 아니라 자신의 씨를 퍼뜨림으로써 영생할 수 있도록 약속해주었다. 어떤 사람은 자신의 육신을 넘어 특정 민족 집단이나 문화권, 심지어는 보편적 인류로까지 정체성을 확장시키기도 한다.

우리는 인간이 된다는 것이 어떻게 인류의 상징인 상상 활동을 의미하게 되었는지 지켜보았다. 인간은 자신이 만들어낸 문화의 연속성을 통해 죽음을 극복한다. 어떤 사람은 자신을 다른 사람들과는 별로 동일시하지 않고, 그 대신 자유나 정의 등 자기 삶의 밑바탕이 되었던 문화적 가치관과 동일시한다. 이들은 이 가치관을 위해 기꺼이 죽을 마음의 준비가 되어 있다. 하지만 이런 태도가 틀어질 염려가 없다는 의미는 아니다. 지속적 변화의 추진력이 내장되어 있는 현대 사회에서는 자녀들이 우리를 실망시킬지도 모른다. 반면 가끔은 죽어가는 사람이 유서나 유언 속에 집어넣은 조항을 통해 무덤 속에서도 다음 세대를 통제하려 들기도 한다.

어떤 사람은 우주의 궁극적 실재와 자신을 동일시함으로써 죽음을 받아들인다. 이것이 힌두교와 불교의 고대 전통에서 목표로 삼는 부분이다. 동양의 이 두 전통에서 진짜 문제는 죽음 자체가 아니라 환상과 고통이 가득한 이 세상에 끝없이 다시 태어나는 것이다. 힌두교에서는 개인의 영혼을 지상에서 인간의 조건부 존재가 지니고 있는 불안정한 요동과 이중성 너머에 자리 잡고 있는 조건 없는 궁극의 실재와 동일시한다. 우리의 진정한 자아인 영혼은 모두 똑같은 궁극적 실재의 일부이므로 우리는 모두 연결되어 있다. 'tat tvam asi'라는 산스크리트 문장은 '그대가 그것이다'라는 범아일여梵我一如의 의미로 번역할 수 있다. 당신이 곧 당신의 형제다. 이것을 깨닫고 나면 개인이 궁극적 실재로 합쳐지는 것이 가능하다.

반면 불교에서는 욕망을 포기함으로써 개별 영혼을 소멸하여 궁극의 실재로 되돌아갈 것을 제시한다. 죽음을 궁극의 실재와의 합일로 받아들이는 현대의 통속 과학자들도 이와 비슷하다. 여기서 말하

영혼에 자양분을 공급하자

는 궁극의 실재는 영적인 실재가 아니라 물리적 실재다. 여기서는 한 사람의 에너지가 구성 입자로 해체되면서 우주 전체의 경이로운 잠재력 속으로 녹아든다.

죽음 받아들이기가 또 다른 형태로 발현된 것이 있다. 바로 광범위하게 퍼져 있는 인간 영혼의 불멸성에 대한 믿음이다. 이런 믿음은 영혼의 운명이 살아 있는 동안의 행실로 결정된다는 믿음과 결합될 때가 많다. 인생을 잘못 산 경우 힌두교와 불교에서는 인간보다 못한 생명체로 태어나고, 기독교와 이슬람교에서는 지옥에 떨어져 벌을 받는다고 한다. 그래서 죄악은 죽음보다도 더 끔찍한 것이 될 수 있다.

사후에 영혼이 심판을 받는다는 믿음은 기원전 3000년경에 이집트에서 처음 등장했고, 기원전 7세기와 6세기 조로아스터교 시대의 이란 지역에서 다시 나타났다. 그리스의 오르페우스교 황금판이 극락으로 가는 길을 보여주는 것처럼 『이집트 죽음의 책 The Egyptian Book of the Dead』은 죽은 자의 영혼이 하늘에 있는 서쪽 왕국으로 가는 길을 찾도록 돕는 의식에 관한 지침과 실용적 가르침이 실려 있다. 그리스와 이집트의 영혼관에서 영향을 받은 고대 에트루리아 무덤의 벽화는 피해야 할 무시무시한 고통이 무엇인지 보여준다. 조로아스터교 버전은 나중에 기독교와 이슬람교의 개념에 영향을 미쳤다. 이 두 종교에서는 영혼에게 제공되는 지침이 사후의 의식보다는 살아 있는 동안의 윤리적 행동과 점점 더 관련이 커졌다.

개인의 불멸을 믿음으로 얻을 수 있는 큰 위안 중 하나는 자기가 사랑하는 사람들과 재결합할 가능성이 열리는 것이다. 개인의 불멸을 믿지 않는 사람들에게도 이 개념은 한 가지 심오한 진리를 전한다. 훌륭한 죽음은 훌륭한 삶과 분리될 수 없다는 것이다. 훌륭한 노년과 훌

룡한 죽음을 맞이하는 것에 대한 비전은 훌륭한 사회 속에서 훌륭한 삶을 사는 것에 대한 비전이기도 하다.

톨스토이 Lev Tolstoy는 『이반 일리치의 죽음 Smert' Ivána Ilyichá』에서 겉으로 보기에는 올바르고 성공한 듯 보이는 면밀히 계획된 삶을 살았던 사내의 모습을 그려냈다. 일리치는 암에 걸리자 생지옥을 겪는다. 그는 자신의 질병을 의심했다가 부정하기를 반복하면서 분노하기도 하고 절망하기도 하지만 그것은 항상 자신을 향한 분노와 절망이었다. 그의 주변으로는 침묵, 거짓, 무감각, 냉정한 계산의 음모가 맴돌았다. 사람들은 그를 피하고 혼자 외롭게 버려두었다. 아무도 그에게 진실을 얘기하지 않았으며 한 하인을 빼고는 그 누구도 그를 측은히 여기거나 위로해주지 않았다. 그는 자신이 올바른 삶을 살았는데도 왜 이런 끔찍한 일을 참고 견뎌야 하는지 괴로워한다. 일리치는 자신의 삶을 되돌아보며 행복한 추억들을 찾아보려 하지만 헛수고다. 현재의 고통에 비통해하는 동안 그는 혹시 자신의 인생 전체가 잘못되었던 것이 아닐까 의문을 품는다. 그리고 그가 추구하며 살았던 모든 것이 하나의 끔찍하고 거대한 기만이었다는 깨달음을 얻는다. 그의 삶은 올바르지 못했다. 그렇다면 대체 무엇이 올바르단 말인가? 그 순간 그의 아들이 조용히 들어와 그의 손에 입을 맞춘다. 그 순간 일리치는 아직 자신의 삶을 바로잡을 기회가 남아 있다는 계시를 받는다. 처음으로 그는 아들과 아내에게 연민을 느낀다. 그는 그들을 고통으로부터 풀어주어야겠다고 결심하고 죽음을 맞이한다.

쓰인 지 100년도 넘은 글이지만 이 이야기는 여전히 중요한 의미를 지닌다. 이 이야기는 훌륭한 죽음에 대한 질문을 훌륭한 삶과의 관계 속에서 바라보고 있다. 이것은 또한 궁극적인 구원에 관한 이야기

영혼에 자양분을 공급하자

이기도 하다. 이반 일리치는 기존의 협소한 자아로 죽어 마지막 순간에 새로운 이해로 다시 태어났다. 더군다나 새롭게 이해한 그 핵심은 연민이었다. 연민은 전 세계의 위대한 종교와 철학 대부분에서 궁극적인 인간의 가치로 여기는 것 중 하나다. 이 이야기는 또한 죽어가는 사람의 심리, 그리고 그 사람을 둘러싼 외로움과 거짓을 뛰어나게 묘사한 작품이기도 하다. 죽음에 관한 이야기를 꺼내기가 편했던 적은 아마 한 번도 없었을 것이다. 그리스 신화에서 페르세포네가 죽은 자들의 나라에 잡혀가 있다는 것을 아무도 데메테르에게 얘기해주지 않았음을 기억하자.

사회적 맥락의 힘

사회적 맥락은 죽음과 우리 사이의 관계에 막강한 영향을 미친다. 나이 든 사람들이 죽는 순간에 가치 있는 존재로 대접받고 이런 대접을 실천하는 문화에 속해 있다면, 그들은 말년에 강한 자부심과 만족을 느낄 가능성이 더 크다. 일부 사회에서는 거의 모든 사람이 죽음을 흔쾌히 받아들이며 죽는다. 그 이유는 가난, 극단적인 신체적 쇠약, 혹은 살고자 하는 욕망을 파괴하는 환경 때문이다. 이런 경우에는 사람들에게 죽음이 별로 큰 문제가 되지 않는다. 어떤 사회에서는 노년의 죽음을 정교한 의식으로 둘러싼다. 전통적 사회에서는 지속성의 감각이 널리 퍼져 있어 사랑하는 사람을 상실하는 것을 달래주고, 그들이 하던 일은 다음 세대가 이어간다.

쇠락이 시작되는 나이는 대체로 어느 사회계층에 속해 있는가에 달려 있다. 육체노동자는 일의 본질상 몸이 빨리 쇠약해지고 그 속도도 더 빠르다. 그래서 이들의 몸은 질병과 허약에 시달린다. 하위계층은 노년에 극단적 가난, 불편하고 안전하지 못한 주택, 외로움, 남들이 다 해낸 일을 자신은 해내지 못했다는 자괴감 등에 빠져드는 경우가 많다. 대가족의 유대는 이런 사람들에게 특히나 강력한 뒷받침이 되어줄 수 있다. 중국이나 인도처럼 조상을 숭배하는 문화가 강한 전통사회에서는 살아 있는 사람들이 무덤에 들어간 영혼으로부터 벌을 받을까 봐 두려워하기 때문에 전통적 의식을 충실하게 수행하도록 동기를 부여한다.

최근까지만 해도 사람들은 죽음에 익숙한 상태로 자랐다. 주변에 온갖 나이의 사람들이 죽는 모습을 지켜보았기 때문이다. 하지만 오늘날의 성인과 아이들은 이런 부분이 낯설다. 공중보건의 극적인 도약 덕에 기대수명이 크게 늘어났기 때문이다. 오늘날에 새로운 현상은 죽는 사람들이 대부분 나이가 많고, 가족의 죽음을 경험한 적이 없어 불편해하는 가정이 많아졌다는 것이다. 이런 가족의 입장에서는 아무리 큰 사랑을 받았던 사람이라 해도 말기 질병에 시달리는 사람이 있으면 육체적으로, 정서적으로 지칠 수밖에 없다. 그래서 오랫동안 가족 사이에서 묻혀 있던 분한 감정이 드러나고 그로 인해 일상적인 관계도 극단적인 변화를 겪을 수 있다. 특히나 다 자란 자녀가 자기 부모의 부모 역할을 해야만 하는 상황에서는 특히나 그렇다.

인류의 역사를 통틀어 아주 최근까지도 대부분의 사람은 집에서 죽음을 맞이했다. 서구 문화에서는 많은 경우 죽음은 죽어가는 사람이 주도하는 하나의 행사였다. 친척들과 지역 공동체는 조문을 하고 남은 가족에게 조언을 건네며 종교적 의식을 통해 작별을 고하고 축

영혼에 자양분을 공급하자

복을 전하는 등의 형태로 이 행사에 참여했다. 이것은 그 사람이 어떤 사람이었고, 사회에서 어떤 위치를 차지하고 있었는지 최종적으로 확인해주는 과정이었다. 이런 순간을 담은 그림도 많다.

미술 작품 중 죽음의 변천 과정을 좀 더 폭력적이고 심난한 모습으로 담고 있는 사례도 많다. 예를 들어 시체나 뼈다귀가 광란의 춤을 추고 사회적 지위에 상관없이 모든 사람이 죽음으로 끌려 들어가는 모습이 묘사되어 있는 '죽음의 춤'이라는 모티프가 중세시대를 풍미하기도 했다.

흑사병이 전체 인구의 3분의 1을 쓸어버리고, 르네상스가 하늘을 향하고 있던 관심을 자연과 인간의 세계로 되돌려놓은 14세기에 죽음을 상징하는 주된 이미지는 자연 속에서 부패되어가는 흉측한 시체의 모습이었다. 게다가 '아르스 모리엔디 Ars Moriendi', 즉 '죽음의 예술'이라는 완전히 새로운 문학 장르가 만들어지기도 했다. 브뤼헐의 그림을 보면 그가 자연적으로 부패해가는 과정에 매료되어 있음을 알 수 있다. 그리고 시간이 흐르면서 이런 무시무시한 묘사는 가족에 둘러싸여 죽는 모습을 그린 좀 더 유순한 이미지로 대체됐다.

오늘날에는 대부분의 사람이 병원이나 요양원 같은 시설에 들어가 죽는다. 이들을 돌보는 일은 도덕적인 측면보다 기술적 측면에서 고려될 때가 더 많다. 또 이런 시설에서는 사람보다는 질병 자체에 더 신경을 쓰는 경우가 너무도 많다. 삶을 가치 있게 만들어주는 인간의 가치관에 대해 고려하기보다는 몸의 작동 방식에 대한 과학적 호기심이 더 큰 것이다. 그리고 노인을 하나의 인간으로 대하며 그들에게 필요한 것을 보살피는 사람은 없이 기술적 세부사항이나 마취를 통한 통증 조절에만 신경 쓰는 경우가 더 많다. 환자가 되어 병원에 혼자 있어보면 수없이 많은 관을 몸에 꽂고 온갖 최첨단 시술에 힘없이 노출되는 일을 겪는다. 현대에 들어서는 이것이 죽음을 상징하는 이미지로 자리 잡아버렸다. 이런 상황에서는 사람들이 죽음이라는 주제를 교묘하게 피해간다. 환자가 사실은 죽어가고 있는데도 환자, 가족, 의사, 간호사들이 마치 이 환자는 죽어가는 것이 아니라 어떻게든 회복될 것이라 믿는 것처럼 가식적으로 행동하기도 한다. 감정이 실리지 않은 공허한 소통이 오가고 불쾌한 주제는 일절 입 밖에 내지 않는다. 그러는 동안 죽어가는 환자는 혼자 고립된 채 가장 필요로 하는 감정적 지원을 박탈당하고 만다.

물론 꼭 이래야만 하는 것은 아니다. 우리는 사랑하는 사람에게 평화로운 죽음을 선사해줄 수 있다. 그런 죽음이야말로 우리가 살아온 삶과 개개인의 영혼을 정당하게 대접하는 일이다.

죽음의 과정

죽음은 통제 불가능한 것을 통제하려고 계속 발버둥치는 사람을 제외하면 인생에서 가장 평화로운 사건일 때가 많다. 죽는 과정에서 뇌의 화학이 어떻게 바뀌는지 정확히는 알 수 없으나 엔도르핀 분비, 산소 결핍, 감각 박탈과 좌반구의 활성이 일어난다는 것은 알려져 있다. 죽기 직전인 사람들은 일련의 단계를 거치며 긴장이 풀리고 그다음에는 멍해지고 다시 졸린 상태에 빠지는 것으로 보인다. 이들은 잠에 빠지면서 최면 상태에 들어가고 뒤이어 혼수상태와 마비 상태가 따라온다. 호흡이 느려지다가 멈추고 심장박동과 대사도 멈춘다. 그리고 마

영혼에 자양분을 공급하자

지막에 가서는 피가 응혈되면서 사후경직이 일어난다. 의사들 중에는 죽어가는 사람들 속에서 모든 것에 초연한 평온을 발견하는 사람이 많다. 16세기에 철학자 몽테뉴는 이렇게 적었다. "죽는 방법을 모른다고 걱정할 필요는 전혀 없다. 자연이 삽시간에 충분히 가르쳐줄 테니까 말이다. 자연이 당신 대신 정확하게 알아서 해줄 테니 당신은 아무것도 신경 쓸 필요가 없다."

때로는 기쁨이 함께할 때도 있다. 셰익스피어는 『로미오와 줄리엣 *Romeo and Juliet*』에서 이렇게 적었다. "숨이 넘어가려는 순간에 즐거워하는 사람이 얼마나 많던가! 이들을 지켜보는 사람들은 이것을 '죽기 전의 점화'라 부른다." 과학자 토머스 에디슨이 마지막으로 남긴 말은 이랬다. "저곳은 정말 아름답구나." 철학자 윌리엄 제임스는 이렇게 말했다. "집에 오니 참 좋구나." 그리고 블랙풋족의 추장 크로우풋은 이렇게 말했다. "잠시 후면 나는 사라질 것이다. 어디로 사라지는지는 나도 알 수 없지만. 우리는 모를 곳에서 와서 모를 곳으로 간다. 인생이란 무엇인가? 인생이란 한밤중의 반딧불 빛이다. 인생은 겨울 들소의 숨결이다. 인생은 풀밭을 가로지르다가 해가 지면 사라지는 작은 그림자다."

죽음을 더 편안한 것으로 만들 수 있다. 현대 사회에서 죽음에 임박한 사람은 자신이 지금 어떤 존재이고 미래에는 어떤 존재가 될지에 관해 불안을 경험할 수 있다. 우리는 딱 한 번 죽음을 맞이하므로 그것을 미리 연습해볼 수도 없다. 우리가 과연 이 거대한 미지의 현상을 감당할 수 있을까? 현대사회는 대체로 죽은 사람과 죽어가는 사람들을 우리로부터 차단해놓고, 질병의 말기에 놓인 사람을 '식물인간' 상태로 유지할 수 있는 의학적 능력을 윤리적으로 중요하게 따진다.

어떤 의사는 환자의 죽음을 자신의 직업적 실패로 여기기도 한다. 때로는 효율만 따지는 각박한 의료기관보다는 자기 집에서 죽음을 맞는 것이 더 나을 때도 있다.

장례 풍습과 의식

장례의식은 죽음을 삶의 정점으로 어떻게 대하느냐에 따라 문화권마다 큰 차이를 보인다. 현대에 들어 유적지를 발굴해보면 장례의식은 적어도 네안데르탈인들이 꽃으로 덮은 시신을 매장했던 30만 년 전부터 시작되었던 것으로 보인다. 사악한 영혼에 대한 두려움 때문에 일부 고대 문화권, 그리고 심지어 줄루족 같은 현대의 문화권에서도 산 자들을 보호하기 위해 시신을 태우기도 한다. 조로아스터교도들은 불은 육신을 처리하는 데 사용하기에 너무 신성하고, 시신을 묻으면 땅이 오염되리라 생각해서 시신을 썩게 두거나 독수리가 먹게 내버려두었다. 인육을 먹는 것도 또 하나의 의식이었지만 이 부분은 깊이 들어가지 않겠다.

현대 기독교에는 전통적인 관습에 세 가지 요소가 포함되어 있다. 바로 방문visitation 혹은 경야經夜, wake, 추도식 혹은 장례식, 땅에 묻는 매장이다. 만약 고인이 미국 공군에서 의식을 치르는 경우라면 관에 미국 국기를 씌우기도 한다. 그리스의 장례식에서는 시신을 공개하기 곤란한 상황이 아닌 한 장례식 내내 관을 열어두었다. 동방 정교회의의 장례식에서는 매장 직전에 관을 다시 열어본다.

정통파 유대교에서는 상을 당했을 때 사망 소식을 듣고서 옷 조각

영혼에 자양분을 공급하자

을 찢는 관습이 있다. 유대인들의 장례식은 사망 후 곧바로 치러지고 시신을 절대로 공개하지 않는다. 시신의 방부 처리나 화장은 유대교 율법으로 금지되어 있고, 가족에게 꽃을 보내는 것 역시 적절하지 않다. 값이 나가는 것을 시신과 함께 묻지도 않는다.

이슬람교에서는 사람이 죽으면 시신을 깨끗이 씻긴 다음 면 수의나 마 수의로 몸을 덮는다. 장례식 기도를 하고 난 후에는 시신을 땅속에 누이고 매장한다. 이때 머리는 메카*를 향하고 관은 사용하지 않는다. 장례식에 참여한 사람들은 각각 무덤 위에 흙을 세 줌씩 뿌리면서 코란 20장 55절을 암송한다. "우리는 너를 그것으로부터 창조하였고, 너를 그곳으로 되돌려 보내고, 그것으로부터 다시 너를 일으켜 세우리라."

불교의 전통에서는 죽음을 윤회의 주기 안에서 일어나는 과도기로 바라본다. 흔히 화장이 이루어지며, 일부 집단에서는 미라를 만들기도 한다. 시선을 매장하기에는 토질이 적합하지 않고 화장에 쓸 장작을 구하기도 쉽지 않은 티베트에서는 풍장風葬이라는 관습이 발달했다. 이 관습에서는 독수리들이 찾아와 시신을 먹도록 내버려둔다. 일본에서는 거의 모든 시신을 화장한다. 화장이 끝나면 가족들이 재속에 남아 있는 뼈를 발의 뼈부터 시작해 머리뼈까지 차례대로 젓가락으로 추려 항아리에 담는다. 이 항아리는 가족이 보관하기도 하고 묘지에 보관하기도 하며, 재를 흩뿌리기도 한다.

---

* Mecca, 이슬람 최고의 성지.

세상사가 대개 그렇듯이 죽음은 상대적으로 눈에 잘 띄지 않는다. 주변에서 그렇게 많은 생명이 죽어가는데도 우리 눈에는 잘 보이지 않는다. 땅속에서 죽는 개미와 지렁이, 세포 속에서 죽는 세포 내 구조물, 숲이나 바다 속에서 죽는 생명체들 모두 눈에 띄지 않는다. 우리는 가끔 고속도로 옆에 죽어 쓰러져 있는 커다란 동물의 사체를 보면 마음이 불편해지기도 한다. 이런 죽음을 목격하는 데 익숙하지 않기 때문이다. 한 세기 전만 해도 쉰 살 정도면 사람들은 부모, 이모, 삼촌, 형제, 누이 등 수많은 죽음을 경험한 경우가 많았다. 그리고 배우자나 자식 중 몇을 먼저 떠나보낸 경우도 적지 않았다. 당시만 해도 인생은 장례식의 연속이었다. 사람들은 집에서 태어나 집에서 결혼하고 집에서 죽었다.

하지만 지금은 죽음을 통한 상실이 눈에 잘 띄지 않고, 병원이나 요양원에서 일어날 때가 많다. 그런 탓에 죽음의 과정을 실제보다 더 특별하게 느끼게 됐다. 죽음의 엄청난 규모를 한번 생각해보자. 지금 지구상에는 70억 명이 넘는 사람이 살고 있고, 120년 동안 70억 명의 사람이 죽어갔다. 죽음은 현재 살아 있는 모든 것이 피할 수 없는 최후에 해당한다. 그렇다면 우리 자식과 자기 자신에게 죽음을 숨길 이유가 대체 무엇인가?

죽어가는 사람의 감정은 복잡하고 모순으로 가득하다. 그리스의 극작가 에우리피데스는 기원전 5세기경에 이런 점을 간파하고 이렇게 적었다. "신이시여, 이 늙은이들을 보십시오. 그들이 죽음을 달라고 얼마나 간절히 기도하고, 굼벵이처럼 느리게 흘러가는 하루하루의

　　　　　　　　영혼에 자양분을 공급하자

삶을 얼마나 버거워하는지 보십시오! 하지만 정작 죽음의 신이 찾아오면 제 발로 일어나 그를 따라가는 사람이나 자신의 삶이 여전히 버겁다고 말하는 사람은 눈을 씻고 봐도 찾을 수 없을 것입니다." 요즘도 마찬가지일까?

오늘날 사람들의 핵심적인 불안은 지옥이나 자연사에 대한 공포, 존재가 사라지는 데 대한 철학적 두려움보다는 몸이 불구가 되거나 온전한 정신을 잃는 것, 정서적으로 버림받은 상태로 살게 되는 것을 둘러싼 본능적인 두려움인 경우가 대부분이다. 살아 있는 사람들은 이런 죽어가는 사람들을 어떻게 다룰지 선택권을 가지고 있다.

정신과의사 엘리자베스 퀴블러로스Elisabeth Kübler-Ross는 죽음과 관련된 다양한 주제를 다룬 『인간의 죽음On Death and Dying』을 비롯한 몇몇 책을 펴냈다. 그녀는 죽음의 단계로 일어나는 일련의 다섯 가지 감정을 밝혀냈다. 바로 부정, 분노, 타협, 우울, 그리고 마지막으로 수용이다. 그 이후로 이런 감정들이 보통은 이렇게 깔끔한 순서를 지키며 일어나지 않고, 어떤 감정은 반복적으로 등장하기도 하며, 아예 나타나지 않기도 한다는 것이 밝혀졌다. 여기서 중요한 점은 죽어가는 사람들이 경험하는 이런 감정을 알아차리고 거기에 적절히 대응하는 것이다. 흔히 사람들은 죽음에 가까워질수록 죽음에 대한 두려움이 줄어들고 그것을 수용하는 마음이 커진다.

호스피스 치료는 죽어가는 사람이 마지막 시간을 품위 있고 평화로운 방식으로 보낼 수 있도록 해주는 과정이자 철학이다. 잔 가르니에Jeanne Garnier는 1842년에 프랑스 리옹에서 말기질환이 있는 사람들을 돌보면서 '호스피스hospice'라는 용어를 처음 사용했다. 삶의 마지막 순간이 다가오는 것을 피할 수 없을 때 시설이나 개인의 가정집에서 호스피스 치료를 받으면 고통과 괴로움이 줄어들 수 있다.

사람들은 십중팔구 죽을 때도 자기가 살아온 방식대로 죽는다. 특히나 삶에서 가장 스트레스가 많은 시기에 살았던 방식을 따를 때가 많다. 기존에 스트레스에 대처했던 메커니즘을 보면 그 사람이 말기 질병에 어떻게 반응하는지, 죽음에 접근하는 방식이 어떨지 알 수 있다. 기존의 스트레스에 효과적으로 대처했던 사람은 그때가 된다 해도 우울증이나 불안에 빠질 가능성이 높지 않다.

죽음에 관한 가장 치명적인 오해 중 하나는 죽어가는 사람은 자기가 죽어간다는 사실을 알기 원하지 않는다고 믿는 것이다. 다시 한번 말하지만 대부분의 환자들은 자기도 그 사실을 알고 싶다고 말한다. 자기가 말기임을 알게 된 환자들은 완전히 새로운 삶의 기회를 얻기를 바라기보다는 사랑하는 사람과 함께 있을 시간이 조금만 더 주어지기를 간절히 소망한다. 활동 능력이 급격히 줄어듦에 따라 이들은 자연을 보며 기뻐하거나 아주 가벼운 친절에도 더욱 큰 기쁨을 느끼며 차분하고 평화로운 안식으로 빠져든다.

사람들이 집에서 죽던 과거에는 죽어가는 사람에게 그 사실을 알려 사람들과 마지막 인사를 나누고, 실질적이고 영적인 방식으로 죽음에 대비하게 해주는 것을 근엄한 임무라 여겼다. 오늘날에도 이렇게 죽음을 준비한다면 여러모로 좋은 점이 많다. '예견된 슬픔' 혹은 '인생 뒤돌아보기'라는 방식은 보람 있게 죽음을 준비할 수 있는 방법 중 하나다. 이런 과정에 담긴 지혜는 새로운 것이 아니다. 민간에서 전승되는 문화를 보면, 죽기 전 자기 개인의 역사 전체를 기억해서 다시 살아보아야 한다는 믿음이 반복적으로 등장한다. 말기 환자가 이런 내용을 함께 나눌 수 있게 도와주는 것이야말로 진정한 사랑의 선물이다.

만약 당신이 말기환자라면 여러 가지 삶의 경험을 떠올려보는 즐거움을 누리게 될 것이다. 그리고 가족이나 친구들과 대화함으로써 공유했던 경험을 되새기고, 추억으로 남길 수도 있다. 이 과정에서 한 명의 사람으로서 기억될 당신의 마지막 이미지가 재구성된다. 당신이 집에 꼼짝없이 묶여 있는 상황이 아니면 삶에서 중요했던 장소를 마지막으로 찾아가볼 수도 있다. 그리고 끝내지 못한 일을 마무리한다거나 가족들과 묵혀놓은 앙금을 푼다거나 남아 있는 앞날을 구성해볼 수도 있다. 당신과 가까운 사람들이 당신 없이 어떻게 살아갈지 그림을 그려볼 수도 있다. 치매의 경우라면 증세가 심해지면서 찾아오는 통증과 고통 때문에 이런 일들을 모두 다 해낼 수는 없다. 하지만 죽음의 과정을 인간적으로 맞이할 경우에는 죽어가는 사람이나 살아 있는 사람 모두에게 찾아오는 잠재적 위로와 심리적 이점이 상당히 크다.

18

하지만 성령의 열매는 사랑, 기쁨, 평화, 인내심, 친절, 선행, 충실, 온유, 절제이니라. 이런 것을 금하는 법은 없다.
—「갈라디아서」 5장 22~23절

작게 행동하지 마라. 당신은 황홀하게 움직이는 우주다.
—루미

영혼에 자양분을 공급하는 방법

말, 마차, 마부, 주인의 비유에서 인생의 정점은 마부가 마침내 술집에서 나와 마차를 수리하고 말의 건강을 회복시키는 것을 본 주인이 마차에 올라타 여정을 시작하는 것이다. 이것은 개인적 성장과 자아실현을 향한 영혼의 여정이다.

인류는 오랫동안 영혼에 대해 수없이 많은 종교적, 철학적 관점을 발전시켰다. 어떻게 하면 열린 마음을 가꿀 수 있을지, 타인과의 관계를 어떻게 관리할지, 신의 본질과 역할이 무엇인지 등등 영적인 여정에 대한 관점은 무한히 많이 존재하는 듯하다. 노화를 충만하게 경험할 수 있는지는 영혼이 계속해서 자양분을 공급받고 성장할 수 있느냐에 달려 있다. 당신도 자신의 영혼을 이해하고 자아보다 더 큰 그 영혼과 친구가 되는 방법을 찾아내야만 한다.

중동에는 이런 속담이 있다. "당신을 당신의 집 문 앞으로 데려다

주는 당나귀가 그 집으로 들어가는 길은 아니다." 당신의 영혼의 집으로 가는 길을 찾는 데 도움을 줄 활동과 경험은 무척 다양하지만 결국 그 집에 들어가야 할 사람은 당신이다.

첫째, 목적을 정의하라

자기 영혼의 목소리에 마음을 열기 위해서는 시간을 내 자신의 목적을 정의해야 한다. 당신의 마음속 깊은 욕망은 무엇인가? 당신은 정말로 자신의 영혼과 더욱 연결되어 있는 느낌을 받고 싶은가? 어떤 사람들은 정신 수양이나 무한한 존재와의 관계에 대해 명상을 하는 것이 자신의 목적을 정확히 표현하는 데 도움을 준다고 생각한다. 자기 발견의 궁극적인 목표는 자신을 위한 황홀감이 아니라 타인에게 봉사할 수 있는 지혜와 힘이다. 자신의 목적에 초점을 맞출 수 있도록 매일 신성한 시간을 내보자. 마음을 고요히 가라앉히면 자신의 길을 발견할 수 있을 것이다.

한밤의 고요함 속에서 영혼을 열어라

의식적인 노화를 위해서는 자기 내면의 세계를 외부의 경험과 조화시켜야 한다. 여기서는 잠과 한밤의 고요함이 핵심적인 역할을 한다. 당신의 육신과 마음이 쉬고 있는 동안 당신의 영혼이 성장하면서 자기 내면의 의식을 확장할 힘을 만든다. 그 내면의 세계는 당신의 에너지,

열정, 각성이 담겨 있는 세상이다. 낮 동안에는 자신의 기술을 쓰고 지식을 적용하면서 외부의 세계를 탐험한다. 하지만 고요한 한밤중에는 영혼의 풍경을 탐험한다. 이때가 바로 당신 삶의 경험들이 자기 내면의 존재를 통해 울림을 만들어내는 시간이다. 당신은 자기 내면의 세계와 외부의 세계가 균형을 이루도록 가꾸어줄 방법을 찾아내야 한다. 그래야 그 둘이 함께 성장할 수 있다.

황금률을 이해하라

모두가 고요하게 잠들어 있던 어느 날 밤 내 영혼이 내게 사랑에 대한 관점이 너무 협소하다고 일깨워준 적이 있다. 사랑에 대한 이전의 내 관점은 두 배우자를 감싸고 있는 황금 고치였다. 모두가 잠든 한밤중에 내 영혼은 내게 사랑은 욕망 없이 모두를 감싸 안는 것이며, 내 온 마음으로 신을 사랑한다는 것은 광활하게 펼쳐진 산과 심연의 바다, 강력한 폭풍우와 여름의 산들바람, 눈부신 햇빛과 반짝이는 별빛, 넓디넓은 애정과 너그러운 베풂의 무한한 공간으로 녹아드는 것임을 가르쳐주었다.

　어떻게 하면 이웃을 자기 자신처럼 사랑할 수 있을까? 이 부분에 대해 명상을 하고 있다가 뜻하지 않게 나는 칼릴 지브란Kahlil Gibran의 시 「완벽 Perfection」에서 그 해답을 발견했다. 이 시의 첫 부분은 사랑의 신이 어떤 존재인지 설명하고 두 번째 부분은 사랑해야 할 이웃을 보여준다.

　　　　　　　　　　　　　　영혼에 자양분을 공급하자

침묵에 감사하자

아랍에는 이런 속담이 있다. "침묵의 열매는 평온이다." 당신의 삶에서 침묵을 가꾸는 일은 영혼에 자양분을 공급할 때 필수적이다. 이것은 그냥 소음이 없는 상태에서 고독하게 혼자 있는 것이 아니라 능동적인 각성이다. 그리고 이것은 마음이 공허에 붙잡혀 있는 상태도 아니다. 6세기 불교 신비주의자 혜능惠能은 이렇게 말했다. "마음의 크기는 광활한 하늘처럼 넓고 거대하다. 공허에 마음을 붙잡힌 채 앉아 있지 마라. 그러면 중성의 공허 속으로 빠져들게 된다. 공허는 태양, 달, 별, 행성, 지구, 산, 강, 모든 나무와 풀, 나쁜 사람과 착한 사람, 나쁜 것과 좋은 것, 천국과 지옥을 모두 포함한다. 이 모든 것이 공허의 한가운데에 들어 있다. 사람의 본질 속에 담긴 공허 또한 이와 같다."

침묵은 주변에서 무슨 일이 일어나고 있는지, 지금 당장 여기에 존재하고 있는 것이 무엇인지 이해하도록 우리를 북돋아준다. 침묵은 우리의 의식이 송신 상태에서 수신 상태로 전환될 수 있게 해주는 의도적 행동이다. 고등학교 시절에 나는 열정적인 아마추어 무선통신 애호가였다. 내가 가지고 있던 간단한 장비는 미국 전역에서 다른 사람들과 모스부호로 통신할 수 있게 해주는 송수신기였다. 통신을 하는 과정은 라디오 주파수를 선택한 다음 소통할 사람을 찾아 메시지를 보내는 것이다. 그다음에는 송신기를 끄고 수신기를 이용해 돌아오는 응답이 있는지 귀를 기울여야 한다. 송신과 수신을 동시에 할 수는 없다. 사람들은 응답을 주의 깊게 들어볼 생각은 하지 않고 대부분의 시간을 메시지와 걱정을 송신하는 데 쓰는 경우가 많다. 구약성서 「하바꾹서」 2장 20절에는 이런 말이 나온다. "여호와는 그 성전에 계시니 온 땅은 그 앞에서 잠잠할지라." 이 구절은 아침 기도에서 자주 등장하는데 나는 그 말이 예배가 곧 시작하니 모두들 조용히 하라는 기도인 줄 알았다. 그런데 나중에 깨닫고 보니 이것은 침묵의 가치에 대한 얘기였다. 신은 우리의 마음속에 들어 있고 우리는 그분의 안내에 귀를 기울여야 한다. 특히 한밤의 침묵 속에서 말이다.

안식처를 만들자

집 안에 자신만의 작은 공간이나 방을 하나 마련하자. 이 공간은 당신이 그 안에 들어가자마자 평화를 가져다주는 안식처가 될 것이다. 시간과 공간을 이용해 평온함을 찾는 과정을 활성화시키고 낮 동안, 그리고 밤까지도 그 느낌을 가지고 가자. 그것을 머리로 하려 들지 말자. 아무리 작은 것이라도 기적이 펼쳐지는 것을 그저 지켜보기만 하자. 우리를 안내해줄 기회는 언제나 우리 주변에 있다. 예를 들어 집에서 키우는 고양이가 배수구에서 쥐가 다시 나타나기를 오랫동안 기다리고 있는 모습을 보면서 나는 인내심의 가치에 대해 중요한 교훈을 얻었다.

영혼에 자양분을 공급하는 한 가지 방법은 안식과 평화를 제공해주는 장소를 찾아가는 것이다. 자신의 느낌을 관찰하면 그런 장소를 찾아낼 수 있다. 이런 장소는 영혼의 풍경이고 어떤 존재감과 함께 영감을 불어넣는 속성을 가지고 있다. 그 안에 담긴 메시지는 그 장소에서 느껴지는 영원한 힘에 대한 시간의 관계일 것이다. 당신 자신이 그 공간으로 확장되면서 점점 더 가벼워지는 기분을 느낄 수 있을 것

영혼에 자양분을 공급하자

이다. 내게 열린 마음과 평화를 제공해주는 의미 있는 장소는 대성당, 오래된 도서관, 박물관, 자연계의 경이로운 불가사의, 바닷가 같은 곳이다.

미궁 속을 걷자

신체를 통해 영혼에 자양분을 공급하고 경험을 정화하는 또 다른 방법은 미궁 속을 걷는 것이다. 여기서 말하는 미궁은 일반적인 미로와는 달리 기하학적 패턴을 그리며 계속 돌아가는 길이 길게 하나로 이어져 있는 구조다. 미로는 갈림길도 만들고 막다른 길도 만들어 그 안에서 길을 찾아 헤매도록 설계되어 있지만 미궁에는 갈림길이 없고 출발점에서 종점까지 계속 길을 따라가겠다는 마음만 있으면 길을 찾는 데 문제가 없다. 미궁의 역사는 고대로 거슬러 올라가며, 개인의 명상과 집단 예배에 이용되었다. 미궁이 상징하는 것은 각각 다를 수 있지만 일부 종교적 해석에 따르면 미궁은 인생의 여정에 해당한다. 미궁의 출발점은 탄생이고 그 중심에는 죽음이 있다. 이것은 자신의 내면으로 들어갔다가 다시 자신의 의식과 바깥 세계로 되돌아 나오는 여정으로 볼 수도 있다. 미궁 속에 들어 있는 굽이굽이는 우리의 방향감각을 상실하게 만들어 외부세계와의 연결을 끊어주는 역할을 한다. 그렇게 해서 우리는 사색으로 더 깊숙이 들어갈 수 있다.

자기 주변에서 미궁을 찾기 힘들고, 미궁의 배열에 익숙하지 않다면 인터넷에서 미궁 그림을 찾아서 대신해도 된다. 미궁의 이미지에 초점을 맞추고 손가락으로 그 길을 따라가도 자신의 영혼에 자양분을 공급하는 경험을 할 수 있을 것이다. 시간의 여유를 가지고 편안한 속도로 미로를 따라가 보자.

생각을 관찰하자

자신의 생각을 관찰하는 것은 자신의 영혼을 발견하고 그 영혼에 자양분을 공급하는 또 다른 핵심적인 방법이다. 걱정, 스트레스, 두려움, 비판이 길을 가로막고 방해하는 경우가 많을 것이다. 우리의 머리, 즉 지력은 자기가 해결해야 할 도전적 과제나 갈등이 생기는 것을 좋아하기 때문이다. 이런 지력이 균형을 잃어버리면 오히려 스스로를 통제 아래 두기 위해 일종의 갈등을 만들어내기도 한다.

영혼의 깨달음은 모든 것을 통해 흘러나오는 영원의 광채를 인식하는 것이다. 이렇게 하기 위해서는 세속적인 것에 대한 욕망과 그것을 잃어버릴까 두려워하는 마음으로부터 자신을 완벽히 해방시켜야 한다. 당신의 거짓 인격, 즉 자신의 본질이 아닌 당신이 생각하는 당신은 자기가 모든 것을 책임지고 있다고 생각하기를 좋아하고 통제력을 유지하기 위해 당신을 온통 산만하게 만든다. 부정적인 생각은 쉽게 습관으로 자리 잡는다. 매일 시간을 내 자신의 생각, 반응, 행동을 더 많이 인식할 수 있도록 노력하자. 그런 다음에는 자기인식 상태에 들어갈 때까지 시간을 늘려간다. 거짓 인격을 조용하게 만들고 무효화하는 것이 목표다. 미덕의 발견을 너무 진지하게 받아들이지 말자. 감사의 마음, 완벽하고 현실적인 유머감각, 겸손한 태도를 새로 발견하자. 영성은 종교와 같은 것이 아니다. 내게 있어서 종교란 행위다.

영혼에 자양분을 공급하자

우리는 종교를 생각하거나 느끼지 않는다. 종교는 삶이다. 좋든 싫든 우리는 행동을 통해 종교에 대한 자신의 태도를 드러낸다.

성스러운 책을 읽자

나는 성스러움을 폭넓게 정의하기 때문에 성경, 코란, 유대교 율법, 모르몬 경전, 우파니샤드를 비롯해 일부 시까지도 신성한 책이라고 생각한다. 새뮤얼 테일러 콜리지Samuel Taylor Coleridge는 시의 가치를 이렇게 요약했다. "시인이자 동시에 심오한 철학자가 되지 않고는 아직 위대한 시인이라 말할 수 없다. 시란 인간의 지식, 생각, 열정, 감정, 언어가 모두 함께 피워낸 꽃과 향기이기 때문이다." 시를 읽으면 평화와 방향감각을 얻을 수 있다.

자신을 전구가 아니라 빛과 동일시하자

당신의 영혼은 당신의 마음속에 있고 자신을 열고 타인과 공유할 준비가 되어 있다. 영혼은 소유물이나 당신이 들어가 살고 있는 육신 속에 있지 않다. 당신은 사랑으로 자신의 마음을 이용해 생각과 사랑의 각성을 이어주는 다리를 만들 수 있다. 미국의 신화학자 조지프 캠벨은 중년의 과제는 자신을 노쇠해가는 육신과 동일시하지 않고 육신을 매체로 사용하고 있는 의식과 동일시하는 것이라고 말했다. 나는 빛을 전달하는 전구일까? 전구를 매개체로 해서 나오는 빛일까? 영적인 삶은 인간의 삶 위에 덧씌워진 초자연적인 미덕이 아니라 인간의 삶이 꽃을 피워 실현되는 것이다. 참된 삶을 부여해주는 것은 자연의 충동이지 초자연적인 힘으로부터 나오는 규칙이 아니다.

육신을 가진 존재로 우리의 주요 목적은 자신이 누구인지 기억해서 우리 각자가 여기에 존재하는 자기만의 목적을 만들어낼 수 있게 하는 것이다. 그것은 우리의 선택이다. 그리고 우리의 목적이 고귀하고, 자신의 마음, 신과 이웃에 대한 사랑에 초점을 맞추어져 있다면 신이 우리를 도와줄 것이다.

내려놓을 수 있는 의지를 가꾸자

영혼에 자양분을 공급하기 위해서는 두려움, 비판, 자기 의심을 내려 놓아야 한다. 진정 용감한 것은 두려움을 줄이는 것이 아니라 두려움을 받아들이고 그것을 넘어서는 것이다. 비겁함의 본질은 자기 두려움의 실체를 인정하지 않는 것이다. 무능력한 느낌은 세상의 요구를 감당할 수 있을 거라는 두려움에서 찾아온다. 긴장을 풀고 그냥 내려 놓아 보자. 이드리에스 샤Idries Shah 의 『데르비시 이야기Tale of the Dervihes』에 나오는 '모래 이야기The Tales of the Sands'를 생각해보자. 이 이야기는 삶을 거치고 다시 넘어서는 여정에 대한 우화로 죽음에 대한 관찰을 담고 있다.

영혼에 자양분을 공급하자

우주를 믿고 신을 믿고 자신을 믿자. 모든 것은 원래 그래야 할 모습 그대로 존재하고 있다. 결과에 너무 집착하지도 말고 너무 큰 기대도 갖지 말자. 이것은 수동적인 태도가 아니다. 중동의 또 다른 속담에서는 이렇게 말한다. "신을 믿되 그래도 낙타는 꼭 말뚝에 묶어둬라."

당신을 가로막는 것은 무엇인가? 자기의심이 당신을 막고 있다면 그 감정을 끌어안고 그것에 대해 생각해보자. 당신의 영혼이 자기의심을 자기 사랑으로 대체하는 동안 그 의심이 녹아 사라지는 것을 지켜보자. 매일 긍정적인 말을 하고 명상을 하면 이 여정을 하는 동안 도움이 될 것이다. 스스로에게 기쁨, 평화, 사랑, 행복을 느낄 수 있도록 허락해주자. 그래도 된다고 당신에게 말해주는 사람이 아무도 없었는지도 모르겠다. 당신은 그것을 느낄 충분한 자격이 있고, 최고의 대접을 받을 자격이 있는 사람임을 믿자. 그리고 그것을 자신의 마음속에 초대해보자.

우리는 자신의 영혼을 돌보고 마음을 치유할 수 있도록 서로 돕기 위해 존재한다. 우리가 자신의 영혼과 자아에 대해 배울 때 관계를 통해 배우는 것이 가장 많다. 마음 여는 법을 연습하는 좋은 방법은 다른 사람들과 함께하면서 자신을 존중하듯 타인의 존재도 함께 존중하는 것이다. 우리가 인간으로 살고 있는 이유는 그것을 선택했기 때문이다. 우리 삶에 관한 모든 것은 우리가 만들어낸 것이지만 그것이 전부는 아니다. 그것과 어울리고 그것을 받아들이자. 그 삶 속에서 유머를 발견하자. 한 시골 노인에게 어떻게 그렇게 항상 마음이 고요하고 평화로울 수 있었느냐고 묻자 노인은 이렇게 말했다. "모든 사람이 배워야 할 것이 하나 있습니다. 우주의 중심은 오직 하나밖에 없고 그 중심이 나는 아니라는 것이죠."

온유는 의심이 없는 상태를 경험하고, 자신의 마음과 자기 자신을 신뢰하는 데서 찾아온다. 우리의 정신, 육신, 감정, 영혼이 균형과 조화를 이루면 우리는 아무 의심도 하지 않는다. 이런 균형 잡힌 인식은 수동적인 동시에 능동적으로 세상을 보고 듣고 만질 수 있게 한다. 인식에 균형이 잡히면 두려움이 없어지고, 결국 외부 세상에 정확하게 반응할 수 있게 된다. 이것은 한마디로 감각지각, 명료한 정신, 시각을 통해 바깥세상과 정확하고 직접적인 관계를 맺는 것이다. 그제야 우리는 순간의 빛 속에 들어 있는 진리를 이해할 수 있다.

참고문헌

서문

나는 모리스 니콜Maurice Nicoll의 『구르지예프와 오스펜스키의 가르침이 전하는 정신적 교훈*Psychological Commentaries on the Teachings of Gurdjieff and Ouspensky*』에서 말, 마차, 마부, 주인의 옛 우화를 처음 접했다. 이 책에서는 이 우화의 다양한 해석을 다루고 있다. 대단히 오래된 우화라 출처는 모르겠다.

1장

인구통계학 정보는 다양한 출처에서 구할 수 있다. 출생 이후로 늘어난 수명에 관한 통계는 미국 국립노화연구소National Institute on Aging의 웹사이트에 나와 있다(https://www.nia.nih.gov/research/publication/global-health-and-aging/living-longer).

생애과정의 역학, 그리고 그것이 근인 역학과 어떻게 다른지에 대한 납득할 만한 논의는 노틴 해들러Nortin M. Hadler 박사의 『커다란 걱정*Worried Sick: A Prescription for Health in an Overtreated America*』을 참고하라. 이 책은 1차 문헌들을 주의 깊게 검토해 보건의료체계의 과잉진료와 그 밑바탕에 자리 잡고 있는 낭비, 그리고 불필요하고 유해한 치료가 자주 발생하는 이유에 대해 체계적으로 폭로하고 있다. 관심을 가지고 읽어볼 만한 해들러의 또 다른 책으로는 『좋은 사람의 마지막*The Last Well Person: How to Stay Well despite the Health-Care System*』이 있다. 이 책에서는 보건의료기관에서 권장하는 내용 중 상당수가 소비자가 받는 의미 있는 혜택이 거의 없는데도 교묘한 마케팅의 결과로 나온 것임을 보여준다.

2장

노화에 대한 편견과 고정관념에 관한 정보를 더 얻으려면 데이비드 립스리츠David

A. Lipschitz 박사의 『노화의 법칙을 깨트리자*Breaking the Rules of Aging*』를 참조하라. 이 책에서는 경험 많은 유능한 과학자가 노화와 관련한 수많은 미신들의 허구를 폭로하며 노화와 관련한 기본적인 조언들을 제시해주고 있다. '수녀 연구'에 대해 더 조사해볼 자료로는 *Annals of Internal Medicine* 139, no. 5, pt. 2 (September 2, 2003): 450-54을 참고하라.

다이어트와 사망률의 관계에 대한 흥미로운 연구로는 다음의 것들이 있다. M. Myrskyla, V. W. Chang, "Weight Change, Initial BMI, and Mortality among Middleand Older-Aged Adults," *Epidemiology* 20, no. 6 (2009): 840-48, 그리고 D. D. Ingram, M. E. Mussolino, "Weight Loss from Maximum Body Weight and Mortality: The Third National Health and Nutrition Examination Survey Linked Mortality File," *International Journal of Obesity* 34, no. 6 (2009): 1044-50.

스웨덴 쌍둥이 연구를 간결하게 검토한 리뷰 논문은 P. Lichtenstein et al., "The Swedish Twin Registry: A Unique Resource for Clinical, Epidemiological and Genetic Studies," *Journal of Internal Medicine* 252, no. 3 (September 2002): 184-205이다. 노년의 성생활에 대한 중요한 연구 논문으로는 S. T. Lindau et al., "A Study of Sexuality and Health among Older Adults in the United States," *New England Journal of Medicine* 357, no. 8 (2007): 762-74이 있다.

3장

이 장에 담긴 자료 중 상당수는 수전 게일로드Susan A. Gaylord와 내가 《미국노인학회저널*Journal of the American Geriatrics Society*》 42, no. 3 (March 1994): 335-40에 "노인의학 발달의 간단한 역사A Brief History of the Development of Geriatric Medicine" 라는 제목으로 발표한 논문에서 가져온 것이다. 내가 노화에 관한 이집트의 상형문자에 대해 처음 알게 된 것은 다음의 자료 덕분이었다. F. D. Zeman, "Old Age in Ancient Egypt: Contribution to the History of Geriatrics," *Journal of the Mount Sinai Hospital* 8 (1942): 1161-65.

4장

활성산소와 수퍼옥시드 디스무타아제에 관한 리뷰 논문은 J. McCord, I. Fridovich, "Superoxide Dismutase: The First Twenty Years (1968-1988)," *Free Radical Biology and Medicine* 5, nos. 5-6 (1988): 363-69를 참고하라. 일반인들을 위해 노화의 생화

학에 대해 잘 설명한 자료로는 마이클 로이젠Michael F. Roizen과 메멧 오즈Mehmet C. Oz.의 『내 몸 젊게 만들기You Staying Young: The Owner's Manual for Extending Your Warranty』가 있다.

노화에 대한 현대 이론은 Vern L. Bengtson, Daphna Gans, Norella M. Putney, Merril Silverstein이 편집한 『노화 이론 핸드북Handbook of Theories of Aging』(2판)에서 포괄적으로 다루고 있다. 좀 더 축약한 형태의 자료로는 노쇠senescence에 관한 위키피디아 자료를 참고하라(http://en.wikipedia.org/wiki/Senescence). 조슈아 미텔도 르프의 개체군 역학을 바탕으로 한 노화의 인구통계학 이론에 대한 내용도 마찬가지로 위키피디아에서 찾아볼 수 있다(http://en.wikipedia.org/wiki/User:Mitteldorf/Evolution_of_aging).

5장

이 장에 나온 자료 중 상당수는 내 책 『노화와 건강에 관한 미국노인정신학회 지도서The American Geriatrics Society's Complete Guide to Aging and Health』에 실린 것이다.

6장

운동의 생화학과 젊음을 되찾고 유지하는 방법에 관한 유용한 정보가 담긴 자료로는 크리스 크롤리Chris Crowley와 헨리 로지Henry S. Lodge의 『내년을 더 젊게 사는 연령혁명Younger Next Year: Live Strong, Fit, and Sexy—until You're 80 and Beyond』(2판, 2007년)이 있다.

인터류킨-6의 역할의 기초를 다루는 두 편의 논문으로는 B. K. Pederson, M. Febbraio, "Muscle-Derived Interleukin-6—a Possible Link between Skeletal Muscle, Adipose Tissue, Liver, and Brain", Brain, Behavior, and Immunity 19, no. 5 (2005): 371-76, 그리고 A. M. Petersen, B. K. Pederson, "The Anti-inflammatory Effect of Exercise", Journal of Applied Physiology 98, no. 4 (2005): 1154-62이 있다.

진화생물학에 대해 훌륭히 검토해놓은 자료로는 아르트 폰 히펠Arndt von Hippel 의 『사람의 진화생물학Human Evolutionary Biology: Human Anatomy and Physiology from an Evolutionary Perspective』이 있다. 시간의 흐름에 따른 기관의 기능 변화 그래프(그림 5)와 내용은 내가 "Clinical Implications of Aging Physiology"라는 제목으로 《미국의학학회저널American Journal of Medicine》 76, no. 6 (1984): 1049-54에 발표한 논문에서 가져왔다.

7장

영양 정보에 대한 훌륭한 참고자료로는 공익을 위한 과학센터(Center for Science in the Public Interest, https://www.cspinet.org/nah/)의 '영양 행동 건강레터Nutrition Action Healthletter'가 있다. 칭찬할 만한 또 다른 발행물로는 터프츠 대학교Tufts University의 프리드먼 영양 과학 및 정책 대학원Friedman School of Nutrition Science and Policy의 '건강 및 영양 레터Health and Nutrition Letter(http://www .nutritionletter. tufts.edu/)가 있다. 크리스 크롤리와 헨리 로지의『내년을 더 젊게 사는 연령혁명』 (2판, 2007년)에도 훌륭한 영양 조언뿐만 아니라 식생활과 운동 사이의 상호작용에 대한 심도 깊은 논의가 담겨 있다. 하버드 피라미드Harvard Pyramid는 하버드 대학교 영양학 웹사이트(www.hsph.harvard.edu/nutritionsource/what-should-you-eat/pyramid)에 나오는 '먹이 피라미드와 식단: 무엇을 먹어야 하나?Food Pyramids and Plates: What Should You Really Eat?'에서 다루고 있다.

8장

도파민 보상 체계에 대해 상세히 검토한 자료로는 Ó. Arias-Carrión, E. Pöppel, "Dopamine, Learning and Reward-Seeking Behavior," Acta Neurobiologiae Experimentalis 67, no. 4 (2007): 481-88가 있다(영어로 된 자료는 다음의 주소에서 온라인으로 무료로 구할 수 있다. http://www.ane.pl/linkout.php?vol=67&no=4&fpp=481). 하버드 대학교 동창회 건강 연구에 대한 참고자료는 I.-M. Lee, C. Hsieh, R. S. Paffenbarger Jr., "Exercise Intensity and Longevity in Men: The Harvard Alumni Health Study," *Journal of the American Medical Association* 273, no. 15 (1995): 1179-84이다. 6장과 7장의 주석에서 언급된 크리스 크롤리와 헨리 로지의『내년을 더 젊게 사는 연령혁명』(2판, 2007년)도 운동과 동기 부여에 관한 구체적인 조언들이 들어 있다.

9장

이 장과 이후의 장에 들어 있는 자료 중 상당수는 시몬 드 보부아르의『노년 *La Vieillesse*』에서 자극을 받아 나온 것들이다. 이 역작은 다양한 관점에서 노화를 검토하고 있으며 도발적인 수많은 통찰이 담겨 있다. 앨런 배들리Alan D. Baddeley는 기억의 심리학에 대해 몇 편의 좋은 글과 책을 썼다. 그의 리뷰 글 중 유용한 것으로는 "The Psychology of Memory" (A. D. Baddeley, M. D. Kopelman, B. A. Wilson가

편집한 『임상의를 위한 기억장애 편람 *The Essential Handbook of Memory Disorders for Clinicians*』의 1장)이 있다. 이 내용은 http://media.johnwiley.com.au/product_data/ excerpt/1X/04700914/047009141X.pdf에서 온라인으로 구할 수 있다. 또 다른 참고자료로는 로버트 오스테인Robert Ornstein의 『올바른 정신 *The Right Mind: Making Sense of the Hemispheres*』가 있다.

기억의 진화에 대해 기술적으로 훌륭하게 검토한 자료로는 S. B. Klein, L. Cosmides, J. Tooby, S. Chance, "Decisions and the Evolution of Memory: Multiple Systems, Multiple Functions," *Psychological Review* 109, no. 2 (2002): 306-29이 있다. 우리가 생각하는 방식에 대해 달리 생각하게 해준 놀라운 책으로는 로버트 오스테인의 『의식의 진화 *The Evolution of Consciousness: The Origins of the Way We Think*』가 있다. 그가 전하는 기본 메시지는 우리가 적응한 세상이 달라져 있기 때문에 종족적 사고 방식에서 새로운 인지적 접근 방식으로 변화해야 한다는 것이다.

자신의 미래의 자아에 대해 생각하는 데 도움이 될 소중한 참고자료로는 다니엘 핑크Daniel H. Pink의 『새로운 미래가 온다 *A Whole New Mind: Why Right-Brainers Will Rule the Future*』가 있다. 핑크가 설득력 있게 주장하고 있는 내용의 본질은 선형적으로 생각하는 좌뇌 사상가 시대에 뒤떨어지게 된다는 것이다. 먹거리와 자원이 넘쳐나고, 아시아나 다른 곳에 값싼 노동력이 널려 있으며, 순차적인 좌뇌형 업무를 우리보다 더 빠르고 정확하게 처리할 수 있는 자동화가 이루어지고 있기 때문이다. 그는 우뇌 활동을 확장하는 데 도움을 줄 여섯 가지 감각을 제안한다. 바로 디자인design, 스토리story, 조화symphony, 공감empathy, 놀이play, 의미meaning다.

10장
노년에도 지속적으로 이어지는 예술적 창조성에 관한 훌륭한 책으로는 휴고 뮌스터버그Hugo Munsterberg의 『생명의 면류관 *The Crown of Life: Artistic Creativity in Old Age*』이 있다. 이 책은 노년의 예술가들도 각자 독특한 스타일이 존재한다는 것을 주제로 다루고 있다. 이 책 덕분에 나도 노년에 생기는 독특한 스타일을 기술하는 독일 용어 'Altersstil'을 알게 됐다. 미켈란젤로가 젊었을 때와 나이가 들었을 때 만든 조각상 두 개의 사례도 이 책에서 가져왔다.

11장
기억, 그리고 기억과 잠 사이의 상호관계에 대한 배경지식을 포괄적으로 다루고 있는 자료로는 'Super Memory: Forget about Forgetting'라는 웹사이트(http://www. supermemo.com)가 있다. 노화와 잠에 대한 정보가 있는 유용한 출처로는 미국 국립 보건원National Institutes of Health의 "Sleep and Aging" 페이지(http://nihseniorhealth. gov/sleepandaging/aboutsleep/01.html)가 있다. 도움이 될 만한 또 다른 요약본으로는 M. V. Vitielo, "Sleep in Normal Aging," *Sleep Medicine Clinics* 1, no. 2 (2006): 171-76가 있다. 일주기 리듬과 잠에 대해 포괄적으로 검토한 자료로는 C. A. Czeisler, J. J. Gooley, "Sleep and Circadian Rhythms in Humans," *Cold Spring Harbor Symposia on Quantitative Biology* 72 (2007): 579-97가 있다.

12장

메이요 클리닉 기억 연구에 대한 참고자료는 G. E. Smith et al., "A Cognitive Training Program Based on Principles of Brain Plasticity: Results from the Improvement in Memory with Plasticity-Based Adaptive Cognitive Training (IMPACT) Study," *Journal of the American Geriatrics Society* 57, no. 4 (2009): 594-603가 있다. 추가적인 기억력 강화 전략에 대한 내용은 존 로베John W. Rowe와 로버트 칸Robert L. Kahn의 『성공적인 노화*Successful Aging*』에 나와 있다.

13장

시몬 드 보부아르의 『노년』에서 이 장에 쓸 유용한 정보를 많이 얻었다. 중세의 도상학에 대해서는 디드론M. Didron의 『기독교 도상학*Christian Iconography*』 혹은 『중세 기독교의 역사*The History of Christian Art in the Middle Ages*』(E. J. Millington가 프랑스어를 영어로 번역), 조지 퍼거슨George Ferguson의 『기독교 예술의 기호와 상징*Signs and Symbols in Christian Art: With Illustrations from Paintings from the Renaissance*』이 포괄적으로 검토하고 있다. 고전 미술 작품에서 나타나는 노인에 대한 묘사에 대해 좀 더 구체적인 참고자료를 원한다면 패트릭 매키Patrick L. McKee와 헤타 카우핀Heta Kauppinen의 『나이듦의 기술*The Art of Aging: A Celebration of Old Age in Western Art*』을 참고하라.

드 릴 프살테De Lisle Psalte의 도상학, 〈남자의 열 가지 나이를 그린 바퀴Wheel of the Ten Ages of Man〉(1340년경)는 당신의 인생의 원 어디에 있든지 간에 중심에서 같은 거리에 놓여 있다는 점을 반영하고 있다. 이 도상학 그림은 위키피디아에서 찾아볼 수 있다(https://commons.wikimedia.org/wiki/File:De_Lisle_Psalter_

Rad_des_Lebens_stages_of_life_British_Library.jpg). 〈요람에서 무덤까지 여자의 일생 주기 단계Stages of a Woman's Life Cycle from Cradle to Grave〉(1840년경)은 19세기의 직선적인 도상학에 해당한다. 이것 역시 위키피디아에서 찾아볼 수 있다(https://commons.wikimedia.org/wiki/File:11-stageswomanhood-1840s.jpg). 위의 드 릴 프살테의 도상학과는 대조적으로 중년 여성이 삶의 정점으로 표현된 직선적이고 계단식인 도상학임에 주목하자.

14장

자화상에 관해 도움이 될 만한 훌륭한 사례와 논의가 담긴 온라인 리뷰로는 위키피디아의 'Self-Portrait(자화상)' 페이지가 있다(http://en.wikipedia.org/wiki/Self-portrait). 시간의 인식에 대한 경험적 경향에 대해서는 J. M. Tien and J. P. Burnes, "On the Perception of Time: Experiential Impact," *IEEE Transactions on Systems, Man and Cybernetics, Part A: Systems and Humans* 32, no. 6 (2002): 768-73에서 다루고 있다. 노화에 대한 철학적 고찰을 쓸모 있게 요약한 자료로는 패트릭 매키Patrick L. McKee의 『노인학의 철학적 기초*Philosophical Foundations of Gerontology*』가 있다.

대인관계의 효과와 영향에 대해 포괄적으로 검토한 자료로는 키스 캐런Keith J. Karren, 리 스미스N. Lee Smith, 캐서린 고든Kathryn J. Gordon의 『마음, 몸, 건강*Mind, Body, Health: The Effects of Attitudes, Emotions, and Relationships*』이 있다. 이 책은 강력하고 안정된 인간관계가 어떻게 우리의 건강을 보호하고, 행복을 증진시켜주는지 설명하고 있다. 마크 트웨인의 인용문은 1874년 《애틀랜틱 먼슬리*Atlantic Monthly*》에 발표된 "Old Times on the Mississippi"에서 가져왔다. 노화에 대한 동화 속 교훈을 흥미롭고 유익하게 검토한 자료로는 알렌 치넨Allan B. Chinen의 『어른스러움의 진실*In the Ever After: Fairy Tales and the Second Half of Life*』이 있다.

조지 베일런트George E. Vaillant는 『행복의 조건*Aging Well: Surprising Guideposts to a Happier Life from the Landmark Harvard Study of Adult Development*』에서 대인관계와 창조적인 은퇴생활에 대한 훌륭한 정보들을 공유하고 있다. 이 책은 성공적인 노화는 어떤 것이고, 그것을 어떻게 달성할 수 있는지에 대한 과학적 증거들을 다룬다. 이 장에서도 시몬 드 보부아르의 『노년』이 미친 강력한 영향이 분명하게 드러난다.

15장

스트레스와 불안에 대처하는 실용적인 방법에 대한 자료는 조안 보리첸코Joan Borysenko의 『몸을 살피고 마음을 다스리다*Minding the Body, Mending the Mind*』, 그 레고리 얀츠Gregory L. Jantz의 『당신의 삶에서 스트레스를 줄이는 법*How to De-stress Your Life*』에 나와 있다. 이 각각의 책은 불안에서 소진에 이르기까지 다양한 부정적 인 내면 상태에 대처하는 법에 대해 다루고 있다. 선禪 이야기는 'Zen Stories to Tell Your Neighbors'라는 웹사이트에서 찾을 수 있다(http://truecenterpublishing.com/ zenstory/zenstory.html). 조화의 달성에 대한 사려 깊은 관찰에 대한 내용은 오마르 알리 샤Omar Ali-Shah의 『추구자의 행로*The Course of the Seeker*』에서 찾을 수 있다. 이 책은 수피교도 스승들의 글을 편집한 시리즈물이다. 안면 표정의 감정적 토대에 대 한 정보를 내게 알려준 폴 에크먼의 책은 『얼굴의 심리학*Emotions Revealed: Recognizing Faces and Feelings to Improve Communication and Emotional Life*』, 그리고 월리스 프리 센Wallace V. Friesen과 함께 쓴 『언마스크, 얼굴 표정 읽는 기술*Unmasking the Face: A Guide to Recognizing Emotions from Facial Expressions*』이다. 다니엘 핑크의 『새로운 미래 가 온다』는 공감 능력을 향상시키는 몇 가지 방법에 대해 공유하고 있다.

16장

장기요양에 대한 내 생각은 지난 30년에 걸쳐 진화해왔고, 내 직접적인 경험에 큰 영향을 받았다. 로버트 케인Robert L. Kane은 이 분야에서 선지자 역할을 해 왔으며 이 장의 내용 중 상당 부분은 그의 연구에서 가져왔다. 그 사례로는 케 인과 조안 웨스트Joan C. West가 함께 쓴 『이럴 리 없어: 장기요양시설의 실패*It Shouldn't Be This Way: The Failure of Long-Term Care*』다. 이 글은 http://muse.jhu.edu/ books/9780826591944에서 온라인으로 구할 수 있다. 이에 더해 이 장에는 노틴 해 들러Nortin M. Hadler와 내가 매기 마자르Maggie Majar의 'Health Beat' 블로그에 썼던 글인 "Mainstreaming Elderly People", *American Journal of Medicine* 117, no. 7 (2004): 537-40에 "Caring for Our Future Selves"라는 제목으로 나와 조너선 에반 스Jonathan Evans가 함께 쓴 논문에 나와 있는 통찰들을 담고 있다.

17장

신화학자 조지프 캠벨의 작품에서는 죽음과 초월이 중요한 주제로 다루어지고 있 다. 나는 그의 책 중 『천의 얼굴을 가진 영웅*The Hero With a Thousand Faces*』, 『신의 가면『The Masks of God』, 『신화의 세계 Transformations of Myth through Time』, 그리고 텔레비전 기자 빌 모이어스Bill Moyers와 함께 쓴『신화의 힘 The Power of Myth』 등에서 영감을 받았다. 1988년 PBS에서 방영된 〈신화의 힘〉이라는 비디오 시리즈에 담긴 모이어스와 캠벨의 대화가 개인적으로 내게 커다란 깨달음을 주었다.

위키피디아를 보면 세포사멸apoptosis과 예정세포사programmed cell death에 대해(http://en.wikipedia.org/wiki/Apoptosis), 그리고 종교 집단과 민족 집단 간의 장례 관습에 대해(http://en.wikipedia.org/wiki/Funeral) 잘 요약되어 있다. 엘리자베스 퀴블러 로스의 대표적인 작품은『죽음과 죽어감 On Death and Dying: What the Dying Have to Teach Doctors, Nurses, Clergy and Their Own Families』과『죽음과 죽어감에 관한 질문과 대답 Questions and Answers on Death and Dying』이다.

18장

'Gibran'이라는 웹사이트(http://leb.net/gibran)에서는 칼릴 지브란의 작품들을 모아서 제공하고 있다. 중동의 속담은 이드리에스 샤의 작품에서 가져왔다(http://idriesshahfoundation.org/ 참조).

도판 출처

그림 1 미국 사회보장국, http://www.ssa.gov/oact/NOTES/as120/LifeTables_Body. html

그림 2 미국 국립보건원의 자료를 수정함. http://www.nhlbi.nih.gov/health/ educational/lose_wt/BMI/bmi_tbl.htm

그림 3 Macmillan Publishers Ltd.: Nature 497 [May 23, 2013]: 428-30에서 허가를 받아 사용함.

그림 4 에드윈 스미스 수술 파피루스에서 개작, http://oi.uchicago.edu/sites/ oi.uchicago.edu/files/uploads/shared/docs/oip4.pdf, 103쪽, 9번째 줄

그림 5 윌리엄스, "노인 생리학의 임상 결과", 『미국의학저널』 76, no. 6 [1984]: 1049-54)

그림 6 K. Foster-Powell, S. H. Holt, J. C. Brand-Miller, "International Table of Glycemic Index and Glycemic Load Values," American Journal of Clinical Nutrition 76 (2002): 5 -56; F. S. Atkinson, K. Foster-Powell, J. C. Brand-Miller, "International Table of Glycemic Index and Glycemic Load Values," Diabetes Care 31 (2008): 2281 -83; http://www.lowgihealth.com. au/ glycemic-index-list-of-foods/.

그림 7 https://go4life.nia.nih.gov/4-types-exercise; http://www.nytimes.com/health/ guides/specialtopic/physical-activity/print.html

그림 8 프랭크 린 메시버거, "An Interpretation of Michelangelo's Creation of Adam Based on Neuroanatomy," Journal of the American Medical Association 264 [1990]: 1837 -41. https://en.wikipedia.org/wiki/File:Creaci%C3%B3n_de_ Ad%C3%A1n_%28Miguel_%C3%81ngel%29.jpg

그림 9 M. Nicoll, 'Psychological Commenteries on the Teachings of Gurdjieff and

Ouspensky', 5 vols. (London: Robinson & Watkins, 1952-56); K. R. Speeth, 'The Gurdjieff Work'(Berkeley, Calif.: And/Or Press, 1976), 37에서 개작.

그림 11 https://commons .wikimedia.org/wiki/File:Michelangelo%27s_Pieta_5450. jpg; Stanislav Traykov / Creative Commons Attribution 2.5 Generic

그림 12 https:// en.wikipedia.org/wiki/File:Pieta_Bandini_Opera_Duomo_Florence_ n01.jpg; © Marie-Lan Nguyen / Wikimedia Commons / CC-BY 2.5

그림 13 https://en.wikipedia.org/wiki/ Fountain_of_Youth

찾아보기